国学四象图思维与中医基础理论

黄清诚　徐　敏　黄德华　著

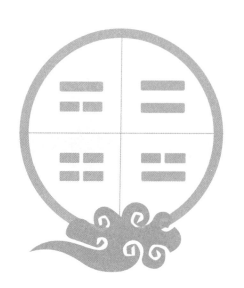

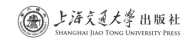
上海交通大学出版社
SHANGHAI JIAO TONG UNIVERSITY PRESS

内容提要

本书共分为四章,简要介绍了国学四象圆思维的理论概况,然后创新性运用国学四象圆思维对《黄帝内经》和中医基础理论进行解读。重点探讨了国学四象圆思维在中医基础理论中的运用。本书还运用黄氏"TOPK"性格模型解读了中医体质分型。本书可供中医临床医师、中医院校师生及中医爱好者阅读参考。

图书在版编目(CIP)数据

国学四象圆思维与中医基础理论/黄清诚,徐敏,
黄德华著. —上海:上海交通大学出版社,2025.1
ISBN 978 - 7 - 313 - 31816 - 9

Ⅰ.R22

中国国家版本馆 CIP 数据核字第 2024VS1285 号

国学四象圆思维与中医基础理论
GUOXUE SIXIANGYUAN SIWEI YU ZHONGYI JICHU LILUN

著　　者:黄清诚　徐　敏　黄德华
出版发行:上海交通大学出版社　　　　　　地　　址:上海市番禺路 951 号
邮政编码:200030　　　　　　　　　　　　电　　话:021 - 64071208
印　　制:上海新艺印刷有限公司　　　　　经　　销:全国新华书店
开　　本:787mm×1092mm　1/16　　　　印　　张:15.75
字　　数:336 千字
版　　次:2025 年 1 月第 1 版　　　　　　印　　次:2025 年 1 月第 1 次印刷
书　　号:ISBN 978 - 7 - 313 - 31816 - 9
定　　价:98.00 元

中华文化，博大精深，传承数千年至今，从未中断，且兼收并蓄，历久弥新。中华民族是智慧的民族，阴阳辩证法是中华民族最具有代表性的智慧之一。

国学四象圆思维是以事件的两个关键要素作为横纵坐标，将事件分成四种情况并且统筹兼顾，因时、因地、因人采取最佳选择或应对措施的思维方式。国学四象圆思维源于阴阳辩证法，用坐标轴的方式，直观地诠释了两个关键要素之间的辩证关系，是我国优秀传统文化和现代数学、哲学相结合的产物，其智慧体现在生活中的方方面面。

国学四象圆思维能够帮助我们跳出非此即彼的"二选一"思维陷阱，另辟蹊径，颇有一种"山重水复疑无路，柳暗花明又一村"之感。成全道义，未必需要舍弃生命；忠于国家和孝敬父母，不一定就会相互冲突。首先必须要自信，然后积极思考、积极探索，必定会有两全之法。

不仅如此，国学四象圆思维还可以帮助我们将复杂的事物进行分类。比如以能力高低为横坐标、忠诚度高低为纵坐标，就能把一个公司的所有员工分成四种："能力高且忠诚度高""能力高但忠诚度低""能力低但忠诚度高""能力低且忠诚度低"。并且根据分类制订管理方法：对"能力高且忠诚度高"的员工委以重任，对"能力高但忠诚度低"的员工在任用的同时需予以防范，对"能力低但忠诚度高"的员工培训其能力，对"能力低且忠诚度低"的员工予以淘汰。

既能将简单的问题全面化，又能将复杂的问题简单化，这就是国学四象圆思维的魅力。

中医是中华民族的瑰宝，其理论基础来源是阴阳五行，与源于阴阳辩证法的国学四象圆思维有着天然的契合性。取类比象是中医的重要思维方式之一，清代医家汪昂在《本草备要》中云："凡药轻虚者浮而升，重实者沉而降。"然而国学四象圆思维告诉我们，药性的升和降，与药物来源的轻和重之间，并无绝对与必然的联系。既然是取类比象，那基本上都会有例外。因此中医里有一句广为流传的谚语："诸花皆升，旋覆独降;诸子皆降,苍耳独升。"除此之外,还有芫花可以泻水逐饮,款冬润肺下气,蔓荆子、牛蒡子疏散风热。如果我们以"花-子""升-降"为横纵坐标,就可以得到四种情况:花-升(金银花、辛夷、菊花),花-降(旋覆花、芫花、款冬),子-升(苍耳子、蔓荆子、牛蒡子),子-降(车前子、莱菔子、冬葵子)。

纵观中医基础理论教材,精气血津液、病因病机、预防诊治等内容都可以用国学四象圆思维进行辩证分析。

中医体质学说是中医基础理论的重要组成部分。体质是指人体生命过程中,在先天禀赋和后天获得的基础上所形成的形态结构、生理功能和心理状态方面综合的、相对稳定的固有特质。随着现代医学的发展,"生物-心理-社会"的医学模式获得了越来越多的认可。心理状态作为体质的重要组成部分,虽然由体质决定,但也会对体质产生能动的反作用。性格是心理特征中最核心、最本质的鲜明成分,与体质的关联性也最为密切。

黄氏"TOPK"性格模型是以国学四象圆思维为基础的纯性格研究工具,以"支配力"和"自制力"为横纵坐标,将性格分为老虎(tiger)、猫头鹰(owl)、孔雀(peacock)、考拉(koala)四种类型。与其他心理测试工具相比,黄氏"TOPK"性格模型只研究性格类型,不讨论任何涉及情绪、气质、道德、价值观等内容。以性格类型关联体质类型,有一定的科学性和研究前景。掌握黄氏"TOPK"性格模型,在辨别患者体质的同时,还能同时知晓患者大致的性格类型;根据性格类型与患者进行适应性沟通,能够提高患者依从性,从而提升诊疗效果。

本书能够引导中医爱好者拓宽思维。比如很多人对"伤津未必脱液,脱液则必兼伤津"这句话深以为然。那么临床上"脱液但未伤津"的情况就真的不存在吗?一般来说是这样的,但如果一个"脱液且伤津"的患者,注射了生理盐水,"津"很快就恢复了,而"液"则没那么容易恢复,于是就会出现"脱液但未伤津"的情形了。

本书还能帮助西医工作者快速理解中医知识。比如脏腑病机中,肺的病机有十一种,这让人怎么记忆呢?但如果我们以"阴证-阳证"(阴虚则热、阳盛则热为阳证,阳虚则寒、阴盛则寒为阴证)为横坐标,"实证-虚证"为纵坐标,将所有病机分为"阴证且实证""阴证且虚证""阳证且实证""阳证且虚证"四种情形,再将各种证候都对号入座,每种情形就只有两三种,这就很容易记忆了。在本科学习之时,我也曾为此头疼过;自从使用了国学四象圆思维,掌握起来容易多了。"教而明其法,学而得其道。"国学四象圆思维是学习中医基础理论的好方法,也会是一种好的教学方法。现特将这种思维方法分享给大家,欢迎大家共同讨论。

黄清诚

2024 年 1 月

于浙江中医药大学滨文校区

目录

第一章　国学四象圆思维理论概览

《周易·系辞上》载:"易有太极,是生两仪,两仪生四象,四象生八卦,八卦定吉凶,吉凶生大业。"北宋周敦颐《太极图说》云:"无极而太极。"北宋人云:无极生太极,太极生两仪,两仪生四象,四象生八卦,八卦定大业。笔者认为,这是伏羲智慧,也是中国独特的思维所在。太极合起来为无极,太极把无极分开就是两仪,两仪分开为四象,四象分开为八卦等。两仪太极圆图就是一分为二,二合一体(圆)。四象太极圆图,就是一分为四,四合一体(圆)。八卦太极圆图,就是一分为八,八合一体(圆)。

第一节　无极圆思维

《老子》云:"复归于无极",《列子·汤问》云:"物之终始,初无极已。……无则无极,有则有尽",《庄子·逍遥游》云:"犹河汉而无极也"。北宋陈抟有《无极图》传世,据明末清初的黄宗炎(黄宗羲的胞弟)记载,陈抟的《无极图》中的无极就是圆。王夫之认为:"无极,无有一极也,无有不及也。"《庄子·知北游》云:"通天下一气耳",天地万物及人类生灵皆为一气所生。中医学认为,气是活力很强运行不息的极精微物质。现代科学认为,气是超微粒子及其场。本书把"无形之气"理解为无极,无形之气为无极,无极包含无形之气。黄氏国学认为,无极,小微到粒子为"无形",如气、夸克;大到一圆圈为"有形",圆内为混沌。无极为某个事物的全貌,某个问题的整体,矛盾的统一体。如图1-1所示。

国学四象圆思维,把具有圆的思维定义为"无极圆思维",简称"无极思维"。遇到事情,首先站在圆上进行思考和判断。也称"圆上思维""圆周思维"或"圆形思维"。如图1-2所示。

《周易·系辞上》云:"蓍之德,圆而神"。庄子和鬼谷子把圆说成环。庄子在《齐物论》中云:"枢始得其环中,以应无穷";在《则阳》中云:"(冉相氏)得其环中以随成"。庄子认为,人们应该站在环上(圆上)以随机应变。鬼谷子说:"环转因化""化转环属",事物不断变化运转,必须根据不同的事态确定不同的处理方法。《灵枢·经水》云:"如环无端",《吕氏春秋》云:"天道圆",唐代诗人司空图在《二十四诗品·雄浑》中云:"超以象外,得其环中。持之非强,来之无穷。"他们主张不分你我,浑然一体,圆道周流,螺旋循环,天地无极,人事转圆。

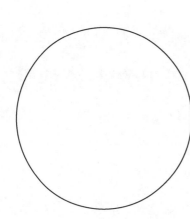

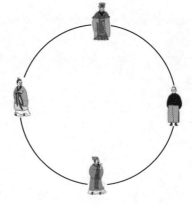

图1-1　黄氏无极图　　　　　图1-2　黄氏无极思维图

无极思维是全局思维，是整体思维，是和合思维，是模糊思维，也是圆周式思维。站在圆外来思考圆及圆内的思维，也是无极思维中的一种，称为"局外思维"。它是以局外人的角度来看待问题的思维，做到"横看成岭侧成峰，远近高低各不同"，从而更好地界定问题并解决问题。如果只站在圆内或者太极上，就会如苏轼所说："不识庐山真面目，只缘身在此山中。"

黄氏认为，圆会变大变小，无极会发生变化，具有无极思维的人，会根据问题的变化而调适自己的视野，这叫作"变通"。每个人的无极思维可大可小，随着年龄的增长，他（她）的无极思维会增大，也就是人们所说的他（她）的胸怀会越来越大。

无极会运动，吕不韦在《吕氏春秋》中专门论述圆道，他说圆是运动的，宇宙和万物永恒地循着周而复始的环周运动，即循环运转。无极思维，圆而灵动，开放而整体。无极思维，不是静态思维，而是运转过程中变大变小的思维，呈现"螺旋式"。对人类发展而言，正如毛主席所说："任何事物的发展都不是直线的，而是螺旋式地上升，也就是波浪式发展。"

圆内混沌，是指圆内未分的状态。曾仕强认为无极就是圆，也秉承了圆内是阴阳不分的混沌的状态。在我国古代传说中，混沌是指世界开辟前元气未分、模糊一团的状态。而混沌思维，是指在圆内，模糊不分。当今的混沌有混乱无序、不可预测、随机性的运动状态之意。无极思维，与混沌思维有本质区别，无极思维是指处在圆上或圆外，看圆内的变化或圆本身的变化。如古人云："以不变应万变"，不变是指站在圆上；应万变，是指观察圆内的千变万化。其本质是变。因为圆本身是螺旋式运动，观察圆内的变化而做出选择，这也就是变。随机应变的前提是站在圆上，具有无极思维。笔者认为，曾仕强所说的"中国人最擅长圆周式思考方法"，就是中国人最具无极圆思维。

第二节　太极圆思维

"太极"一词，最早出现在我国春秋战国时期的《周易·系辞》，又见于《墨子·非攻下》

及《庄子·大宗师》等古籍中。《周易·系辞上》云:"《易》有太极,是生两仪。"《墨子·非攻下》:"禹既已克有三苗,焉磨为山川,别物上下,卿制太极。"《庄子·大宗师》:"夫道……在太极之上而不为高,在六极之下而不为深。"

无极生太极,太极为一,称为"太一"。《吕氏春秋·大乐》云:"太一出两仪,两仪出阴阳。……万物所出,造于太一,化于阴阳。"三国时期东吴的虞翻说:"太极,太一也。"唐朝孔颖达说:"太极即是太初太一也。"北宋邵雍说:"太极,一也"。明代张介宾也认为"太极为一",如他的《类经图翼·运气上》云:"太极分开,只是两个阴阳。"曾仕强认为,太极为一,"道生一"就是"易有太极"。"一分为二"中的"一"就是太极,这就是"太极生两仪"的另一种表达。《孙广仁中医基础理论讲稿》中说:"一为太极",也认为太极就是"一"。

古人云:"(伏羲)一画开天辟地",太极(一)把无极(圆)一分为二。黄庭坚《次韵高子勉十首》第八首云:"凿开混沌窍,窥见伏羲心。"陆游对伏羲开天的评价:"无端凿破乾坤秘,祸自羲皇一画时。"古人云:"伏羲以一拟太极,然后一画开天。"《道德经》云:"道生一,一生二,二生三,三生万物。"无极生太极,源于周敦颐的《太极图说》中的"无极而太极"。周敦颐的这一思想来自陈抟的《无极图》。笔者认为,太极就是阴阳(矛盾)运动变化的平衡点及其组成的轨迹线。

儒家和道家的太极有什么区别?儒家把太极理解为线性,理解为直线,儒家擅长直线思维,如图1-3所示。道家把太极理解为非线性,理解为曲线,理解为波浪,道家擅长曲线思维,如图1-4所示。无论道家的太极思维,还是儒家的太极思维,都是积极思维、主动思维、挺身入局的思维。人们不能总是停留在无极思维,如果只待在圆上或者圆外,称为"旁观者"或"永远的局外人",也称为"出世者"。《庄子·人间世》云:"吾行郤曲,无伤吾足。"

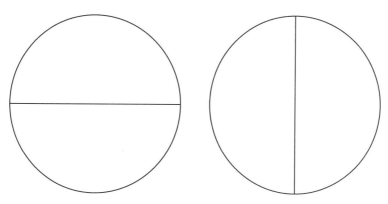

图1-3　儒家的太极圆思维图

在数学领域,人们把无极理解为"0"。2的0次方就是1,就是太极。2的1次方就是2(两仪),2的2次方就是4(四象),2的3次方就是8(八卦),2的4次方就是16,2的5次方就是32,2的6次方就是64。《周易》有64卦,每卦6个爻。笔者称之为"伏羲的数学智慧"。

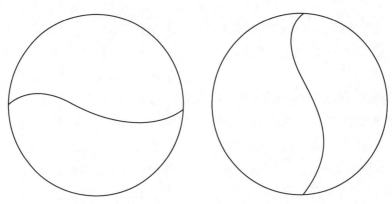

图 1-4 道家的太极圆思维图

当无极被理解为"点"时,人们就把无极理解为"粒子",理解为"有";当无极被理解为"0"时,人们就把无极理解为"无",有无一体,有无相生。当人们把"0"理解为无极,"1"理解为太极,无极和太极就是两仪,无极和太极就组成二进制。

人们应该采取道家的太极思维还是儒家的太极思维?道家的太极思维为常态,因为地球上的河流都是曲折的,黄河有"九曲"之称。水之性,遇刚、密、硬就绕向柔、松、软的地方流,俗称"欺软怕硬"。从山底到山顶,走直线很难成功,基本上都是弯弯曲曲地爬山路。道家主张:"人法地,地法天,天法道,道法自然。"昼夜的变化轨迹也是 S 曲线,有时候白天时间长,有时候晚上时间长。秋分开始,北半球昼短夜长,冬至晚上时间最长。春分过后,北半球昼长夜短,夏至白昼时间最长。春分到夏至,夏至到秋分,走的是 S 曲线的上部分的一个来回;秋分到冬至,冬至到春分,走的是 S 曲线的下部分的一个来回。一年的昼夜,就是 S 曲线走了一个来回。从夏至到秋分再到冬至是 S 曲线,从冬至到春分,从春分到夏至,是回去的 S 曲线。人体体温一昼夜的变化轨迹也是 S 曲线。爱因斯坦认为光具有波粒二象性,当光以粒子形式出现时,它是直线传播的,但会受到引力场的影响而弯曲,当它以波的形式出现时,相波走的明显为曲线。如图 1-5 是法国科学家路易·维克多·德布罗意(Louis Victor de Broglie)的相波图,直观地反映出所有具有质量的粒子在运动过程中都伴随一定的波动现象。曲线无所不在,尤其是那些纯自然的地方,曲线是宇宙万物的运动轨迹,宇宙的发展呈现波形的曲线形式。

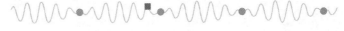

德布罗意相波

图 1-5 光粒子行曲线图

儒家的太极思维,被多半理解为中庸思维,朱熹把"中"理解为不偏不倚,把"中庸"理解为不偏不倚或者恰到好处的准则。中庸就是无极图中的圆心或者穿过圆心的直线。待人接物、齐家治国都要站在圆心或者穿过圆心的直线上,这样才会恰到好处,不偏不倚,不过也不及。他们的观点很容易变成"各打五十大板",很容易变成平均主义。《中庸》云:"执其两端,用其中于民",这里的"用其中"在实际操作时容易变成折中主义,"用其中"容易变成直线型的"太极"。孔子在《论语·季氏》中说:"闻有国有家者,不患寡而患不均,不患贫而患不安。盖均无贫,和无寡,安无倾。"这就成了儒家平均主义的指导根据。从一年365天的昼夜变化来看,只有秋分和春分这两天是昼夜平分时间。由此可见,平均或中庸,不是常态。直的线性思维不是常态,但也不是没有。不能消除直的线性思维,不能消除平均的存在,比如机会均等或同等情况下的平均;再比如在审判时,法官力求站在中心圆点,与原告、被告保持情感的等距离,不偏不倚。

黄氏国学把站在圆上,用"一"来思考和判断的思维定义为黄氏太极圆思维,简称"太极圆思维"。站在问题的全局,给问题定下一个标准或一个解决方案。这个"一"既可以为直线,也可以为曲线。他既站在圆上,也站在太极上,统筹两种思维。常规的中国人擅长无极思维(圆周式思维),常规的西方人擅长太极思维(直线思维)。而睿智的人能做到无极思维和太极思维融于一身。他们擅长太极圆思维,如图1-6所示。

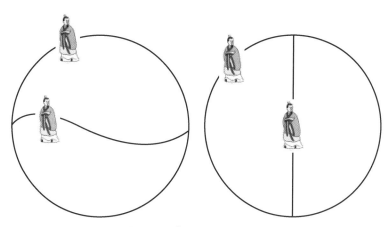

图1-6 黄氏太极圆思维图

发散思维和直觉思维,也属于无极思维。当人在进行发散思维并能够去做选择时,他找到选择标准,他就进入了太极思维。当人处在"有时候、有时候"状态,并作出选择时,他就进入了两仪圆思维。

第三节 两仪圆思维

《周易》云:"无极生太极,太极生两仪,两仪生四象。"邵雍说:"太极既分,两仪立矣。"在《东方文化范式下的管理哲学:黄氏国学及其运用》一书中,笔者认为无极为圆,太极为"一"

或 S,两仪为阴阳,从而提出了无极(圆)思维、太极圆思维、两仪圆思维和四象圆思维。两仪圆思维是四象圆思维的基础。

无极生太极,太极生两仪,两仪为阴阳。阴阳代表一切事物的最基本对立面。这三句连在一起就是:合中有分,既分又合,分分合合。前一句是讲,圆中有分,用太极分成阴阳两部分。第二句是讲,分在合中,分在圆中,分在无极中,两仪在无极中。太极如何生两仪呢?"一画开天辟地"(如图 1-7 所示)或"一画分左右"(如图 1-8 所示)。

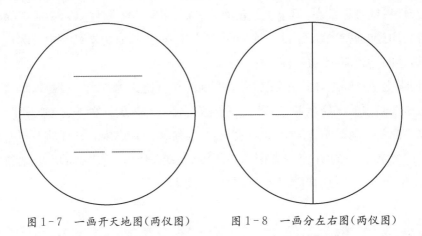

图 1-7　一画开天地图(两仪图)　　　图 1-8　一画分左右图(两仪图)

在图 1-7 中,上为天,下为地。天为阳,地为阴。天用阳爻"—"来表示,地用阴爻"--"来表示。在图 1-8 中,左为阳,右为阴;左为男,右为女,男左女右为中华民族的传统说法。

诸多先秦文献中对阴阳都有记载,如《山海经》里很多地方出现"阴、阳"两个字,在同一句话里出现"阴、阳"两字的地方就达 68 次。同一句话里出现"上、下"两个字的地方达 112 次。《山海经·西山经》还记载了黄帝制玉,以和柔刚。笔者认为,黄帝对"柔刚"进行了统筹规划,让两者有机地统一起来。《诗经·大雅·公刘》载:"相其阴阳,观其流泉。"《管子》一书用阴阳说明某些自然现象:"春秋冬夏,阴阳之推移也""时之短长,阴阳之利用也。日夜之易,阴阳之化也。"《庄子·天下》云:"《易》以道阴阳。"

对"阴阳"论述最精深的是《周易》。虽然《周易·本经》中没有"阴""阳"两字,但已有阴阳对立双方的概念。《周易》中的"—""--"两个符号,后来称为"阳爻"和"阴爻"。《周易·系辞上》云:"《易》有太极,是生两仪。"这里的两仪,是指阴阳两仪。《周易·易传》有多处提到阴阳(阴与阳),如"一阴一阳之谓道""阴阳之义配日月""阳卦奇,阴卦偶""乾,阳物也;坤,阴物也""阴阳合德,而刚柔有体""观变于阴阳而立卦""是以立天之道,曰阴与阳""分阴分阳,迭用柔刚""言阴阳相薄也"等。

运用"阴阳"最多的经典书籍是《黄帝内经》。《黄帝内经》对阴、阳、阴阳的记载次数为中国经典之首,《黄帝内经》中共出现 1690 个"阳"字,在《黄帝内经·素问》中涉及 47 篇,出现 935 次;在《黄帝内经·灵枢》中涉及 42 篇,出现 755 次。《黄帝内经》中共出现 1357 个

"阴"字,在《黄帝内经·素问》中涉及42篇,出现915次;在《黄帝内经·灵枢》中涉及43篇,出现442次。《黄帝内经》共有274个"阴阳"一词,远远高于《山海经》。从涉及篇幅上讲,"阴阳"一词在《黄帝内经·素问》中涉及46篇,在《黄帝内经·灵枢》中涉及42篇;从出现次数上讲,"阴阳"一词在《黄帝内经·素问》中出现了157次,在《黄帝内经·灵枢》中出现了117次。著名的有:别阴阳、法于阴阳、和于阴阳、合于阴阳、从阴阳则生、本于阴阳、审其阴阳以别柔刚、谨熟阴阳无与众谋、阴阳之化、阴阳之应、脉合阴阳、阴阳相移、阴阳更胜、阴阳相薄、阴阳复争、阴阳内夺、调其阴阳、阴阳相倾、阴阳均平、阴阳俱感、阴阳往复、阴阳卷舒、阴阳相错、节阴阳而调刚柔、阴阳相贯如环无端、阴阳相随、阴阳各得其位、阴阳平复(衡)、阴阳合传而精明等。可以毫不夸张地说,整个《黄帝内经》和构建于其上的整个经典中医体系,正是用阴阳来"纲纪万物"的,从天时变化、天人关系、人之生理、病理、藏象、经络、诊法、治则、药物,乃至针灸取穴等,可谓贯通全卷,渗透至微。

两仪思维,也称"阴阳二元思维",简称"阴阳思维"。以阴阳二元观念去把握事物,是古代大多数中国人思维方法。《周易·系辞上》云:"(阴阳之道)百姓日用而不知"。阴阳学说,认为宇宙间任何事物都具有既对立又统一的阴阳两个方面,阴阳经常不断地运动和相互作用。这种运动和相互作用,是一切事物运动变化的根源。古人把这种不断的运动变化,叫作"生化不息"。《素问·阴阳应象大论》说:"阴阳者,天地之道也,万物之纲纪,变化之父母,生杀之本始,神明之府也。"对立统一的存在,是一切事物的根本法则,一切事物都不能违背这个法则而存在,事物的变化是由事物本身阴阳两个方面,不断运动和相互作用形成的,事物的生成和毁灭都是来自这个根本法则,这就是自然一切奥妙的所在。

两仪太极圆思维,简称"两仪圆思维",也称"阴阳圆思维"。它是指人们既要有圆上思维,也要有S太极思维,还要有选择两仪中的某一仪的思维,是圆周思维+S太极思维+两仪思维。无极(圆)之内,S分为二,二合为圆,就是两仪圆思维的形象表达。两仪圆思维,让中国人有这样的特质:在圆内分彼此,在圆内分是非。是为阳,非为阴。曾仕强认为,中国人擅长在圆满中分是非。借用曾老这句话,本书认为,中国人擅长在圆内分是非,在无极内分是非。是非,两仪也,阴阳也。是非不分,是指停留在无极圆中,是无极圆思维;是非分明,是指太极生是非,是非两仪,一目了然;是非难明,是指站在无极圆内的S太极上,观看是非,既是又非,有时候"是"多些,有时候"非"多些,一下子说不清楚,要到时候才能"明";是非慎断,是指站在"太极"或"圆上"或"圆外",因时、因地、因人、因事,全局系统思考,慎重做出"是非"的决断。如图1-9所示。

太极S把事物(无极)一分为二:阴和阳。《类经》云:"阴阳者,一分为二也。"北宋张载提出:"气有阴阳,一物两体"。阴阳就是"一物两体"(或"一体两面"),"一物"(气)可以理解为无极。阴阳有同一性也有斗争性。阴阳的同一性表现为两者相互依存、相互联系、相互吸引、相互贯通或相互渗透。阴阳的斗争性表现为两者相互排斥、相互限制、相互否定、相互分离或互相批评。阴阳对立统一于无极之中。既要看到阴,也要看到阳。阴阳对立互补

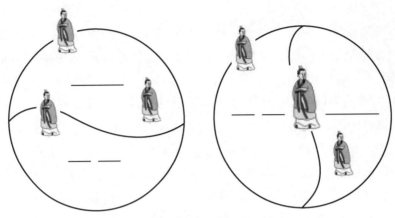

图 1-9　黄氏两仪太极思维图

和互化统一,这就是辩证的两点论。老子云:"万物负阴而抱阳,冲气以为和。"北宋黄庭坚遗训云:"吾侪所以衣冠而仕宦者,岂己力哉? 皆自高曾以来积累,偶然冲和之气在此一枝耳。"这里的"冲",就是运动、对立、交融、相摩、激荡、相推、化合等。《荀子·礼论》云:"天地合而万物生,阴阳合而变化起。"这里的"合",都是指统一于无极(圆)中,如果破坏了无极(圆),双方就不存在了。

　　两仪圆思维和两仪思维(两分法)有什么区别呢? 两仪思维是二选一,两仪圆思维是三选一。举个例子:今天的会议,你参不参加? 参加与不参加,属于两分,即属于阴阳。持两分法思维的人,他(她)会做二选一:参加或者不参加。他(她)要么选择了参加会议,要么选择了不参加会议。而两仪圆思维的人,他(她)会做三选一。他(她)的回答是:很难说,不好说。一般来说有三种情况:参加、不参加、到时候再说。他在"阳(参加)、阴(不参加)、到时候再说(就是站在无极上的回答)"三种情况选择了"一"(到时候再说)。这就是曾仕强说的"二变成三",也就是中国式的"三"思维。两仪圆思维,可以帮助大家跳出两分法的陷阱,因为他有"阴阳+无极(圆周)"的思维,能从容地在"阳、阴、到时候再说"三种情形中作出选择。"阴阳两仪"的二选一,变成了"阴阳圆"的三选一。

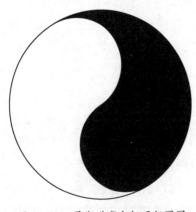

图 1-10　早期道家太极两仪圆图

　　两仪思维是静态的,两仪圆思维是动态的。两仪圆思维不仅仅是事物一分为两仪,还包括两仪转化,并要求人处于圆上,统揽全局,具体问题具体分析,执行时,走 S 太极,待时而动。道家把白色理解为阳,黑色理解为阴。于是产生了早期的道家太极两仪圆图。如图1-10所示。

　　道家认为,人们不要受两分法的限制,而是要采取兼容并蓄的融合方法。不在非此即彼或非黑即白之间做选择,而是要想出方法,兼容黑白。不做二选一,而要做二合一。成熟的人或成功的人,拥有道家的两仪太极圆思维。守正创新就是这一思维的最好表达,守住正确的核心价值观,创造新的方式方法。既要守正,又要创新,守正和创新不冲突,不在守正和创新中二选一,而是用 S 太极和无极把守正和创新实现高度融合。既要控制,也要自主,实现自主和控制的高度融合。固守根本和创新进步,完全融合在道家的两仪太极图中,融合在人的大脑中。两仪太极圆,就是一对矛盾的统一体,一对阴阳的统一体。具有道家思维的中国人擅长两仪兼顾,兼容并蓄,协调和合。道家思维多数是两仪圆思维。

矛为阳,盾为阴,矛盾论,就是阴阳论。阴阳是矛盾的对立统一体:阴阳对立、阴阳转化、阴阳消长、阴阳互根。矛盾无处不在,矛盾无时不有。阴阳也无处不在,无时不有。无极是矛盾组合体,太极为 S 曲线,如图 1-11 所示,图的右边的上部分为主要矛盾。图的左边的上部分是次要矛盾,图的右边下部分为次要矛盾,图的左边下部分为主要矛盾。主为阳,次为阴,主次就是阳阴,主要矛盾和次要矛盾是相互对立又相互转化的,它们的运动轨迹是曲线的、是波浪式的。毛主席说:"前途是光明的,道路是曲折的。"矛盾的运动轨迹总是呈现曲线的特质。

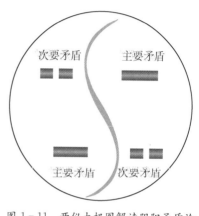

图 1-11 两仪太极图解读阴阳矛盾论

阴阳的矛盾对立统一运动规律是自然界一切事物运动变化固有的规律,世界本身就是阴阳二气对立统一运动的结果。《素问·阴阳应象大论》说:"阴阳者,天地之道也……治病必求于本。故积阳为天,积阴为地。阴静阳躁,阳生阴长,阳杀阴藏。阳化气,阴成形。寒极生热,热极生寒。寒气生浊,热气生清。清气在下,则生飧泄,浊气在上,则生䐜胀,此阴阳反作,病之逆从也。"阴阳内涵大于矛盾内涵,矛盾是阴阳,但阴阳不一定是矛盾。以马、牛而论,马善跑,其速度快,而牛的移动则比较迟缓,所以如果以二者分阴阳,则马为阳,牛为阴。牛、马是阴阳关系,但牛、马并不是一对矛盾关系。

王正山认为,阴阳的相互关系是阴阳学说的核心内容。阴阳关系不仅仅是矛盾的对立统一关系,也存在相关与否的关系。对立制约、互根互用、相互转化一般都是单个属性上阴阳对立的双方之间的关系。事物的多个属性之间,可能存在正相关、逆相关、函数相关和不相关关系。"阳生阴长"和"阳杀阴藏"是不同属性间的一种可能的正相关关系。而"阳长阴消"和"阳消阴长"是只是不同属性间的一种可能的逆相关关系。我们不能简单地认为,人体里任何两种阴阳会存在"阳生阴长"或"阳长阴消"的规律,而需要在实际情况中具体分析。如果我们不对抽象阴阳进行具体区分,就很容易陷入矛盾之中,不明白为什么有时候阴阳是对立的,"阳长阴消"有时候又变成"阳生阴长"。人体阴阳与外界阴阳,既可能同步消长,也可能反向消长。同样地,人体阴阳与药物阴阳,既可能同步消长,也可能反向消长。这些都要求我们在运用阴阳学说时,具体情况具体分析。笔者认为,运用国学四象圆思维可以帮助我们解决这一困惑。

第四节　国学四象圆思维

一、中国传统四象

我国古人善于用一种象形的图案来表述思想，他们善于在整体上把握事物之象。这个习惯使得我们中国人拥有整体、全局和系统的思维特质。

何为象？《老子》云："惚兮恍兮，其中有象。"《周易·系辞下》曰："象也者，像也。"张介宾在《类经》中说："象者，形象也。"象为外在的形态。《周易·系辞上》曰："圣人有以见天下之赜，而拟诸其形容，象其物宜，是故谓之象。"以及"一阖一辟谓之变。往来不穷谓之通。见乃谓之象。"韩非子认为象的含义是意想，《韩非子·解老》云："故诸人之所以意想者，皆谓之象也。"孙武认为象的含义是类比或类推，《孙子·用间》云："先知者不可取于鬼神，不可象于事，不可验于度，必取于人知敌之情者也。"

为什么要有"象"？《周易·系辞上》说："子曰：书不尽言，言不尽意，然则圣人之意，其不可见乎？子曰：圣人立象以尽意。"这就说明我国古人看到世界万物的微妙变化感到难以言传或无从言说，故立象以达意，这乃是"象"产生的缘由。

"象"，就是以"象"类物，它是我国古人的一种分类和分析事物的方法，是一种认识世界的手段和方法。由象生意，以意成象，以象示情。故《周易·系辞下》说伏羲："仰则观象于天……于是始作八卦，以通神明之德，以类万物之情。"

《黄帝内经》中有大量的"象"字，文章题目有两处有"象"字，如《素问·阴阳应象大论》和《素问·六节藏象论》。著名的有"五藏之象，可以类推"等。何为象？《黄帝内经》一书并没有给出明确而具体的定义。笔者认为"藏象"中的"象"字主要有四个含义：①脏腑的内在形象。②表现于外的生理功能和病理征象。③脏腑与外在自然环境的事物与现象类比后获得的比象。④意象，是以象为据、寻象观意的意象思维的印证。

现代汉语中的"象"是指自然界、人或物的形态、样子，即事物的外表形态。与"相"的含义相同，但"相"所指的外观形态侧重强调与事物内在情况的联系。匡调元认为："象是永远处于运动之中的，是可变的。天下万物只要有其象，象与象之间必可以比较，象同则类同，类同则可归为一属。"象具有客观性、可比性、整体性和动态性等特点。科学家钱学森提出了"唯象科学"，他说："什么叫唯象科学？就是只知其然，还不知其所然。"唯象理论是对现象进行概括的总结和提炼，但是无法用已有的科学理论体系作出解释。它是指解释现象时，不用其内在原因，而是用概括试验事实而得到的规律。它对试验现象进行概括和提炼，但没有进行深入解释。它对现象有描述与预言功能，但没有解释功能。如开普勒三定律，就是对天文观测到的行星运动现象的总结。实际上支配开普勒三定律的内在机制是牛顿的万有引力定律。进一步讲，牛顿的万有引力定律也是唯象的，需要用量子引力理论去解释。唯象理论被称作"前科学"，因为它们也能被实践所证实。唯象理论是说以"象"为第一性，借助于现象或者直接从现象中来的理论。传统中医学有大量的唯象理论，虽已经被几千年的生活实践所证明，但是无法完全从物理、化学等现代学科角度进行解释。

在中国传统文化中，"象"是人们对客观事物的观察而比拟和推演出的内涵与规律及具有相关性的事物的一种思维方式。这种思维又称为"象思维"，就是运用"取象比类"的手段来分析事物和认识世界。

何为四象？四象就是四种象。《周易·系辞上》曰："《易》有四象，所以示也""揲之以四以象四时"。笔者认为，这里的四时，是指春、夏、秋、冬四季，四时有性格：春性、夏性、秋性和冬性。在中国古代，四象的少阳、太阳、少阴、太阴，分别用代表四季的春、夏、秋、冬；分别代表人生的生、长、老、死的四个阶段等。

四象就是将事物和现象分成四个阶段、四种"相"，这种思维方式称为四象思维，这种思想称为"四象思想"，这种理论称之为"四象理论"。四象理论是我国古人根据天文观察和抽象总结出的哲学概念，并通过取象比类法将"四种象"运用于阐述宇宙现象、自然规律、社会发展和生命活动等诸多领域。

为了便于理解，我国古人用四种常见的事物代替这些四象。比如"木、火、金、水"。具体代替方法就是：木——少阳，火——太阳，金——少阴，水——太阴。"木、火、金、水"代替"少阳、太阳、少阴、太阴"以后，就不再是具体的生活中的这四种常见事物，它们变成了"四象"，被人赋予了概念，变成了哲学理论上的东西。以后，当古人认为其他事物和现象分别与"木、火、金、水"类似时，就可以分别被归类于"木、火、金、水"四象。比如，四象对应生命时，"木、火、金、水"分别代表生、长、老、死——表示生命从无到有（生），从有到强（长），从强到弱（老），从弱到无（死）的四个连续的过程。

天有四象，是指天空中东、南、西、北四大星区。中国古代为观测日、月、五星的运动而将黄道和赤道附近的区域分作 28 个星宿，俗称为"二十八宿"。二十八宿分为四组，分别与四个地平方位、四组动物形象、四种颜色相匹配，叫作四象。又将其按方位及季节和四象，分为东、南、西、北四宫，每宫七宿，分别将各宫所属七宿连缀想象为一种动物，以为是"天之四灵，以正四方"。地有四象方位：东、南、西、北，坐北朝南，行前朱雀而后玄武，左青龙而右白虎。地有四象颜色：青、赤、白、黑，东方苍龙，青色；北方玄武，黑色；西方白虎，白色；南方朱雀，赤色。四象也指风、雨、雷、电，四种自然天候气象。中国的"文化四象""自然四象"和"医家四象"如表 1-1 所示。

黄氏认为，如果把两仪理解为阴阳，那么四象就是两组阴阳的组合"下阴上阴（老阴），下阳上阳（老阳），下阴上阳（少阴），下阳上阴（少阳）"，即"两组阴阳组合而成的四个象"。曾仕强把"⚏、⚌、⚍、⚎"称为"平行四象"。

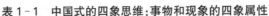

表 1-1　中国式的四象思维：事物和现象的四象属性

文化四象		自然四象							医家四象					
阴阳	图腾	物质	季节	昼夜	方位	行星	气候	色彩	寒热	味道	脏腑	情志	体窍	物候
少阳	青龙	木	春	早晨	东方	木星	风气	青	温	酸	肝	怒	目	发陈
太阳	朱雀	火	夏	中午	南方	火星	暑气	赤	热	苦	心	喜	舌	蕃秀
少阴	白虎	金	秋	黄昏	西方	金星	燥气	白	凉	辛	肺	悲	鼻	容平
太阴	玄武	水	冬	子夜	北方	水星	寒气	黑	寒	咸	肾	恐	耳	闭藏

二、中医四象

中医四象是中医学内容，将四象元素融入病因病机、临床辨证治疗、预防保健和生命现象的阐释。

《黄帝内经》虽然没有"四象"一词，但在《素问·四气调神大论》中提到"少阳、太阳、太阴、少阴"和"春、夏、秋、冬"以及"肝、心、肺、肾"的对应关系。作为"四象"的"太阳、少阳、少阴、太阴"是不是由两个爻组合而成？它们是指具体四象还是抽象四象？《黄帝内经》并没有给出明确的答案。

四象与四季相配，有两种说法：正统四象和医家四象。王正山把"以春为少阳，夏为太阳，秋为少阴，冬为太阴"，称为"正统四象"，因为"春少阳，夏太阳，秋少阴，冬太阴"之说，广泛见于医家之外的各种典籍。他把"以春为少阳，夏为太阳，秋为太阴，冬为少阴"，称为"医家四象"，因为这一说法仅见于医家。

"正统四象"和"医家四象"，因为对阴阳的定义不同，故所观察到的阴阳变化规律有异，二者皆有道理，故两者存之。《黄帝内经》中有很多篇目都采纳了"正统四象说"，但也有两处是"医家四象"，如《素问·四气调神大论》："逆春气，则少阳不生，肝气内变。逆夏气，则太阳不长，心气内洞。逆秋气，则太阴不收，肺气焦满。逆冬气，则少阴不藏，肾气独沉。"如《素问·六节藏象论》亦云："心者，……为阳中之太阳，通于夏气。肺者，……为阳中之太阴，通于秋气。肾者，……为阴中之少阴，通于冬气。肝者，……此为阳中之少阳，通于春气。"秋者为阴之始，而曰"太阴"；冬为阴之极，反称"少阴"，此种说法，仅见于医家。王正山认为，根据《素问·阴阳应象大论》的"阳化气，阴成形"和"阳生阴长，阳杀阴藏"可以解释"医家四象"。以一年四季的物候而论，天之阳气为阳，地之草木为阴。春天阳气来复，气候渐温，万物复苏，草木抽枝布叶，阳之生也，故为少阳；夏天气候炎热，万物滋荣，草木盛长，阳之盛也，故曰太阳；秋天秋高气爽，风霜收杀万物，草木成实，硕果累累，阴之盛也，故曰太阴；冬天气候冷冽，冰雪盖地，草木凋零，阴之削也，故曰少阴。"医家四象"之说，也解释得通。

基于简单的解剖和观察推理，王正山从形态和功能两个角度，论证了四季"春、夏、秋、冬"与四脏"肝、心、肺、肾"的配属是基于"正统四象说"的配属方式。《素问·金匮真言论》说:"背为阳,阳中之阳,心也;背为阳,阳中之阴,肺也;腹为阴,阴中之阴,肾也;腹为阴,阴中之阳,肝也。"《灵枢·九针十二原》:"阳中之少阴,肺也。……阳中之太阳,心也。……阴中之少阳,肝也。……阴中之太阴,肾也。"

《灵枢·阴阳系日月》还云:"心为阳中之太阳,肺为阳中之少阴,肝为阴中之少阳,脾为阴中之至阴,肾为阴中之太阴。"这就是说,肝为少阳、心为太阳、肺为少阴、脾为至阴、肾为太阴。为什么是这样的配属呢?王正山认为,在五脏里面,肺和心空腔相对较多,密度相对较小,轻升浮而居膈上,故为阳;肝、脾、肾则密度较大,重浊下沉,而居腹中,故为阴。心、肺皆动(心跳动,肺呼吸),肾、肝、脾皆静,亦表明心、肺为阳,肾、脾、肝为阴。再分心、肺之阴阳:心为单一脏器,而肺有"两耳",因奇数为阳,偶数为阴,故心当为阳中之阳,肺当为阳中之阴。又,心搏动不止,其速度较快;肺开阖不休,而其速度较慢,速者为阳,迟者为阴,亦表明心当为阳中之阳,肺当为阳中之阴。合此二因,心为阳中之阳,肺为阳中之阴,当无疑义。再说肝、肾、脾之阴阳:《难经·四十二难》云:"肝……左三叶,右四叶,凡七叶,主藏魂""肾有两枚……主藏志""脾重二斤三两,扁广三寸,长五寸,有散膏半斤,主裹血,温五脏,主藏意"。肝有七叶,肾有两枚,脾为单一脏器,根据奇数为阳,偶数为阴,故肝、脾当为阳,肾当为阴。由此,肾为阴中之阴,当无疑问。那么,剩下的就是肝、脾二脏,谁属少阳问题? 在四季之中,少阳属春,五行应木,肝叶多,其体柔软,象木,故当为阴中之阳。

清朝黄元御的《四圣心源》说:"水、火、金、木,是名四象。四象即阴阳之升降,阴阳即中气之浮沉。分而名之,则曰四象……四象轮旋,一年而周。阳升于岁半之前,阴降于岁半之后。阳之半升则为春,全升则为夏;阴之半降则为秋,全降则为冬。春生夏长,木火之气也,故春温而夏热;秋收冬藏,金水之气也,故秋凉而冬寒。……土合四象,是谓五行也。"黄元御的四象,被世人称为"中医四象",它实际上是基于河图学说的"中土五行"在中医学中的具体运用。黄元御的中医四象思想被人概括为"一气周流,土枢四象"。如图1-12所示。白族医家彭子益直接将黄元御认为的中气升降运动的变化称为"圆运动",圆的中心是中土脾胃,上下左右分别是心火、肾水、肝木、肺金,圆运动的动力来自中气,中气通过脾胃升降

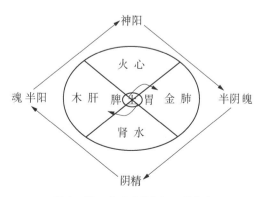

图1-12 黄元御"土枢四象"图

带动整个圆的升降运动。处于圆心的脾胃为轴,处于边缘的心、肾、肝、肺为轮,轴运轮转,呈现"圆运动"。它以圆心脾胃的枢转为原动力,推动圆周的心、肾、肝、肺升降浮沉。黄元御对四象元素的运用深入到各个层面,在《长沙药解》中总结了四象之气、四象之色、四象之臭和四象之味,见表1-2所示。丁立维等认为黄元御具有四象思维。

表1-2 黄元御《长沙药解》四象

四象	四象之气	四象之色	四象之臭	四象之味
木	温	青	臊	酸
火	热	赤	焦	苦
金	凉	白	腥	辛
水	寒	黑	腐	咸

三、国学四象圆及其思维

两仪与四象,都是类万物之情。阴阳把万物分为两大类,四象把万物分为四大类。四象就是四种现象、四类事物、四类事务、四种阶段、四种状态、四种情况、四种类比等,故四象也称"四相"。

国学四象圆思维把阴阳四象放在圆中,要求人们站在圆上观察四象。"太阳、少阳、太阴、少阴"在圆内,被称为"圆内四象"。圆内四象源于黄氏家学四象,家学四象来自我的曾祖父黄征洪(北宋黄庭坚的二十七世孙)传承的"四象性格和四象冲和",因建立在伏羲四象的基础上,故称为"国学四象"。

圆内四象与传统四象(包括王正山说的正统四象)、医家四象等有所不同,圆内四象在传统四象的基础上有个圆,强调人必须站在圆上观察四象及其变化,根据具体情形采取对应措施。黄氏家学认为站在圆上看到四象的人,会比看到两仪的人,更具精确性。站在圆上动态地看待四象的人,会比静态看待四象的人,更具战略性和前瞻性。四象变化,周而复始;总揽全局,协调各方;统筹创新,成功自来。

传统四象没有明确的两仪描述,而国学四象圆有明确的两仪定义。西方四象限,有明确的两仪,他们称作"两个维度",但它与国学四象圆不一样,后者在西方四象限的基础上有个圆。

用四及四象来进行观察分析阐述世界的思维方式,称为"四象思维"。运用四象限进行观察分析阐述世界的思维方式,称为"四象限思维"。运用四象圆去观察分析阐述世界并以此解决问题的思维方式,称为"四象圆思维"。通俗地说,圆内一分为四的思维,就是四象圆思维。四象圆思维是一种普适模型,适用于含有两个相互作用(矛盾或关联)的元素所组成的系统。它和四象限思维一样用两个相互垂直的坐标轴代表两个元素,它和四象限思维一样,可以使思维逻辑过程及方式直观化和形象化,能帮助人们简洁明了地从整体上把握对象的关系特征,对客观事物的关系以及人与客观事物的关系有更直观的认识。四象圆思维具有生动、形象、通用、易记忆、易操作等特点,并能帮助人们跳出"二选一"的陷阱。

四象圆思维对复杂性事物既能进行定性研究又能进行精确的定量研究,并且可以使被研究的各单元、各部分形成一个有机的统一体,发现其普遍的关联性,找到其隐藏于表面之下的逻辑关系,这更有利于帮助我们发现复杂性事物内部的根本规律,有助于我们更好地解决复杂性系统问题。

笔者在《东方文化范式下的管理哲学:黄氏国学及其运用》一书中曾经给四象圆思维以这样的定义:四象圆思维是以事件的两个关键要素作为横纵坐标,将事件分成四种情况,并且统筹兼顾、因时、因地、因人采取最佳选择或应对措施的思维方式。故运用国学四象圆思维的精髓就是:先界定事件或问题,然后找到两个关键要素,一个为横坐标,一个为纵坐标,这样在圆(无极)内就有四个象限。平时要处在圆上,观察这四种情形的运动变化;执行时,具体问题具体分析。国学四象圆思维的实质是事物(无极)的四分法,用四分法观察万事万物,用四分法分析世界。用两个太极把无极(事、人、物)分为四种情形,关注四种情形的变化,从而做出判断选择,并采取行动,从而把我们从"非此即彼"的静态中解放出来。它把二变成五。四象+无极,即 4+1=5。无极之中,一分为四、四合为一,就是四象圆思维的形象表达。两个关键要素,或为阴阳两仪(一对矛盾),或为两个非矛盾但有关联的要素。两个太极或为矛盾的双方,或为两个要素,或为两个维度。

国学四象圆思维和西方四象限思维有本质的区别,前者是十字圆,是分合统一,四象和合(冲和)于无极;后者是十字架,是 $(x+y)^2$ 法则,是四个象限法则,侧重于分。而国学四象圆思维具有分合结合(分合统筹)的特质。从静态来看,四象思维和四象限思维,是四种抉择,是四选一;而四象圆思维是五种抉择,是五选一。四象限思维(和四象思维)是静态的,国学四象圆思维是动态的。动态地看待圆内四象的人,会比静态看待四象(限)的人,更具有整体观、系统观和变化观。四象变化,尽在圆中。四象圆的神奇之处在于它将人或事分为四象后,使人或事像轮盘一样转动起来。故四象圆思维不仅仅是将事物一分为四象,它还包括四象转化(运转),并要求人处于圆上,总揽全局,协调各方;执行时,具体问题具体分析,待时而动。

比如:明天的会议参不参加?"参不参加"为横坐标,"你说、我说"为纵坐标,那就会演绎成四种情形:我说参加、我说不参加、你说参加、你说不参加。还有第五种情形:到时候再说。这时,回答的人站在无极上。如图 1-13 所示,A 问 B:明天的会议,你参不参加? B 的回答有四种情形:参加、不参加、你说呢、到时候再说。B 反问 A(或者征求 A 的意见):你说呢? A 的回答有四种情形:参加、不

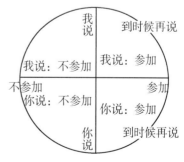

图 1-13 国学四象圆思维把二变成五示意图

参加、到时候再说、你自己决定。这样就有五种情形供 B 面对：我说参加你也说参加、我说参加你说不参加、我说不参加你也说不参加、我说不参加你说参加、到时候再说。

四、国学四象圆思维的文化基础

国学四象圆思维是阴阳辩证法的现代化产物，其本质是运用了两次阴阳思维。古人云："两仪生四象。"那怎么生呢？笔者的家学传曰："在无极之中，一画分左右，左为阳，右为阴；二画分天地，上为阳，下为阴，四象生矣。无极之中，先经后纬，四象生矣。简称'经纬生四象'。"前两句话，就是十字圆，如图 1 - 14 所示。这三句话就是黄氏四象十字圆图，简称"黄氏四象圆图"，如图 1 - 15 所示。笔者的家学还认为，两仪生四象的两仪，不仅仅是阴阳两仪（矛盾的两仪），还包括非矛盾的两仪（两个要素或两个维度）。严谨的说法是："在无极之中，一个 S 太极分左右，第二个 S 太极分天地，四象生焉。"黄氏四象圆思维图，为了简化起见，把站在圆上、S 太极上的"人"像去掉，同时把 S 太极简化为直线。但不等于不具备圆上和 S 太极思维。

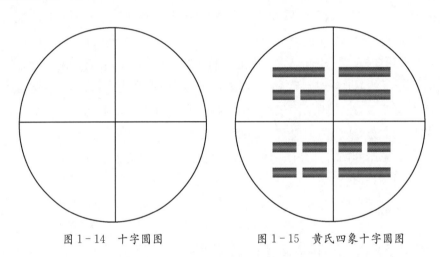

　　图 1 - 14　十字圆图　　　　　　图 1 - 15　黄氏四象十字圆图

笔者的家学还认为："四象在心，希望在心田；见龙在田，耕好心中田。"为什么呢？笔者家学所云："心上有田，思也。"明朝李中梓的《医宗必读》云："心象尖圆，形如莲花"。人的心脏如图 1 - 16 所示，是田字形，或是十字圆形，故心脏有"心田"的雅称。心中有田，是指心中有十字圆，用四象观察万千世界。见龙在田，是指人生发展到能用"田"字观察人和事，这样才能利己、利人、利于组织，人生的希望在心田上。何为思？用心中的田（四象）去观察、分析、推理、归纳大千世界。

田字，或者十字圆，实质是四分法，它把事物分为四个部分，这四个部分是对立互化运动统一于无极之中。在中国古代，这四个部分用四象来表示。四象即为：太阳、太阴、少阴、少阳，又名：老阳、老阴、少阴、少阳。黄氏国学认为，圆内四象名称及其位置如图 1 - 17 所示。

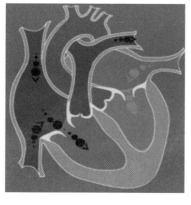
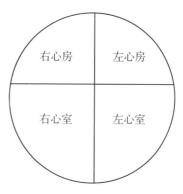

图 1-16 人的心脏图与简化的心脏示意图

若以 X 代表阴爻,以 Y 代表阳爻,那么四象就是(X+Y)的平方所呈现的四种情形,$(X+Y)^2=XX+XY+YX+YY$,如图 1-18 所示。在数学模型里,XY 等于 YX,$(X+Y)^2=X^2+2XY+Y^2$,在人文社科领域,XY 不等于 YX,XY 是指先 X 再 Y,先阴爻再阳爻,先阴后阳;而 YX 刚好相反,先阳后阴。

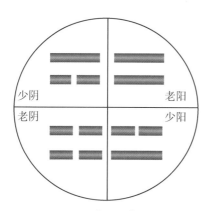
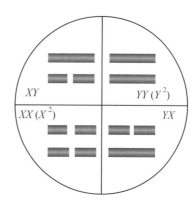

图 1-17 黄氏四象名称图　　　图 1-18 黄氏四象与二次函数

目前的中国文献和考古证据,未能找到四象和(X+Y)的平方之间的证据,但也不能否定中国人的远古祖先没有这个数学模型。迄今能看到的文献里,《周易·系辞下》中载:"君子知微知彰,知柔知刚,万夫之望。"君子四知和四象有什么关系呢?黄氏认为,君子四知,来自伏羲四象。中国古代,把细小的东西称为"微",比如沙子,表面很小,里面很硬,伏羲用 ▆▆ 表示;把往上飘的东西称为"彰",比如烟火,先大后小,伏羲用 ▆▆ 表示;把软的东西称为"柔",比如液态的水,很柔软,伏羲用 ▆ ▆ 表示;把硬的东西称为"刚",比如石头,表面很硬里面也很硬,伏羲用 ▆▆ 表示。如图 1-19 所示。伏羲用四象(老阳、老阴、少阳、少阴)观察万物,把世界的东西按照属性分为四大类。刚为老阳,柔为老阴,彰为少阳,微为少阴。如图 1-20 所示,这个模型称"伏羲四象智慧图"。笔者称为:"圣贤四知,万物之望也。"

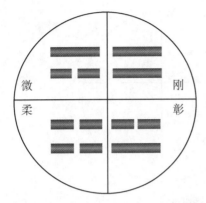

图1-19　君子四知与黄氏四象关系图

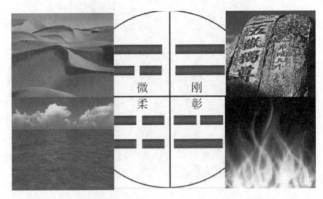

图1-20　伏羲四知与黄氏四象关系图

笔者的家学传曰:"在无极之中,一画为经,二画为纬,顺时针转四十五度,天之四象生矣。"如图1-21所示。古代中国人,把天空用十字圆划分为四个区域,在夜晚,天空就分成东、南、西、北四大星区。将每一个方位的七宿联系起来并加以想象,形成了四种动物的形象,东方的星象如一条龙,西方的星象如一只虎,南方的星象如一只大鸟,北方的星象如龟蛇合体。于是四个区域就用四种动物来表示:青龙、朱雀、白虎、玄武,这四种动物就成了天空四星象,简称"天空四象"。青龙在东区,朱雀在南区,白虎在西区,玄武在北区,故有"左青龙右白虎,南朱雀北玄武"之说。如图1-22所示。古代中国人还发现,天空的星象(相)也随着季节转换。每到冬春之交的傍晚,苍龙显现;春夏之交,朱雀升起;夏秋之交,白虎露头;秋冬之交,玄武上升。天空四象是运动变化的。中国古人把这四象运用于行军布阵,《礼记・曲礼上》云:"行前朱鸟而后玄武,左青龙而右白虎。"

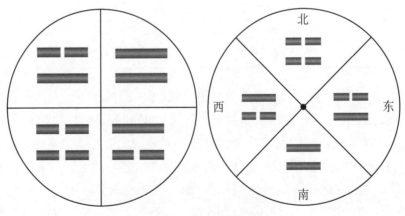

图1-21　黄氏时空四象图

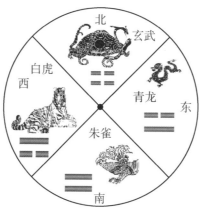

图 1 - 22　黄氏天空四象图

五、标准太极图与国学四象圆图

　　道家阴阳鱼太极图,也称作"道家标准太极图",或称为"道家正宗太极图",如图 1 - 23 所示,它的特点是黑白分无极,黑中有白,俗称黑鱼有白眼,阴中有阳;白中有黑,俗称白鱼有黑眼,阳中有阴。实际上,道家阴阳鱼太极图,描述的是四种情形:黑、黑中有白、白、白中有黑。如果用它来看人的刚柔,则有四种人:柔性之人、柔中有刚之人、刚性之人、刚中有柔之人。从图 1 - 24(也称四象双 S 圆图)、1 - 25(也称四象双 S 阴阳圆图)可知,道家阴阳鱼太极思维,实际是四象 S 圆思维。

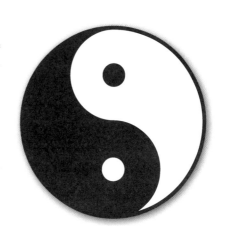

图 1 - 23　道家的标准太极图

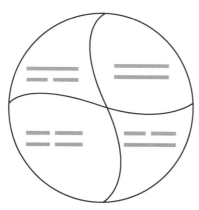

图 1 - 24　黄氏伏羲四象双 S 圆图

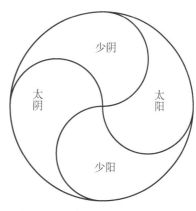

图 1 - 25　黄氏阴阳四象双 S 圆图

第二章　两仪圆思维在中医学中的运用

第一节　两仪圆思维解读《黄帝内经》

《黄帝内经》可以说是阴阳两仪思维在医学中具体运用的巨作，它记载了大量的两仪思维，它是最具中国辩证思维的经典古籍。诸如：阴胜则阳病、阳胜则阴病、阴阳移位、重阳必阴、重阴必阳、内外之应、互为表里、阴阳更胜之变、寒热相移、邪却精胜、寒暑迎随、内外分合、阳极反阴、寒极反热、寒暖相移、正邪相搏、寒生热、热生寒、寒热相搏等。

《黄帝内经》共 162 篇文章，《素问》和《灵枢》各 81 篇，篇篇都有两仪思维，往往某一段文字就有无数个两仪，比如《灵枢·官能》有云："用针之理，必知形气之所在，左右上下，阴阳表里，血气多少，行之逆顺，出入之合，谋伐有过。知解结，知补虚泻实，上下气门，明通于四海，审其所在。寒热淋露，以输异处，审于调气，明于经隧，左右肢络，尽知其会。寒与热争，能合而调之，虚与实邻，知决而通之，左右不调，把而行之。明于逆顺，乃知可治。阴阳不奇，故知起时。审于本末，察其寒热，得邪所在，万刺不殆。知官九针，刺道毕矣。"

本书把《黄帝内经》中的两仪归纳成表格，如表格 2-1 所示。

表 2-1　《黄帝内经》中的两仪汇总

阴、阳	高、下	形、神	逆、顺	愚、智	起、卧	前、后	有余、不足
盛、衰	天、地	有、无	呼、吸	内、外	赏、罚	得、失	未病、已病
发、收	生、死	养、杀	早、晚	少、多	燥、湿	去、至	清阳、浊阴
从、逆	反、顺	终、始	寒、暑	寒、热	独、众	动、静	大过、不及
开、阖	上、下	泻、补	弱、强	柔、刚	静、躁	迟、疾	有节、无节
入、出	表、里	雌、雄	父、母	生、杀	气、味	急、缓	去寒、就温
清、浊	虚、实	厚、薄	予、夺	水、火	苦、乐	曲、直	正气、邪气
形、气	先、后	喜、忧	喜、悲	气、血	日、月	盈、空	无常、有常
白、黑	哭、笑	左、右	同、异	流、止	僵、柔	吉、凶	糟粕、精华

（续表）

大、小	危、安	贵、贱	通、塞	分、合	标、本	长、短	去故、就新
枯、荣	坚、脆	满、空	肥、瘦	远、近	主、次	新、故	凝泣、沸溢
本、末	昌、亡	浅、深	奇、正	微、显	纵、横	去、回	气绝、呼吸
死、活	方、环	方、圆	积、散	止、发	屈、伸	离、合	气竭、气盛
纵、节	动、静	进、出	善、恶	亲、疏	轻、重	立、卧	天文、地理
暖、寒	饥、饱	徐、疾	主、仆	结、散	去、留	软、坚	喜乐、愁忧
来、去	旦、夕	早、暮	勇、怯	出、止	减、加	盈、虚	恶死、乐生
归、去	行、止	独、俱	成、败	润、干	古、今	苦、甘	端正、偏倾
收、散	独、并	来、往	缺、全	真、邪	盛、虚	隐、显	高山、深谷
开、闭	取、弃	缩、胀	缩、伸	巨、小	渴、泽	塞、通	往古、来今
作、息	聚、散	夜、昼	张、弛	主、支	广、狭	收、散	旦、暮
坚、脆	赢、壮	幽、显	男、女	经、纬	速、徐	燥、润	坏、好
升、降	离、附	损、益	炎、凉	冷、热	寿、夭	贫、富	公、私
喜、怒	哀、乐	细、粗	贵、贱	少、长	少、老	瞑、醒	沉、浮
存、亡	俯、仰	穷、富	贤、愚	偏、正	瞑、寤	彼、此	疏、密
难、易	坚、软	真、邪					

　　本书用两仪圆思维解读《黄帝内经》，发现以上两仪都可以画成两仪圆图，限于篇幅，这里仅举几例展开阐述。

　　《素问·阴阳应象大论》云"惟贤人上配天以养头，下象地以养足，中傍人事以养五脏。"如图2-1所示。

　　如《素问·著至教论》云"上知天文，下知地理，中知人事，可以长久，以教众庶，亦不疑殆，医道论篇，可传后世，可以为宝。"如图2-2所示。

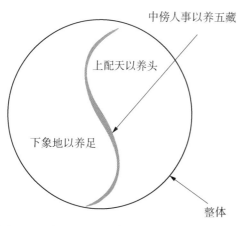

图2-1　《素问·阴阳应象大论》中的上下两仪圆图　　图2-2　《素问·著至教论》中的上下两仪圆图

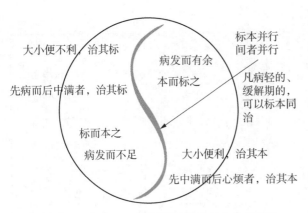

图2-3 《素问·标本病传论》中的标本两仪圆图

如《素问·标本病传论》记载："病发而有余，本而标之，先治其本，后治其标；病发而不足，标而本之，先治其标，后治其本。谨察间甚，以意调之；间者并行，甚者独行。"以治病为圆，以标本为两仪，就如图2-3所示的"标本两仪圆图"。图中有三种治疗方法：先治本再治标、先治标再治本、标本并治。

笔者认为医生要站在圆上，观察标本两仪的变化，既要统筹兼顾，又要具体问题具体分析，治病时，有针对性地做到"三选一"。

《素问·至真要大论》云："知标与本，用之不殆"，其中还说："是故百病之起，有生于本者，有生于标者，有生于中气者，有取本而得者，有取标而得者，有取中气而得者"，这段话也含有两仪圆思维，如图2-4所示。

《素问·至真要大论》还提到："从内之外者，调其内；从外之内者，治其外。从内之外，而盛于外者，先调其内而后治其外；从外之内，而盛于内者，先治其外而后调其内；中外不相及则治主病。"这段话也含有两仪圆思维，如图2-5所示。

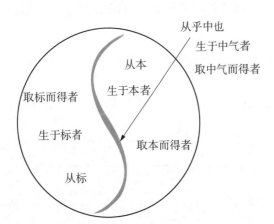

图2-4 《素问·至真要大论》中的标本两仪圆图

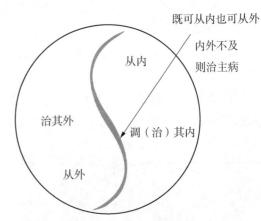

图2-5 《素问·至真要大论》中的内外两仪圆图

如《灵枢·小针解》云"神客者，正邪共会也。神者，正气也；客者，邪气也。"本书以两仪圆思维解读这段文字如图2-6所示。

如《灵枢·寿夭刚柔》云："病在阳者名曰风，病在阴者名曰痹，阴阳俱病名曰风痹。"本书以两仪圆思维解读这段文字，如图2-7所示。

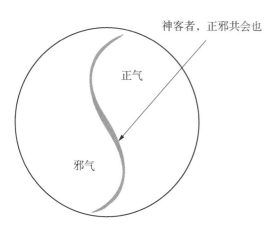

图 2-6　《灵枢·小针解》中的正邪两仪圆图

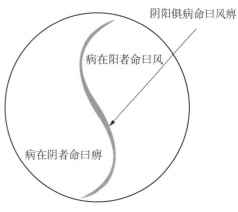

图 2-7　《灵枢·寿夭刚柔》中的风痹两仪圆图

如《灵枢·经脉》云："……为此诸病,盛则泻之,虚则补之,热则疾之,寒则留之,陷下则灸之,不盛不虚,以经取之。"《灵枢·禁服》亦云："盛则徒泻之,虚则徒补之,紧则灸刺且饮药,陷下则徒灸之,不盛不虚,以经取之。"本书以两仪圆思维解读这两段文字,如图 2-8 所示。

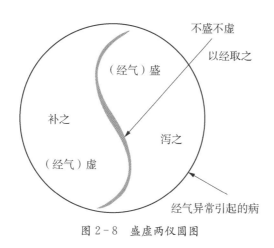

图 2-8　盛虚两仪圆图

第二节　两仪圆思维解读中医基础理论

一、两仪圆图解五行学说

五行学说是我国古代的一种哲学理论,属于我国古代唯物论和辩证法范畴。中医学将五行学说作为一种重要的说理工具,用以解释人体脏腑间的相互关系、脏腑组织的属性、运动变化及人体与外界环境的关系,并据此阐释人体的生理功能和病理变化及指导临床疾病的诊断和防治。五行学说依据五行各自的特性,对脏腑等组织器官和精神情志等各种功能活动,采取取象类比法和推演络绎法进行归类,从而构建以五脏为中心的生理病理系统,进而与自然环境相联系,建立天人一体的五脏系统。五行学说包括五行生克、五行制化和五行乘侮等。五行的生克制化维持着五脏系统的平衡和稳定,用于阐释五脏六腑之间的生理联系,以及人和外界环境的相互关系;以五行的乘侮规律来分析五脏六腑病变的相互影响,说明疾病的发生发展规律和自然界的变化规律。

1. 五行生克

以五脏的五行生克为圆,以五行相生和相克为两仪,那就有如图2-9所示的"五脏五行生克的两仪圆图"。依据五行相生规律确定的治法有:滋水涵木法、益火补土法、培土生金法和金水相生法等。依据五行相克规律确定的治法有:抑木扶土法、培土制水法、佐金平木法和泻南补北法等。

2. 五行制约

五行制约有正常制约和异常制约两种情形,五行相克属于正常制约,就人体而言,是生理现象。而五行乘侮是异常制约,是病理变化。以五行制约为圆,以正常和异常为两仪,则就有如图2-10所示的"五行制约的两仪圆图"。

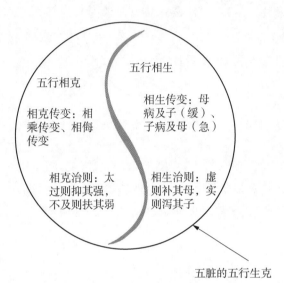

图2-9　五脏五行生克的两仪圆图

3. 五行乘侮

在五行的异常制约中,又有两种情形,一种是按照五行相克的顺序进行,某一行对其所胜一行的过度制约或克制,称为五行相乘;另一种是按照五行相克的反方向进行,某一行对其所不胜一行的反向制约和克制,称为五行相侮。以异常制约为圆,顺克和逆克为两仪,则就有如图2-11所示的"五行乘侮的两仪圆图"。

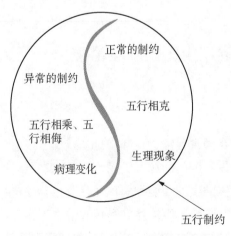

图2-10　五行制约的两仪圆图

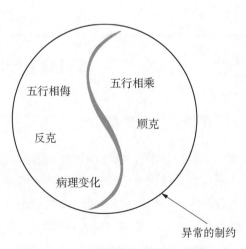

图2-11　五行乘侮的两仪圆图

4. 五行母子相及

指五行之间相生关系异常的变化,包括母病及子和子病及母两种情形。以母子相及为圆,母病及子和子病及母为两仪,则就有如图2-12所示的"五行母子相及的两仪圆图"。

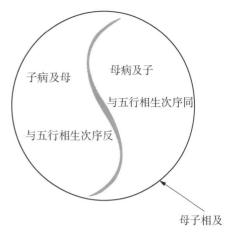

图 2-12　五行母子相及的两仪圆图

1）母病及子　指五行中的某一行异常,影响到其子行,引起母子两行皆异常。母病及子的次序与相生的次序相同。如水生木,水为母,木为子,若水气不足不能生木,则木气亦虚导致母子俱虚,水竭木枯。

具体来说,母病及子有两种情形。

（1）母行虚弱,累及其子行也不足,导致母子两行皆虚。即所谓"母能令子虚"。如水虚不能生木,引起木行也不足,结果水竭木枯,母子俱衰。临床上常见的肾精亏虚,引起肝精、肝血不足,或肾阴亏虚引起肝阴不足而肝阳上亢的病变,即属此类。

（2）母行过亢,引起其子行亦盛,导致母子两行皆亢。如木行过亢,可引起火行过旺,导致木火俱盛。临床上常见的肝火亢盛导致心火亦亢,出现心肝火旺的病变,即属此类。

2）子病及母　指五行中的某一行异常,影响到其母行,引起子母两行皆异常。母病及子的次序与相生的次序相反。如,木生火,木为母,火为子,火旺引起木亢,导致木火俱亢。

具体来说,子病及母有三种情形。

（1）子行亢盛,引起母行也亢盛,结果是子母两行皆亢,即所谓"子能令母实",一般可称为"子病犯母"。如临床上可见心火过亢引起肝火亦旺,结果导致心肝火旺的病理变化。

（2）子行亢盛,劫夺母行,导致母行虚衰,一般可称为"子盗母气"。如临床上可见肝火太盛,下劫肾阴,导致肝阴、肾阴皆虚的病理变化。

（3）子行虚弱,上累母行,引起母行亦不足,一般也可称为"子盗母气"。如临床上可见心血亏虚引起肝血亦不足,终致心肝两虚的病理变化。

二、两仪圆图解藏象学说

中医藏象学说是在中医整体观指导下,研究人体各脏腑的形态结构、生理功能、病理变化及精气血津液等内外环境之间相互关系的基本理论。

按照脏腑生理功能特点将其分为脏、腑和奇恒之腑三大类。五脏的"实体性"和六腑的"空腔性"可以类比为阴阳,以脏腑分类为圆,以五脏六腑为两仪,那就有如图2-13所示的"脏腑分类的两仪圆图",可以把奇恒之腑理解为在S曲线上。

五脏共同的生理功能特点是化生和贮藏精气,六腑共同的生理功能特点是受盛和传化水谷。如《素问·五脏别论》云:"所谓五脏者,藏精气而不泻也,故满而不能实也;六腑者,

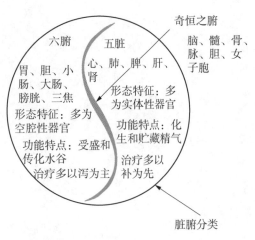

图 2-13　脏腑分类的两仪圆图

传化物而不藏,故实而不能满也。"这里的"实"是指水谷及其代谢产物。六腑被水谷充实后应及时传化,不断地进行虚实更替,完成其传化的功能。故又有"六腑以通为用,以降为顺"之说。奇恒之腑,其形态多空中似腑,其生理功能多藏精气似脏。

五脏和五腑(三焦除外的六腑)有表里相合关系:心与小肠、肺与大肠、肝与胆、脾与胃、肾与膀胱。一般来说,在病理上,脏病多虚,腑病多实;在治疗上,五脏宜补,六腑宜泻。

小肠位居腹中,上接幽门,与胃相通;下连阑门,与大肠连接。手太阳小肠经和手少阴心经相互属络,构成表里关系。如《灵枢·肠胃》云:"小肠后附脊,左环回周叠积,其注于回肠者,外附于脐上。"小肠的主要生理功能是受盛化物(接受食糜并进一步消化)和分清别浊(泌别清浊)。

分清,就是将经过小肠化物功能化生的水谷精微加以吸收,再通过脾的升清和散精作用上输心肺,输布全身。别浊,是将食物中的糟粕通过阑门传送到大肠,同时,小肠吸收了大量多余的水液,多余的水液经肾脏的气化作用渗入膀胱。由于小肠在分清别浊过程中,参与了人体的水液代谢,故有"小肠主液"之说。《类经》云:"小肠居胃之下,受盛胃中水谷而分清浊,水液由此渗于前,糟粕由此而归于后,脾气化而上升,小肠化而下降,故曰化物出焉。"小肠分清别浊的功能正常,则水液和糟粕各走其道而二便正常。

以小肠分清别浊为圆,以清和浊为两仪,则就有如图 2-14 所示的"小肠分清别浊的两仪圆图"。小肠分清别浊功能不仅在饮食物消化吸收中作用重大,还影响大便、小便的质量。分清别浊功能正常,则饮食物得以充分地消化吸收,清浊各走其道,二便正常;若分清别浊失常,则水液不能及时被吸收而气化入膀胱,水谷并走大肠,可见大便稀薄、小便短少等症。对于这类腹泻患者,中医多采用"分利"方法,即"利小便以实大便",使浊水残渣各走其道,则腹泻自止。

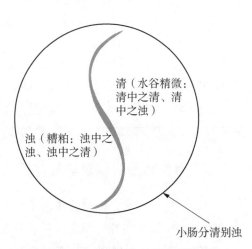

图 2-14　小肠分清别浊的两仪圆图

大肠居于腹中,上接小肠,下连肛门。手阳明大肠经与手太阴肺经相互属络,构成表里关系。大肠的生理功能主要为传导糟粕和吸收水液。以大肠的生理功能为圆,以传导糟粕和吸收水液为两仪,则就有如图 2-15 所示的"大肠生理功能的两仪圆图"。

大肠接受由小肠下传的食物残渣,吸收其中多余的水液,燥化糟粕使之形成粪便。在肺之肃降、胃之通降、脾之运化及肾之气化等协同作用下,通过大肠之气的运动,将粪便传送至大肠末端,经肛门排出体外。《素问·灵兰秘典论》云:"大肠者,传道之官,变化出焉。"大肠所吸收食物残渣中的水液,参与体内的水液代谢,故称"大肠主津"。故大肠的主要病机特点是传导功能失调而大便异常,其病变主要有燥热内结、湿热积滞、虚寒内生和津液亏虚等导致的排便异常及粪便外观的改变。

膀胱又称"脬",位于小腹中,为囊性器官,上通于肾,下连尿道,开口于前阴,与外界直接相通。膀胱与肾五行同属水,足太阳膀胱经与足少阴肾经相互属络,构成表里关系。膀胱的主要生理功能是贮存尿液和排泄尿液。以膀胱生理功能为圆,以贮存尿液和排泄尿液为两仪,则就有如图 2-16 所示的"膀胱生理功能的两仪圆图"。膀胱的主要病机特点是气化作用失常而小便异常,其病变主要有湿热蕴结、虚寒内生等导致的排尿异常及尿液外观的改变。

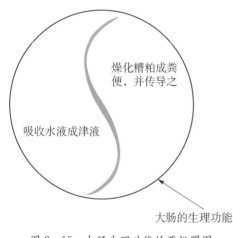

图 2-15 大肠生理功能的两仪圆图

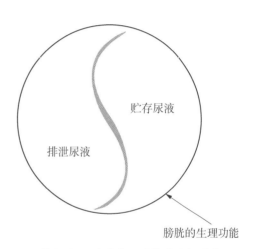

图 2-16 膀胱生理功能的两仪圆图

人体的津液通过肺、脾、肾、三焦等脏腑的协调配合,输布全身,起到滋润濡养和充养血脉的作用。代谢后的浊液,下输于肾,经肾之气化,升清降浊,清者被吸收,重新参与水液代谢,浊者(尿液)下输于膀胱,由膀胱贮存。贮存在膀胱中的尿液,经过气化作用适时排泄出体外。如《素问·灵兰秘典论》云:"膀胱者,州都之官,津液藏焉,气化则能出矣。"膀胱贮尿和排尿的功能,主要依赖于肾的气化和固摄功能。肾气充足,气化正常,固摄有权,则膀胱开合有度,贮尿、排尿功能正常。

三焦,又称孤腑,由上焦、中焦、下焦的总称,上焦如雾,主纳;中焦如沤,主化;下焦如渎,主出。三焦的生理功能主要有通行诸气和运行水液。

三焦是元气之别使,元气通过三焦布达全身。宗气以三焦为通路而下行,归丹田以资元气。卫气循三焦,通腠理、走肌表,以卫外、温煦、控汗;脏腑之气的升降运行均以三焦为通路。三焦是人体之气升降出入的道路,是全身气化活动进行的场所。因此,三焦具有主持诸气,总司全身气机和气化的功能。如《难经·六十六难》云:"三焦者,原气之别使也,主通行三气,历经于五脏六腑。"

三焦具有疏通水道、运行水液的生理功能,是水液升降出入的运行通道。如《素问·灵兰秘典论》云:"三焦者,决渎之官,水道出焉。"人体的津液代谢,是在肺、脾、肾和膀胱等脏腑的协同作用下完成的,但必须以三焦为通路。水液的运行依赖气的升降出入运动,而人体之气需依附于津液才得以正常运行。如果三焦气化功能失常,水道不利,必然会引起津液代谢失常,出现痰饮内停或尿少水肿等病变,如张介宾《类经·藏象类》云:"上焦不治则水泛高原,中焦不治则水留中脘,下焦不治则水乱二便,三焦气治,则脉络通而水道利。"

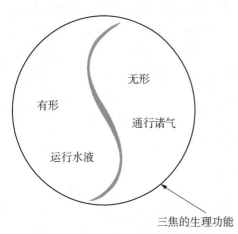

无形

通行诸气

有形

运行水液

三焦的生理功能

图 2-17 三焦生理功能的两仪圆图

以三焦的生理功能为圆,以无形的气和有形的水液为两仪,则就有如图 2-17 所示的"三焦生理功能的两仪圆图"。三焦的主要病机特点是全身气化失常和气机不利。三焦气化功能失司为本,水液代谢障碍为标。肺通调水道失常,可归结于上焦气化功能失司;脾虚生湿,可归结为中焦气化功能失司;肾虚水泛,可归结为下焦气化功能失司。

脾是脏,胃是腑,但脾胃都属土,同居中焦。《素问·太阴阳明论》云:"脾与胃以膜相连。"脾为太阴湿土,属阴,也称阴土,喜燥恶湿;胃为阳明燥土,属阳,也称阳土,恶燥喜润,它是机体对饮食物进行消化吸收的重要场所,素有"太仓"和"水谷气血之海"之称。如《灵枢·玉版》云:"谷之所注者,胃也;胃者,水谷气血之海也。"脾与胃共同完成水谷受纳、腐熟与运化,故有"仓廪之本""气血生化之源"之称。脾气以升为健,胃气以降为和,二者经络互相络属,构成表里关系。如隋朝巢元方《诸病源候论·脾胃诸病候》云:"脾胃二气,相为表里。胃受谷而脾磨之,二气平调,则谷化而能食。"脾与胃之间的关系,具体表现在功能上纳运协调、气机上升降相因、特性上燥湿相济三个方面。

胃主受纳和腐熟水谷,是脾之运化得以实现的前提;脾为后天之本,主运化,转输精微,为胃继续受纳提供保障。故称"纳运相得"。

脾胃同居中焦,为气机升降之枢纽。脾主升清,将水谷精微向上输送到心肺,并借助心肺输布全身。胃气以通降为顺,将受纳的饮食物初步消化后,向下传送到小肠进行进一步的消化吸收,并促进大肠传导,使糟粕排出体外。脾胃气机升降相因,是胃主受纳、脾主运化的重要保障。故称"升降相因"。

脾喜燥恶湿,这与其运化水液的生理功能相关。脾主运化水湿,以调节体内水液代谢的平衡。脾气健旺,运化水液功能正常,水精四布,则无痰饮水湿停聚。若脾气虚衰,运化水液功能障碍,则痰饮水湿内生;水湿既成,又反困脾气,致使脾气不升,脾阳不振。湿邪侵袭,困遏脾气,而致脾升受阻。由于内湿、外湿皆易困脾,致使脾气不升,运化失常,脾欲求干燥清爽,故曰:"脾喜燥而恶湿"。脾为阴脏,以阳气用事,脾阳健则能运化,故性喜燥而恶湿。

胃喜润恶燥,是指胃应当保持充足的津液以利饮食物的受纳和腐熟。胃为阳腑,赖阴液滋润,胃阴足则能受纳腐熟,故性喜润而恶燥。胃的受纳腐熟,不仅依赖胃气的推动和蒸化,还需要胃中津液的濡润。胃中津液充足,则能维持其受纳腐熟的功能和通降下行的特性。因此,充足的津液濡润,是维持胃受纳腐熟和通降生理功能的前提和条件。在治疗胃病时,要注意保护胃中津液,即使应用苦寒泻下之剂,也要中病即止,以祛除实热燥结为度,慎防其化燥伤阴。

脾易生湿,得胃阳以制之;胃易生燥,得脾阴以制之。脾胃燥湿相济,维持两个脏腑功能的正常发挥。《临证指南医案·脾胃》曰:"太阴湿土,得阳始运,阳明阳土,得阴自安。以脾喜刚燥,胃喜柔润也。"故称"燥湿相济"。以脾胃及其关系为圆,以阴阳为两仪,则就有如图2-18所示的"脾胃的两仪圆图"。

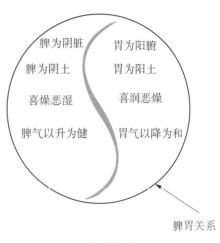

图 2-18 脾胃关系的两仪圆图

三、两仪圆图解精气血津液学说

(一)两仪圆图解精气血津液

1. 精

中医学认为,人体之精是由禀受于父母的生命物质与后天水谷细微(营养物质)相结合而形成的一种维持生命的物质。中医学的精是藏于脏腑中的有形的液态精华物质。《素问·金匮真言论》云:"夫精者,身之本也。"人体之精分为三大类:先天之精、后天之精和生殖之精。以精为圆,以先天之精和后天之精为两仪,那就有如图2-19所示的"精的两仪圆图"。生殖之精,是由先天之精和后天之精相结合而成的,故在S曲线上。

1)先天之精 指禀受于父母的生殖之精,与生俱来是构成人体胚胎的原基物质,是人体生命的本源。主要藏于肾,是肾精的主要成分。《灵枢·决气》云:"两神相搏,合而成形,常先身生,是谓精。"《灵枢·经脉》云:"人始生,先成精,精成而脑髓生。"明代医家张介宾认为"人之

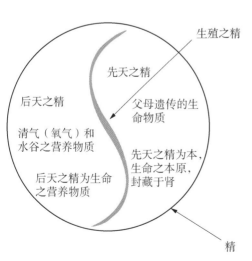

图 2-19 精的两仪圆图

生也,合父母之精而有其身。"

2) 后天之精　指经过脾胃运化而从饮食水谷中生成的精微物质(糖、脂肪、蛋白质、维生素、无机盐等)或肺从自然界吸收来的"清气"。这些精微物质转输到五脏六腑,营养全身。如《素问·经脉别论》云:"食气入胃,散精于肝,淫气于筋;食气入胃,浊气归心,淫精于脉,脉气流经。"

2. 气

中医学认为,气是指人体内生命力很强、不断运动且无形可见的极细微物质,既是人体的重要组成部分,又是激发和调控人体生命活动的动力源泉,也是信息感受和传递的载体。如王充《论衡·自然》云:"天地合气,万物自生。"如张载《正蒙·太和》云:"太虚无形,气之本体。"气的不断运动,推动和调控着人体内外的新陈代谢,激发物质与能量的转化,负载和传递着生命的信息,推动和调控着脏腑的生理功能,从而维系着人体的生命进程。气是人类生命的维系,人体的各种功能由气调控。如《素问·宝命全形论》云:"天地合气,命之曰人。"如《难经·八难》云:"气者,人之根本也。"如《医门法律》云:"气聚则形存,气散则形亡"等。

人体之气,因其生成来源、分布部位及功能特点不同而有各自不同的名称。气的分类有三个层次:第一层次是人气,即人身之气,亦即一身之气;第二层次是元气、宗气、营气和卫气;第三层次是脏腑之气和经络之气。

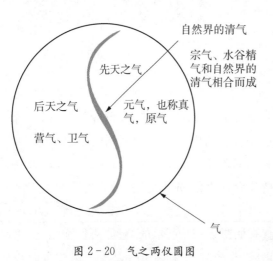

人体之气生成有两个基本条件:一是物质来源丰富,即先天之精气、水谷之精气和自然界之清气的供应要充足。《灵枢·五味》云:"故谷不入,半日则气衰,一日则气少矣。"二是肺、脾胃、肾等脏腑的生理功能要正常。《灵枢·营卫生气》云:"人受气于谷,谷入于胃,以传于肺,五脏六腑皆以受气,其清者为营,浊者为卫。"

图中标注:自然界的清气；宗气、水谷精气和自然界的清气相合而成；先天之气；元气,也称真气,原气；后天之气；营气、卫气；气

图2-20　气之两仪圆图

本书以气为圆,以先天之气和后天之气为两仪,那就有如图2-20所示的"气之两仪圆图"。

1) 元气　由肾所藏的先天之精所化生,是人体最基本、最重要的气,是人体生命活动的原动力。它生成之后,依赖后天脾胃运化的水谷精气的不断培育和充养,才能维持其正常的生理作用。

2) 宗气　宗气在"气之两仪圆图"中的S曲线上,是指积于胸中之气,也称"大气"。它在胸中积聚之处,称作"上气海",又称"膻中"。《灵枢·五味》云:"其大气之抟而不行者,积于胸中,命曰气海。"《灵枢·邪客》云:"宗气积于胸中,出于喉咙,以贯心脉而行呼吸焉。"《灵枢·刺节真邪》云:"宗气留于海,其下者注于气街,其上者走于息道。"宗气主要有三个

功能:一是走息道以行呼吸,二是贯心脉以行气血,三是下注丹田以资元气。《读医随笔·气血精神论》云:"宗气者,动气也。凡呼吸、语言、声音,以及肢体运动,筋力强弱者,宗气之功用也。"宗气充盛,则呼吸均匀,语言清晰,声音洪亮,脉搏和缓有力,肢体运动灵活,感觉灵敏。

3) 营气和卫气　营气和卫气属于具有对立统一的特性,《石山医案·营卫论》曰:"分而言之,卫气为阳,营气为阴;合而言之,营阴而不禀卫之阳,莫能营昼夜,利关节矣。"营气与卫气,一阴一阳,互为其根。二者须相互配合,协调互济,才能维持腠理的正常开合和体温的恒定并发挥正常的防御功能。若营卫不和,则可出现恶寒发热、无汗或多汗等症。营卫协调也是"昼精夜瞑"的保证,若营卫失调,则可导致"昼不精而夜不瞑"。以水谷之精气为圆,以营卫两气为两仪,则有如图 2-21 所说的"营卫两气的两仪圆图"。

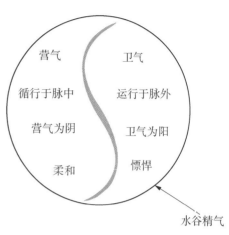

图 2-21　营卫两气的两仪圆图

(1) 营气。指循行于脉中而富有营养作用的精微物质,是脾胃运化所产生的水谷精气中精专柔和且最具荣养作用的精粹部分,也称"荣气"。相对卫气而言,属阴,故又称"营阴"。《素问·痹论》云:"荣者,水谷之精气也,和调于五脏,洒陈于六腑,乃能入于脉也,故循脉上下,贯五脏,络六腑也。"《灵枢·营卫生会》云:"其清者为营,浊者为卫。"营气既能化生血液,也能营养全身。《灵枢·邪客》云:"营气者,泌其津液,注之于脉,化以为血。"《灵枢·邪客》云:"此所受气者,泌糟粕,蒸津液,化其精微,上注于肺脉,乃化而为血,以奉全身,莫贵于此,故独得行于经隧,命曰营气。"

(2) 卫气。运行于脉外且具有护卫作用的精微物质,是脾胃运化所产生的水谷精微中性质慓悍、运行滑利、反应迅速的部分。与营气相对而言,属性为阳,故又称"卫阳"。如《素问·痹论》云:"卫者,水谷之悍气也。其气慓疾滑利,不能入于脉也。"慓,即慓悍,是指卫气在抗邪斗争中所具有的强悍、勇猛特性;疾,是指卫气的运行速度快,当人体受到邪气侵袭时,卫气能迅速地做出反应;滑利,是指卫气运行时的流畅状态。卫气具有慓悍滑利之性,其分布不受脉道约束,借助肺气的宣发作用而行于脉外,外达皮肤肌腠,内至胸腹脏腑,布散全身。《素问·痹论》曰:"故循皮肤之中,分肉之间,熏于肓膜,散于胸腹。"卫气主要有四个功能:①护卫肌表,防御外邪入侵。②温养机体,产生热量并维持体温的相对恒定。③调节腠理开合,控制汗液的排泄并维持机体体温的相对恒定。④影响睡眠,卫气的昼夜运行与睡眠活动有关,是人体寤寐的重要机制之一。当卫气行于内脏时,人便入睡;当卫气出于体表时,人便醒来。

4) 阳气和阴气　气分阴阳,以气为圆,阴阳为两仪,则有如图 2-22 所说的"气之阴阳

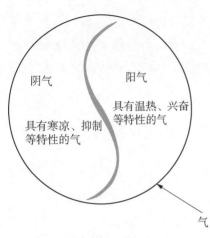

图 2-22 气之阴阳的两仪圆图

的两仪圆图"。阳气是指人体内携带有温煦、推动、兴奋、升腾、发散等能量的细微物质,如卫阳。阴气,是指人体内携带有寒凉、滋润、濡养、宁静、抑制、沉降、敛聚等能量的细微物质,如营阴。阳气是生命功能活动和动力,阴气是生命的物质基础,正常的生命活动是建立在阳气和阴气对立互根、相互制约、相互促进、协调平衡的基础之上的,其最佳状态就是"阴平阳秘"。阴阳平衡的关键在于阳气的致密而能固护于外,阴气平和而能藏守于内。

《周易·乾·文言》曰:"同气相求",人体的阳气和阴气会随着自然界温热寒冷的变化而出现规律性的变化,称为"同气相感""同气相求"或"同气相召"。同气相求是中医学中非常重要的思维方式,对中医整体观念的形成及阐释病因、病理和临床诊治都具有深刻的影响。如阳虚阴盛的内寒者,容易感受外来寒邪而发病。如偏阳体质的人,易感受风、暑、热邪而耐寒;偏阴体质的人,容易感受寒湿之邪而耐热。如痰和瘀均为阴邪,同气相求,既可因痰生瘀,亦可因瘀生痰,形成痰瘀同病。

阳气抵抗阴邪的侵袭,抑制阴寒邪气,阻止阴寒病症发展,祛除阴寒。阴气抵抗阳邪的侵袭,抑制阳热邪气,阻止阳热病症发展,祛除阳热。如暑邪、热邪、风邪侵犯人体易伤阴气,因为阴气具有防止阳邪侵犯人体,并且阻止阳邪病症的发生和发展的作用。

3. 津液

在人体内,除了藏于脏腑中的精和运行于脉道内的血液外,其他的所有正常的体液均属于津液的范畴。津液是津和液的总称。津和液,是人体内不同的两种水体,两者同源于水谷精微,均依赖脾胃运化而生成;但两者在性状、分布部位和功能方面,均有不同之处。以津液为圆,以质地浓稠且流动性小的液和质地清稀且流动性大的津为两仪,则有如图2-23所说的"津液的两仪圆图"。

一般而言,质地较清稀,流动性较大,布散于体表皮肤、肌肉和孔窍等部位,并能渗入血脉之内,化生为血液的,称为津;质地较浓稠,流动性较小,灌注于骨节、脏腑、脑、髓等组织器官,起濡养和润滑作用

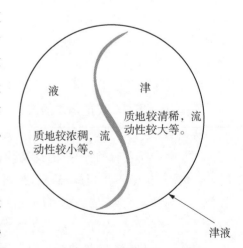

图 2-23 津液的两仪圆图

的,称为液。如《灵枢·决气》说:"腠理发泄,汗出溱溱,是谓津。……谷入气满,淖泽注于骨,骨属屈伸,泄泽,补益脑髓,皮肤润泽,是谓液。"《灵枢·五癃津液别》又说:"津液各走其道,故三焦出气,以温肌肉,充皮肤,为其津;其流而不行者,为液。"如《类经·藏象类》

注曰："津液本为同类,然亦有阴阳之分。盖津者,液之清者也;液者,津之浊者也。津为汗而走腠理,故为阳;液注骨而补脑髓,故属阴。"津所含的营养物质相对偏少,不如液所含的营养物质多。津具有滋润作用,而液具有滋养(或润养、濡养)作用。谢新才等人认为,津可归属于水溶性物质,液可归属于脂溶性物质。津与液虽有区别,但在生理上可相互转化。

(二)两仪图图解精气血津关系

精气血津液之间存在相互转化、相互包含、相互补充、相互依存、相互为用和相互制约的关系,如图 2 - 24 所示。

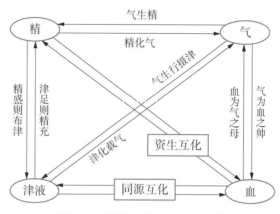

图 2 - 24　精气血津液之间的关系图

1. 精与气的关系

精与气的关系是相互关联的,它们相互依存、相互促进、相互转化、互为所用,共同维持着人体的正常生理功能。

现代中医学认为,细微物质存在着有形与无形的区别,把有形对生命很重要的细微物质称为"精",把无形的对生命很重要的细微物质称为"气"。中医学认为,精为阴,贮藏于脏之中,具有滋养、濡润作用,宜宁谧,秘藏而不宜妄泄。气为阳,运行于全身,具有推动、温煦等作用,宜运行不息而不宜郁滞。

1)精能化气　《素问·阴阳应象大论》云:"精化为气"。精藏于肾,肾精充盛,盛乃能泻,不断地供给五脏六腑,以促进脏腑的生理活动。五脏六腑的功能正常,则元气方能化生不已。精足则气旺,精亏则气衰。精化气,是从有形到无形。

2)气能生精　气能生精(气化生精),气的运动不息能促进精的化生。肾精以先天之精为基础,赖后天的水谷之精的不断充养才能得以充盛。只有脏腑之气充足,尤其是脾胃之气充足,升降协调,功能正常,才能运化吸收饮食水谷之精,使脏腑之精充盈,流注于肾而藏之。故精的生成依赖于脾胃之气的充足和升降协调,气充足而升降协调,则生精充足。

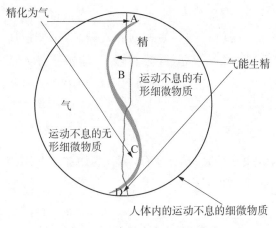

图 2-25　精气关系的两仪圆图

气的推动作用,促进精的运行;气的固摄作用,防止精的无故流失。气的推动和固摄作用协调平衡,则精的输布、运行、施泄正常。

以运动不息的细微物质为圆,无形与有形为两仪,则有如图 2-25 所示的"精气关系的两仪圆图"。图中 A、C 为精化为气,B、D 为气能生精。

2. 精与血的关系

精与血都由水谷精微化生和充养,两者之间又互相资生、互相转化,都具有濡养和化神等作用。精与血的这种化源相同而又相互资生的关系称为"精血同源"。因为肾藏精,肝藏血,精能生血,血可化精,精血互生,也可称为"肝肾同源"。

1) 精可化血　精是化生血液的基本物质之一。脾运化吸收的水谷之精,其中的精粹部分化为营气,清稀部分化为津液,营气与津液入脉中,化生为血;肾藏精,精髓为化血之源,肾精在肝肾之气的推动作用下,入肝而化为血。先、后天之精充足,脏腑之精充盛,则全身血液充盈。由于肾为藏精之脏,故肾精化血的意义更为重要。

2) 血以养精　血液以水谷精微为主要生成来源,肾精赖水谷之精不断充养。血液充养脏腑可化生脏腑之精,以不断补充和滋养肾之所藏,使肾精充实。在肾精的生成与转输过程中,血液是其重要的环节。故血液充盈则精足,血液虚少则精亏。

3. 精与津液的关系

精与津液的关系,主要是指水谷之精与津液而言。水谷之精与津液同源于水谷,生成于脾胃。水谷经脾胃的消化吸收而生成水谷精微,其中既有水谷之精,又有津液在内,两者是同生同化的,故称"精津同源互化"。精盛则布津,津足则精盈。

4. 气与血的关系

气与血是人体内的两大类基本物质,在人体生命活动中占有很重要的地位,如《素问·调经论》说:"人之所有者,血与气耳。"

气属阳,无形的气,有推动等作用;血属阴,有形的液体,有濡养等作用。故《难经·二十二难》说:"气主煦之,血主濡之。"血与气,一阴一阳,相互维系,气血平和,保证人体生命活动的正常进行。以运动不息的物质为圆,以无形和有形为两仪,则有如图 2-26 所示的"气血属性的两仪圆图"。

气与血之间的关系,概括为"气为血之帅,血为气之母"。

1) 气为血之帅　气为血之帅,包含气能生血、气能行血、气能摄血三个方面。气能生血,指血液的化生离不开气的运动变化。气能行血指气具有推动和调控血液在脉管中运行的作用。如《血证论·阴阳水火气血论》云："运血者,即是气。"一是气可以直接推动血行,血液的运行主要依赖于心气、肺气的推动和调控,以及肝气的疏泄调畅。因此,气充盛,气机调畅,血液方能正常运行。反之,气亏少,则无力推动血行,或气机郁滞不通则不能推动血行,都能够产生血瘀。二是气的温煦作用能够促进血液的运行。若气虚无力行血,或气滞血行不利,均可导致血行迟缓,甚至形成瘀血;气机逆乱,血行亦随气的升降出入异常而逆乱,从而出现血随气升。故临床治疗血行失常时常加用补气、行

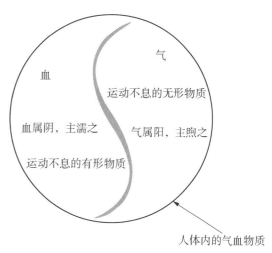

图 2-26　气血属性的两仪圆图

气、降气等药物。气的摄血作用主要体现在脾气统血的生理功能之中。脾气充足,就能发挥统摄作用,控制血液在脉中正常运行,使血液发挥其濡养功能。

2) 血为气之母　包含血能养气,血能载气。血能养气是指血循环流布于周身,能够不断地为各脏腑组织之气提供营养物质,保持充足旺盛的状态,从而维持正常的生理活动。因此,血足则气旺,血少则气衰。血是气的载体,气依附于血中,依赖血之运载作用而布达全身,又称为"血能藏气""血能寓气"。由于气的活力很强,运行疾速,易于弥散,所以无形之气必须依附于有形之血而存在于体内,才能正常地流通。如《血证论·吐血》云:"血为气之守。"

5. 气与津液的关系

气与津液相对而言,气属阳,无形而动;津液属阴,有形有质。津液的生成、输布和排泄有赖于气的推动、固摄以及脏腑的升降出入运动,而气在体内的存在及运动变化也离不开津液的滋润和运载。它们的关系概括为:气能生津、气能行津、气能摄津、津能化气、津液载气。二者相互依存,相互影响,共同维持人体的正常生理功能。

津液代谢是一个复杂的生理过程,必须由多个脏腑的相互协调才能维持正常,如肺气的宣发和肃降、脾气的运化转输、肾气的蒸化、三焦的通调及肝气的疏泄都参与其中,其核心是气对津液的作用。

1) 气对津液的作用　表现为气能生津、气能行津和气能摄津三个方面。

(1) 气能生津。气的气化作用能激发和促进津液的生成。饮食化生津液,并输布全身,都是脾胃、肺、小肠、大肠等脏腑功能作用的结果,其中,尤以脾胃之气最为重要。因此,津液的生成离不开气化作用。

(2) 气能行津。气具有推动津液的输布和排泄作用。津液的输布和排泄,离不开气的推动和气化作用。津液的输布,依赖肺、脾、肾、肝及三焦等脏腑之气的功能,将津液布散于全身各脏腑组织,发挥濡养、滋润作用。多余的代谢产物,通过肺、肾等脏的气化作用转化

为汗液、尿液等排出体外,以保持人体水液代谢的平衡。

(3) 气能摄津。气具有固摄津液排泄,防止其无故流失的作用。气对津液的固摄是通过各脏腑之气的固摄作用实现的,如肺卫之气对汗液的调控收摄;肾与膀胱之气对尿液形成和排泄的调节约束;脾气和肾气对涎、唾、肠液的收摄,肝气对泪液的收摄等。体内的津液在气的固摄作用下,维持着津液量的相对恒定。

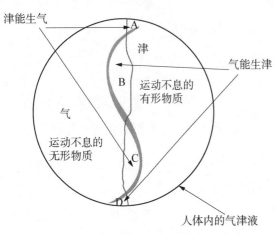

图 2-27 气与津液关系的两仪圆图

2) 津液对气的作用 表现为津能化气、津能载气两个方面。

(1) 津能化气。气的化生及其功能发挥均离不开津液的滋养。津液由脾胃运化的水谷精微所化,在输布过程中受到各脏腑阳气的蒸腾温化,可化生为气,以敷布于脏腑、组织、形体、官窍,促进正常的生理活动。因此,津足则气旺。

(2) 津液载气。津液是气的载体,气必须依附于有形的津液,依赖津液的运载作用存在于体内,才能正常运行并流布全身。此外,津液输布正常,则气机调畅。

以人体内运动不息的物质为圆,以无形和有形为两仪,则有如图 2-27 所示的"气与津液关系的两仪圆图"。图中 A、C 为津能生气,B、D 为气能生津。

6. 血与津液的关系

血与津液均为液态营养物质,都由饮食水谷精微所化生,它们同具滋润濡养作用。血与津液在运行输布过程中,相辅相成、相互交会、相互资生、相互转化。津可入血,血可成津,称为"津血互生"。脉中脉外,有进有出,有合有分,是津血互生的生理基础。

以人体内运动不息的液体(血、津液)为圆,以脉外和脉内为两仪,则有如图 2-28 所示的"血与津液关系的两仪圆图"。图中 A、C 为津能生血,B、D 为血可化津。

(1) 津能生血。津液进入脉中与营气结合,便化生为血液。津液是血的重要组成部分,饮食水谷经脾胃的运化生成津液后,在心、肺作用下,进入脉中,与营气相合,变化为血。如《灵枢·决气》云:"中焦受气取汁,变化而赤,是谓血。"布散于肌肉、腠理等处的津液,也可不断地渗入孙络,进入脉中而成为血,以补充血液。

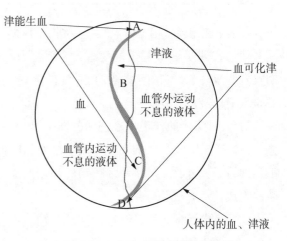

图 2-28 血与津液关系的两仪圆图

如《灵枢·痈疽》云："中焦出气如露,上注溪谷,而渗孙脉,津液和调,变化而赤为血。"

（2）血可化津。血由津液和营气组成,血液中的津液与营气分离而渗出脉外,便化为津液。血液行于脉中,当机体需要时,渗出脉外便化为津液,可濡润脏腑组织和官窍,也可以弥补脉外津液的不足,有利于津液的输布代谢。

血的正常运行,除了依赖气的推动,还需要津液的运载。清朝周学海在《读医随笔》中说："血犹舟也,津液水也,水津充沛,舟才能行。"

四、两仪圆图解经络学说

中医学认为,经络是构成人体的重要组织结构,是人体特有的联络系统。它将人体各个脏腑组织器官连接成统一的有机整体,通过运行气血、感应传导、调节平衡,维持人体正常的生理活动。《灵枢·经脉》云："经脉者,所以能决生死,处百病,调虚实,不可不通。"

"经络"一词,最早见于《黄帝内经》,如《素问·邪气脏腑病形》云："阴之与阳也,异名同类,上下相会,经络之相贯,如环无端。"

经络是经脉和络脉的总称,经脉和络脉是区别的。经脉,犹如途径,有路径之意,即主要通道的意思,是经络系统的主干,其特点是纵行分布,位置较深。经脉主要有正经、奇经和经别三大类。络脉,犹如网络,是经脉的分支,其特点是纵横交错,遍布全身,循行路径多无规律性。络脉主要有别络、浮络和孙络三大类。《灵枢·脉度》说："经脉为里,支而横者为络,络之别者为孙。"《灵枢·经脉》云："经脉十二者,伏行分肉之间,深而不见;其常见者,足太阴过于外踝之上,无所隐故也。诸脉之浮而常见者,皆络脉也。"

以经络系统为圆,以经脉和络脉为两仪,那就有如图 2-29 所说的"经络系统的两仪圆图"。连属部分处在图中的 S 曲线上,分外连和内属两大类,外连十二经筋和十二皮部,内属五脏六腑。

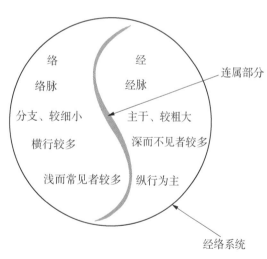

图 2-29　经络系统的两仪圆图

五、两仪圆图解体质学说

中医学认为,体质是禀受于先天,获得于后天。在生长发育和衰老过程中所形成的与自然、社会环境相适应的个体特征。包括形态结构、生理功能和心理特征。体质在生理上表现为功能、代谢及对外界刺激反应等方面的个体差异,影响着人对自然环境、社会环境的适应能力和对疾病的抵抗能力;在病理上表现为对某些病因和疾病的易感性,以及产生病变的类型与疾病传变转归中的某种倾向性等,影响着某些疾病的证候类型和个体对治疗措施的反应。

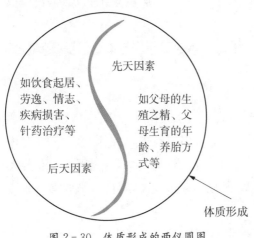

图 2-30　体质形成的两仪圆图

体质的形成主要体现在先天因素和后天因素两个方面。以体质形成为圆,以先天因素和后天因素为两仪,则就有如图 2-30 所示的"体质形成的两仪圆图"。先天因素,也称先天禀赋,是体质形成的基础,是人体体质强弱的前提条件,决定着体质的相对稳定性与特异性。体质形成的先天因素主要与父母的生殖之精、血缘关系、生育年龄、养胎方式等因素有关。先天因素为体质的发展提供了前提,而体质强弱又有赖于后天因素。后天因素是人出生之后赖以生存的各种因素的总和。后天因素包括饮食起居、劳逸、情志、疾病损害、针药治疗等,这些因素可以影响体质的形成。如饮食充足,营养较好,体质较好;饮食不足,营养较差,体质偏弱。

脏腑气血、阴阳及其功能的差异和经络气血的偏颇,导致了个体之间在生命活动中表现形式的某种倾向性和属性上偏阴偏阳的差异性,从而决定了人类体质的多样性。着眼于整体生理功能的强弱,运用阴阳的分类方法对体质进行分类,是体质分类的基本方法。理想的体质应是阴阳平和质,但人是开放的生命系统,与天地感应,阴阳是运动不息的,所以人会存在偏阳或偏阴的状态,只要不超过人体的调节和适应力,偏阴或偏阳质也是属于正常的状态。以体质为圆,以偏阳体质、偏阴体质为两仪,则有如图 2-31

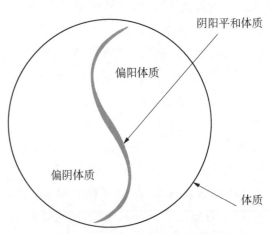

图 2-31　体质阴阳分类的两仪圆图

所示的"体质阴阳分类的两仪圆图",也称"体质三分法的两仪圆图"。

1. 阴阳平和质

处在"体质阴阳分类的两仪圆图"中的 S 曲线上,是阴阳协调的、最理想的体质类型。阴阳平和质人群的体质特征是身体强壮,胖瘦适度;面色与肤色虽有五色之偏,但明润含蓄;食量适中,二便通调;舌红润,脉和缓有神;夜寐安和,精力充沛,目光有神,反应灵活,思维敏捷;自身调节和对外适应能力强。他(她)们不易感受外邪,很少生病,即使患病,多为表证、实证,且易于治愈,康复亦快,有时可不药而愈。如果后天调养得宜,无暴力外伤及不良生活习惯,此类人群体质不易改变,多长寿。

2. 偏阳体质

指具有亢奋、偏热、多动等特性的体质类型。偏阳质人群的体质特征是形体适中或偏瘦,但较结实;面色多略偏红或微苍黑,或呈油性皮肤;性格外向,喜动好强,易急躁;食量较大,消化吸收功能健旺;大便易干燥,小便易黄赤;平时畏热喜冷,或体温略偏高,动则易出汗,喜冷饮;唇、舌偏红,苔薄易黄,脉多滑数;精力旺盛,动作敏捷,反应灵敏。他(她)们对风、暑、热等阳邪的易感性较强,受邪发病后多表现为热证、实证,并易化燥伤阴;皮肤易生疮疡;内伤杂病多见火旺、阳亢或兼阴虚之证;容易发生眩晕、头痛、心悸、失眠及出血等病症。

3. 偏阴体质

指具有抑制、偏寒、喜静等特征的体质类型。偏阴质人群的体质特征是形体适中或偏胖,但较弱,容易疲劳,面色偏白而欠华;性格内向,喜静易惊;食量较小,消化吸收功能一般;平时畏寒喜热,或体温偏低;精力偏弱,动作迟缓,反应较慢。他(她)们对寒、湿等阴邪的易感性较强,受邪发病后多表现为寒证、虚证,表证易传里或直中内脏,冬天易生冻疮,内伤杂病多见阴盛、阳虚之证,容易发生湿滞、水肿、痰饮、瘀血等病证。

六、两仪圆图解病因学说

中医的病因学说,是以整体观念为指导思想,研究各种致病因素的概念、性质、致病途径、致病特点及其所致临床表现的理论。病因即是导致疾病发生的原因,又称"病源""病原""病邪"等。古人对病因,有二分法,也有三分法。本书用两仪圆思维解读病因的三分法。东汉张仲景将病因按其传变的三个途径分为三类,他在《金匮要略》中说:"千般疢难,不越三条:一者,经络受邪入脏腑,为内所因也;二者,四肢九窍,血脉相传,壅塞不通,为外皮肤所中也;三者,房室、金刃、虫兽所伤。"东晋葛洪认为病因有三,他在《肘后方备急方·三因论》中说:"一为内疾,二为外发,三为他犯。"南北朝的陶弘景也秉承葛洪的"三因论"。

南宋医学家陈言创作了《三因极一病证方论》(简称《三因方》),在书中他将病因归为三类,把六淫致病归于外因,七情致病归于内因,不能归入内外病因的一律归于不内外因。他说:"六淫,天之常气,冒之则先自经络流入,内合于脏腑,为外所因;七情,人之常性,动之则先自脏腑郁发,外形于肢体,为内所因;其如饮食饥饱,叫呼伤气,尽神度量,疲极筋力,阴阳违逆,乃至虎狼毒虫,金疮踒折,疰忤附着,畏压溺等,有悖常理,为不内外因。"用两仪圆思维解读陈言的"三因论",一目了然,如图2-32所示。

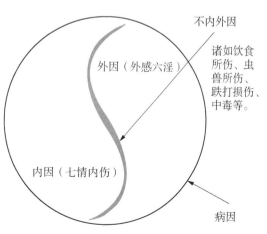

图2-32 陈言"三因论"的两仪圆图

1. 痰饮

现代中医认为,痰饮是人体水液代谢障碍所形成的病理产物。痰饮与水湿,同类而异名,属继发性致病因素,既是病理产物,也是致病因子。一般认为,湿聚为水,积水为饮,饮凝为痰。就性质而言,弥满状态者为湿,质地最清者为水,质地较清稀者为饮,较稠浊者为痰。广义的痰饮泛指由水液代谢失常所形成的病理产物及其病理变化和临床症状,狭义的痰饮是指停聚于肺的痰饮。湿、水、饮、痰皆为津液停聚所生,在发病机理、停聚部位、临床表现等方面也各有特点。但四者难以绝然划分且可以相互转化,故有"痰湿""水饮""痰饮"并称。

(1)痰。痰可分为有形之痰和无形之痰。以痰为圆,以"有形之痰"和"无形之痰"为两仪,则有如图2-33所说的"痰饮的两仪圆图"。

有形之痰是指视之可见、闻之有声、触之可及的实质性的痰浊和水饮,如咳嗽中吐的痰、听得见的喉中痰鸣等,或触之有形的痰核等。无形之痰是指视之不见、触之难及、闻之无声,无一定形质,只能以一类特殊状态和体征作出判断且施以化痰药治疗有效的痰液。如梅核气、痰迷心窍的失眠等,不见其形质,只见其征象,多以苔腻、脉滑为重要临床特征。但无形之痰并不是没有形质的痰,只是说痰停在比较深的脏腑经络内,如停在心、脑等,在外观上看不到而已。通过化痰药治疗,其症状不仅会消失,而且疗效很好。

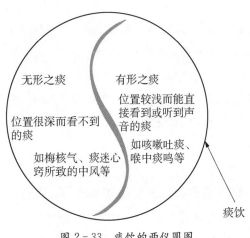

图2-33 痰饮的两仪圆图

（图中文字：无形之痰　有形之痰　位置很深而看不到的痰　位置较浅而能直接看到或听到声音的痰　如梅核气、痰迷心窍所致的中风等　如咳嗽吐痰、喉中痰鸣等　痰饮）

(2)饮。饮多留积于人体脏腑组织的间隙或疏松部位,并因其所停留的部位不同而名称各异。《金匮要略·痰饮咳嗽病脉证治》有"痰饮"(病位肠胃)、"悬饮"(病位胁肋)、"溢饮"(病位四肢)、"支饮"(胸膈)等不同病名之分。

(3)痰饮的形成。痰饮多由外感六淫,或饮食失宜及七情所伤等,使肺、脾、肾及三焦等脏腑气化功能失常,水液代谢障碍,以致水液停滞而成。外感湿邪留滞体内、火热之邪煎灼津液、恣食肥甘厚味致湿浊内生、七情内伤致气郁水停等均可导致痰饮的形成。如脾主运化水液,为制水之脏,若脾虚中阳不振,运化失职,则水湿内生,凝聚生痰;肺主宣发肃降,通调水道,若肺失宣降,通调不利,津液输布失司,则聚水而生痰饮;肾主水,若肾阳不足,蒸化无力,则水液不得气化,停留而成痰饮;肝主疏泄,调畅一身气机,若肝失疏泄,气机郁滞,则津液停积为痰为饮;如三焦为决渎之官,是水液运行的通道,若水道不利,津液失布,亦能聚水生痰。凡对脏腑气化失司,津液代谢有影响的致病因素,均可导致痰饮的生成。津液代谢障碍是痰饮的病理基础。

(4)痰饮的致病特点。阻滞气血运行、影响津液代谢、易于蒙蔽心神和症状复杂而变化多端。金元四大家的朱丹溪认为痰与肿瘤有相关性,他说:"凡人身中有结核不痛不仁,不作脓者,皆痰注也""痰夹瘀血,遂成窠囊"等,他还认为"百病之中多有兼痰者"。其病症可归纳为八大证:咳、喘、悸、眩、呕、满、肿和痛。

2. 瘀血

现代中医学认为,瘀血是指体内血液停积所形成的病理产物,属继发性致病因素。包括因血液运行不畅,停滞于经脉或脏腑组织内的血液及体内瘀积的离经之血。又称"败血""恶血""蓄血""衃血""污血"等。"血瘀"与"瘀血"有所不同,血瘀是指血液运行迟缓、凝聚或停滞的病理状态,属病机学概念;而瘀血是指能进一步产生新的病变的致病因素,属病因学概念。

瘀血有急、缓之分。以瘀血为圆,以急性瘀血和慢性瘀血为两仪,则有如图 2-34 所示的"瘀血的两仪圆图"。一般而言,发病 30 天内的为急性瘀血,如出血性疾病突然出血而致的瘀血、外伤及手术所致的瘀血、暴怒而引发的中风等,起病急骤,瘀血可在短时间内形成。疾病过程达半年以上所形成的瘀血,为慢性瘀血。所谓"久病多瘀",是指慢性疾病,病程久远,常常在某种程度上兼有瘀血,或在疾病过程中,由于脏腑功能失调,影响气血运行而致瘀血形成。

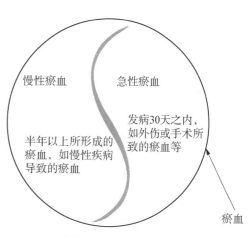

图 2-34　瘀血的两仪圆图

(1)瘀血的形成。主要有两种情形:一是由内外伤或其他原因引起出血,离经之血积存体内而形成瘀血;二是外感六淫、疠气、内伤七情、饮食劳倦、久病年老等所致的人体气滞、气虚、血虚、阴虚、阳虚、津亏、血寒、血热、痰饮等,使血液运行不畅而凝滞产生瘀血。以瘀血的形成为圆,以出血导致的瘀血和非出血导致的瘀血为两仪,则有如图 2-35 所示的"瘀血形成的两仪圆图"。出血导致的瘀血也称为"血离脉道停积体内的瘀血",如因各种外伤,如跌打损伤、金刃所伤、手术创伤等,致使脉管破损而出血,成为离经之血;或其他原因,如脾不统血(气虚不摄血)、肝不藏血而致出血、血热迫血妄行,以及妇女经行不畅、流产等,如果所出之血未能排出体外或及时消散,留积于体内则成瘀血。非出血导致的瘀血也称为"血行不畅导致的瘀血",如气滞致瘀、因虚致瘀、血寒致瘀、血热致瘀和痰浊致瘀等。

(2)瘀血的致病特点。瘀血形成之后,停积体内,不仅失去血液的正常濡养作用,而且可引起新的病变发生。瘀血致病的特点主要表现为易于阻滞气机、影响血脉运行、影响新血生成和病位固定但病症繁多。其中前三种情形可以归纳为"对无形物质的影响和对有形物质的影响"。以瘀血致病特点为圆,以对无形物质的影响和对有形物质的影响为两仪,则就有如图 2-36 所示的"瘀血致病特点的两仪圆图"。

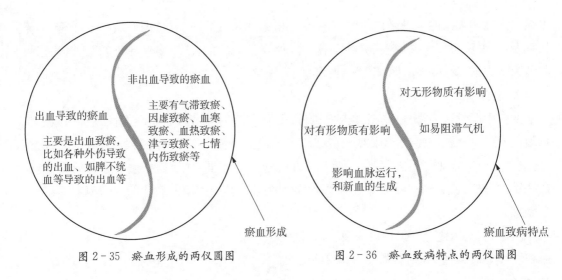

图 2-35 瘀血形成的两仪圆图　　　图 2-36 瘀血致病特点的两仪圆图

对无形物质的影响,主要是指易于阻滞气机。瘀血一旦形成,会影响气机郁滞,血瘀常兼气滞;气机郁滞,可引起局部或全身的血液运行不畅,因而导致血瘀气滞、气滞血瘀的恶性循环。如外伤局部,破损血脉,血出致瘀,可致受伤部位气机郁滞,出现局部青紫、肿胀、疼痛等症。

对有形物质的影响,主要是指影响血脉运行和新血的生成。瘀血为血液运行失常的病理产物,无论瘀滞于脉内、脉外,均可影响心、肝、脉等脏腑组织的功能,导致局部或全身的血液运行失常。如瘀血阻滞于心,导致心脉痹阻,气血运行不畅,可见胸痹心痛;瘀血留滞于肝,可致肝失疏泄,肝脉阻滞,气血运行障碍;瘀血阻滞于经脉,气血运行不利,形体官窍因脉络瘀阻,可见口唇、爪甲青紫,皮肤瘀斑,舌有瘀点、瘀斑,脉涩不畅等。如果瘀血引起脉络损伤,可致血逸脉外,症见出血、血色紫黯有块等。

瘀血阻滞体内,日久不散,就会严重影响气血运行,导致脏腑失于濡养,功能失常,势必影响新血生成。因而有"瘀血不去,新血不生"的说法。《血证论·男女异同论》云:"瘀血不行,则新血断无生理……盖瘀血去则新血易生,新血生而瘀血自去。"故久瘀之人,常可表现出肌肤甲错、毛发不荣等失于濡养的特征。

3. 毒邪

毒邪,简称"毒",是指一切强烈、严重损害机体结构和功能的致病因素,包括毒物、疫毒等。其含义较广,凡恶物皆可称为"毒"。如《素问·五常政大论》云:"夫毒者,皆五行标盛暴烈之气所为也。"如清朝尤怡《金匮要略心典·百合狐惑阴阳毒病脉证治》云:"毒者,邪气蕴蓄不解之谓。"

毒的概念在中医学中应用非常广泛,从病因、病机、病证到药物治疗,都与毒有着密切的联系。毒邪致病,多发病急骤,病势凶险,症状酷烈,传变迅速,病情危笃,易成险证危候,死亡率高。有的毒邪深伏,易成痼疾。如瘀毒致病,每多挟痰,痰瘀凝结,深入于里,影响脏腑,阻滞经络。瘤毒致病,结为癥积,形成痼疾。若毒气蕴积,迁延日久,郁久化毒,则病多缠绵,难以治疗。如瘤毒、脏毒,多病情顽固,终生难愈。疫毒、梅毒,常形成后遗症或胎传性疾病。

毒可分为两大类:外来之毒与内伤之毒。以毒邪为圆,内毒和外毒为两仪,则有如图2-37所示的"毒邪分类的两仪圆图"。

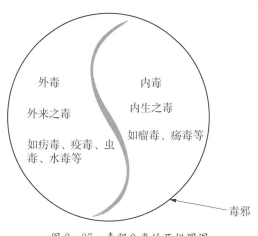

外毒,为外来之毒,由外入侵人体,具有外感性病因的特点。如疠气、药邪、虫兽伤、环境毒邪等。具体来说,主要有:大风苛毒、疠毒、温毒,以及虫毒、水毒、蛊毒、兽毒、漆毒、煤气毒、瘴毒、秽毒等,或为天时不正之"时毒",或因起居接触或外伤感染之"秽毒",或饮食毒物或毒药,或被有毒的虫兽所伤。时毒具有明显的季节性和地域性,如风毒、寒毒、湿毒、暑毒、

图2-37 毒邪分类的两仪圆图

燥毒、热毒、疫毒致病,皆与时令、气候有关。而瘴毒致病,则与地域有关。有的外毒具有传染性,在气候变化异常或恶劣的环境条件下,还会造成疾病流行。若为疫毒致病,常呈暴发性,并具有强烈传染性和广泛流行的特点。

内毒,为内生之毒,或内伤之毒。或因七情内伤,或因病理产物有毒,或因药物代谢产物有毒,或因脏腑功能失调等而产生的对人体有严重毒害的致病因子,具有内伤病邪和病理产物的特点。主要有丹毒、瘤毒、疹毒、疮毒、疡毒、伏毒(邪伏化郁而成毒)、瘀毒(恶血)、胎毒及脏毒等。内生之毒一般无传染性。

七、两仪圆图解发病学说

现代中医发病学说,是研究疾病发生的途径、类型、规律以及影响发病诸因素的基本理论。健康人在中医学中称为"平人",《素问·调经论》曰:"阴阳匀平,以充其形,九候若一,命曰平人。"健康人的机体内环境阴阳相对平衡,各脏腑经络、精气血津液、形与神及机体与外环境协调统一。疾病,是致病因素作用于人体,人体正气与之抗争,机体内环境阴阳平衡遭到破坏,各脏腑经络、精气血津液、形与神以及机体与外环境不能协调统一,出现形质损害、功能失常或心理活动障碍,表现出一系列临床症状和体征的过程。

在机体处于病邪的损害与正气的抗损害的矛盾斗争过程中,若邪气的损害超越了正气的抗损害能力,使机体难以适应环境的剧烈或持久的变化,就会导致疾病发生。在发病过程中,邪气是致病的重要条件,是次要矛盾,但在一定条件下也可转化为主要矛盾。正气不足是导致邪气侵袭而发病的决定性因素,是主要矛盾。如《素问·评热病论》曰:"邪之所凑,其气必虚。"邪气是致病的重要条件,如《素问·百病始生》曰:"此必因虚邪之风,与其身形,两虚相得,乃客其形。"中医发病学的基本原理,既强调正气的主导性,又不忽视邪气的重要性。

正气具有抗御邪气侵袭,及时驱除邪气而防止发病的作用,主要体现在:防邪入侵、驱

邪外出、康复自愈和维护平衡。邪气能够侵袭人体而致病,皆因正气虚损。正气虚,则感邪而发病,或生邪而发病。

邪气,与正气相对,是指一切致病因素。其概念源于《素问·调经论》的"夫邪之生也"。它侵袭人体可导致生理功能失常、造成形质损害、导致康复自愈能力下降和改变体质等。

正邪相搏,也称正邪交争,一般有三种情形:正气胜邪气退(不发病)、邪气胜正气负(发病)、正邪不相上下而相持。

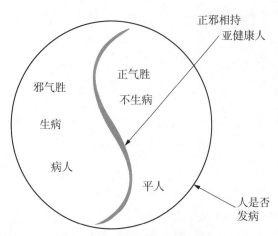

图 2-38　人是否发病的两仪圆图

以是否发病为圆,正气胜和邪气胜为两仪,则就有如图 2-38 所示的"人是否发病的两仪圆图",也称"三种人的两仪圆图"。处在 S 曲线上的人,当代人称为亚健康人。

近年来,许多研究者从微生物及免疫学角度研究中医的发病学说,他们认为:从微生态学的角度来看,人体感染病原微生物后,其是否发病不仅取决于病原体致病性的强弱,还取决于人体的微生态平衡以及免疫功能的状态。他们把人体的免疫功能状态归属为正气,病原微生物归属为"邪气"。正气包括了免疫功能在内的一切抗病能力,免疫系统及其所表达的功能是构成正气的重要因素。邪气则代表一切可导致人体功能紊乱、内外环境失衡的因素。研究者建立相关模型,从细胞分子水平阐释中医发病学说的科学内涵。

在发病机理方面,中医有外内合邪的发病观。《素问·咳论》云:"皮毛者,肺之合也,皮毛先受邪气,邪气以从其合也。其寒饮食入胃,从肺脉上至于肺则肺寒,肺寒则外内合邪,因而客之,则为肺咳。五脏各以其时受病,非其时,各传以与之。"《类经·邪之中人,阴阳有异》亦云:"然必其内有所伤,而后外邪得以入之。"明代张景岳强调内疾是外邪得以侵袭的基础。所谓"外内合邪而发病",是说先有脏腑损伤,内疾产生,再有外邪侵袭,引动内邪而发病。以邪气发病为圆,以内邪和外邪为两仪,则

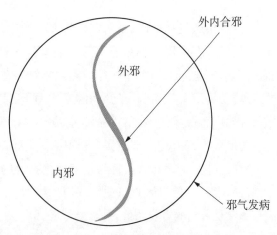

图 2-39　邪气发病的两仪圆图

就有如图 2-39 所示的"邪气发病的两仪圆图"。外内合邪就是处在图中的 S 曲线上的情形。

八、两仪圆图解病机学说

(一）两仪圆图解虚实变化

1. 虚实病机

现代中医学认为,邪正盛衰的变化决定了虚实病机和虚实变化,虚主要是正气衰,实主要是邪气实。

实证是指以邪气亢盛为主要矛盾或矛盾主要方面的病机变化,其特点是邪气较盛,正气未衰,邪正相搏,斗争剧烈,病理反应明显。实证,也可理解为外感邪气过盛或体内有害物质过多。而虚证是指以正气虚损为主要矛盾或矛盾主要方面的病机变化,其特点是正气较虚而抗邪无力,或者邪气已退而正气也衰。邪正相争不剧烈,病理反应不明显。

随着邪正盛衰的病理变化,机体会表现出相应的或虚或实或虚实兼见的病理状态。以虚实病机为圆,虚、实为两仪,则有如图2-40所示的"虚实病机的两仪圆图"。虚实兼见是指邪盛和正虚同时并存的病机变化。

2. 虚证形成原因

正虚是指正气虚而邪气不甚明显的一类病理反应。主要表现为机体的精、气、血、津液亏少和功能衰弱,脏腑、经络等组织器官及其生理功能减弱,抗病能力低下,从而表现出机体正气对致病邪气的斗争,难以出现较剧烈的病理反应。其病机特点常可概括为"正虚邪未盛"。

虚证的形成,有两个基本的原因:一是因为先天亏虚,多源于禀赋不足或后天失调,为素体虚弱,纯虚而无邪。二是因为后天亏虚,见于疾病的后期或慢性疾病,正气大伤,正不抵邪,其病理反应低下,出现衰退、虚弱的证候。如因大病、久病而精气不足,或因大汗、吐利、大出血等耗伤气血津液,均会导致正气虚弱;更有因为邪气的损伤与破坏致使人之气化衰减,精、气、血、津液等精微物质生化不足而虚者。以虚证形成原因为圆,以先天亏虚和后天亏虚为两仪,那就有如图2-41所示的"虚证形成原因的两仪圆图"。那些既有

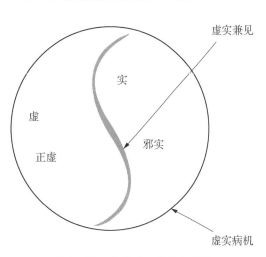

图2-40 虚实病机的两仪圆图

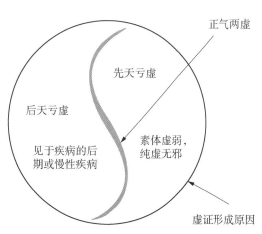

图2-41 虚证形成原因的两仪圆图

先天亏虚,也有后天亏虚的人,处在图中的 S 曲线上,俗称"正气两虚"。

3. 虚实病机转化

随着正邪盛衰的病理变化,相应地表现出虚、实两种不同的病理状态,即出现虚实两种病机。虚病机是指以正气虚损为矛盾主要方面的一种病理反应,实病机是指以邪气盛足为矛盾主要方面的一种病理反应。虚病机带来的证候,称为"虚证";实病机带来的证候,称为"实证"。

虚实转化是虚实变化的三大病机之一,是指疾病过程中邪正双方力量的对比经常发生变化,从而产生由实转虚或因虚致实的病理变化。其虚实的判定主要是根据在疾病过程中邪盛与正衰所处的矛盾主次地位。

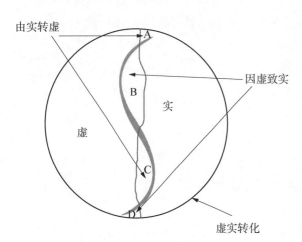

图 2-42 虚实病机转化的两仪圆图

以虚实病机转化为圆,以虚和实为两仪,S 曲线为正邪相争后期的平衡性。图 2-42 中的 A 和 C 就是由实转虚的情形,B 和 D 就是因虚致实的情形。

由实转虚是指疾病在发展过程中,邪气亢盛,正气不衰,由于误治、失治,病情迁延,虽然邪气渐去,但是人的正气已受到损伤,因而疾病的病理变化由实性病变转为虚性病变的过程。如表寒证或表热证等外感性疾患,疾病初期多属于实,由于治疗不及时、治疗不当或护理失宜,或年高体弱致抗病能力较差,从而病情迁延不愈,正气日损,可逐渐形成形体消瘦、神疲乏力、面色无华、纳呆食少等肺脾功能衰弱之象,此为由实转虚。

因虚致实是指由于正气本虚,脏腑生理功能低下,无力驱邪外出,或导致气、血、津液等不能正常运行,从而产生气滞、血瘀、痰饮、水湿等实邪停留体内的病理表现。此时,虽邪实明显,但正气亦衰,故称"因虚致实"。如肾阳虚衰,不能蒸腾气化,而形成的阳虚水停之候,既有肾脏温化功能减退的虚象,又有水液停留于体内的一派邪实之象。这种水湿泛滥,乃由肾阳不足、气化失常所致。实际上,因虚致实是正气不足、邪气亢盛的一种虚实错杂的病理变化。虚性病理变化仍在,又复增邪实,形成虚实并存的病机变化,多为本虚标实。

(二) 两仪圆图解阴阳失调

1. 阴阳寒热

一般来说,邪正盛衰是解释虚实性病证的机理,而阴阳失调是说明寒热性病证的病机。两者在阐释疾病的发生发展及转归机理时,是联合应用、相互补充的。中医认为,在阴阳失调病机下,寒有两种,热也有两种。寒有阳虚则寒与阴胜则寒,热有阴虚则热与阳胜则热。

但它们不仅在病机上有区别,而且在临床表现方面也有不同。

(1)寒病理。阳虚则寒,是阳偏衰而引起的虚性病机,其特点是阳气不足,阳不制阴,阴气相对亢盛,以虚象、寒象为特点,属于虚寒证。阴盛则寒,是指阴偏胜而引起的实性病机,其特点是阴盛而阳未虚,是以寒、静、湿为特点,属于实寒证,虚象不明显。以寒的病理为圆,以阳虚则寒和阴胜则寒为两仪,则有如图 2-43 所示的"寒病理的两仪圆图"。

(2)热病理。阴虚则热与阳胜则热,它们的病机不同,其临床表现也有所区别:前者是虚而有热,属于虚热证;后者是以热、动、燥为特点,虚象并不明显,属于实热证。《素问·调经论》云:"阴虚生内热,阳盛生外热。"以热的病理为圆,以阴虚则热和阳胜则热为两仪,则有如图 2-44 所示的"热病理的两仪圆图"。

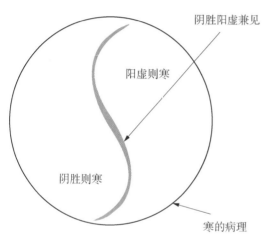

图 2-43 寒病理的两仪圆图   图 2-44 热病理的两仪圆图

2. 阴阳互损

阴阳互损,是指在阴或阳任何一方虚损的前提下,病变发展影响到相对的一方,形成阴阳两虚的病理变化。其病机是建立在阴阳互根互用的基础上的。以阴阳互损为圆,以阴损及阳和阳损及阴为两仪,则有如图 2-45 所示的"阴阳互损的两仪圆图"。

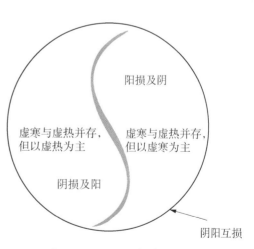

图 2-45 阴阳互损的两仪圆图

(1)阴损及阳。指由于阴液亏损,累及阳气,使阳气生化不足或无所依附而耗散,从而在阴虚的基础上又导致了阳虚,形成以阴虚为主的阴阳两虚的病理变化。其主要病机特点是虚寒与虚热并存,但以虚热为主。阴损及阳的病机关键在于阴虚,但最终会转化为阴损及阳的阴阳两虚证候。《理虚元鉴》指出:"阴虚之久者阳亦虚,终是阴虚为本。"

一般而言,"无阴则阳无以生",精、血、津液的亏少,则阳气生化的物质不足,待发展到一定的程度,则势必出现阳虚的表现,即为阴损及阳,最终可发展成阴阳两虚证候。如临床常见的遗精、盗汗、失血等慢性消耗性疾病,严重耗伤了人体阴精,因而导致化生阳气的物质严重不足,从而出现畏寒肢冷、自汗频频、下利清谷等阳虚之候。

(2)阳损及阴。指由于阳气虚损,无阳则阴无以生,累及阴液的生化不足,从而在阳虚的基础上又导致了阴虚,形成以阳虚为主的阴阳两虚的病理变化。其主要病机特点是虚寒与虚热并存,但以虚寒为主。阳气不足,则脏腑气化功能衰退,从而引发精、血、津液等物质的不足,而物质的缺乏,则更能进一步导致气化功能的低下,如此恶性辗转交亏,其结果势必导致肾阳、肾阴同虚。如临床常见的肾阳虚水肿证先有畏寒肢冷、腰酸而凉、少气乏力、溲清便溏等阳虚表现,继而出现形体日益消瘦、烦躁升火、甚则癥瘕等阴虚症状。

阴损及阳和阳损及阴,都是在阴偏衰或阳偏衰发展到较为严重的程度时所出现的。由于肾阴为全身阴液之本,肾阳为全身阳气之根。肾阴虚到一定程度,会累及肾阳,发展为阴阳两虚,称作"阴损及阳";肾阳虚到一定程度,也会累及肾阴,发展为阴阳两虚,称作"阳损及阴"。故阳损及阴、阴损及阳,最终以肾阳、肾阴亏虚或肾中精气亏损为主要病变。

3. 阴阳格拒

指阴或阳的一方偏盛至极而壅盛阻遏于内,格拒另一方于外;或一方极度虚弱而导致另一方相对亢盛、雄踞于内,将衰弱的一方排斥于外,阴阳之间不相维系,从而导致真寒假热或真热假寒的病理状态。简单地说,阴阳格拒,是指阴盛至极或者阳盛至极而壅遏于内,使得阴阳二气相互阻隔不通的病理变化。阴阳盛衰至极是阴阳格拒的本质,阴阳失交是阴阳格拒的结果。阴阳格拒是阴阳失调的一种特殊状态,包括阴盛格阳和阳盛格阴两方面,病情一般较为严重。以阴阳格拒为圆,以阴盛格阳和阳盛格阴为两仪,则有如图2-46所示的"阴阳格拒的两仪圆图"。

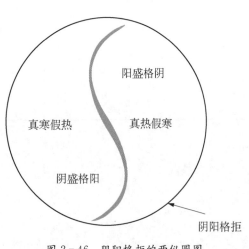

图2-46　阴阳格拒的两仪圆图

(1)阴盛格阳。指阳虚阴盛,虚阳浮越,真寒假热的病理状态。阳气极度衰竭,阳不制阴,阴寒相对亢盛于内,逼迫衰极之阳浮越于外。其病机本质是虚寒之重证,但由于阴盛太过而格阳于外(或格阳于上),或谓虚阳浮越于外,遂表现出一些假热之象。多见于虚寒性病变发展至严重阶段,这个时候的患者除了四肢厥逆、下利清谷和脉微欲绝等症状外,还有身反不恶寒(但欲盖衣被)、面颊泛红等热盛之证。

如阳气衰极、虚寒极盛的患者,原本表现为面色苍白、四肢逆冷、精神萎靡、畏寒蜷卧、脉微欲绝等症;在病情加重的情况下,却可出现面红如妆、烦热不宁、食欲增进、脉大无根等假热之象,常被喻为"回光返照""残灯复明"。临床上还有一种阴阳上下格拒的戴阳证,系指下元虚寒,真阳浮越于上之病理状态。戴阳证多见下真寒上假热之象,如腰膝酸冷、面赤如妆等,是阴寒内盛格阳于头面所致。

（2）阳盛格阴。指邪热炽盛,深伏于里,阳热被郁不能通达四肢,阴阳之气不相交通,相互格拒而表现出真热假寒的病理状态。阳气偏盛至极,深伏于里,热盛于内,排斥阴气于外。究其病机本质是邪热亢盛于里的实热证,但由于格阴于外(实际是阳气被遏,不能外达),却可出现某些假寒之象。多见于外感热病病情发展的极期阶段。这个时候患者既有心胸烦热、胸腹扪之灼热、口干舌燥、舌红等热证,也有四肢厥冷、脉沉伏的寒证。

如某些外感热病的极盛阶段,原本表现为壮热不退、烦躁不宁、呼吸气促、口渴引饮、舌红苔黄、脉数有力等症,在病情愈加严重的情况下,反见面色苍白、四肢厥冷、脉象沉伏等"热极似寒"之象。而且内热愈盛,肢冷愈重,即所谓"热深厥亦深"。《医宗金鉴·伤寒心法要诀》指出:"阳气太盛,不得相荣也,不相荣者,不相入也,既不相入,则格阴于外,故曰阳盛格阴也。"

4. 阴阳转化

阴阳转化是阴阳失调病机中的一种类型。在疾病发展过程中,阴阳相互转化,称为"阴阳转化"。包括由阳转阴、由阴转阳两种情形。

阴阳转化可用"阴阳转化的两仪圆图"来阐述,图2-47中A、C就是由阳转阴的情形,B、D就是由阴转阳的情形。

（1）由阳转阴。指疾病初期的本质是阳偏盛,随着疾病的发展,由于某些原因,阳盛向阴的方向转化。如某些急性外感性疾病,初期可见高热、口渴、胸痛、咳嗽、舌红、苔黄等热邪亢盛的阳证,由于治疗不当或邪毒太盛等原因,突然出现体温下降、四肢厥逆、冷汗淋漓、脉微欲绝等阴寒危象。此时,疾病的本质由阳转化为阴,疾病的性质也就由热转化为寒。即为阳证转化为阴证。

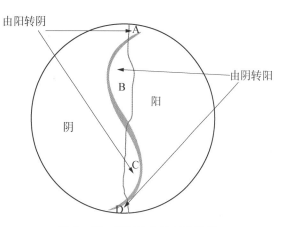

图 2-47　阴阳转化的两仪圆图

（2）由阴转阳。指疾病初期的本质是阴偏盛,随着疾病的发展,由于某些原因,阴盛向阳的方向转化。比如外感受寒湿之邪,出现恶寒、头身酸痛、流清涕、鼻塞、脉浮紧等阴证,当失治、误治或因体质偏于阳热,邪从热化,出现高热、咽痛、黄涕、咳吐黄痰、脉洪数等阳证,此为阴证转化为阳证。

阴证和阳证之间的相互转化是有一定条件的,其内在原因在于侵害人体的邪气(阳邪与阴邪)与人体正气(阳气与阴气)的斗争及双方的进退变化,而治疗的正确与否则往往是促使转化的外部条件。一般而言,阴证转阳证多为顺,阳证转阴证多为逆。

(三) 两仪圆图解气机失调

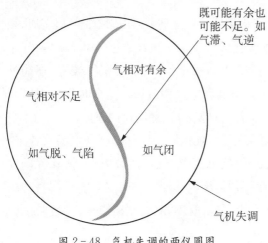

图 2-48 气机失调的两仪圆图

气机失调是指气的运动阻滞或者升降出入失常。升降出入,是气基本的运动形式。气的升降出入运动,推动和调节着脏腑经络的功能活动和精气血津液的贮藏、运行、输布和代谢,维系着机体各种生理机能的协调。气的升降出入失常,则能影响脏腑经络及精气血津液等各种功能的协调平衡,病变涉及脏腑经络、形体官窍等各个方面。气机失调包括气陷、气脱、气闭、气滞和气逆等五种情形,气逆和气陷属于气的升降失常,气闭与气脱属于气的出入失常。如果以气机失调为圆,气相对有余和气相对不足为两仪,那么就有如图 2-48 所示的"气机失调的两仪圆图"。气陷和气脱属于气相对不足,气闭属于气相对有余的情形;气滞和气逆属于既有可能有余也有可能不足的情形,处在图中的 S 曲线上。

(1) 气陷。指气的上升不足或下降太过的一种病理变化。多由气虚病变发展而来。有上气不足和中气下陷两种情形。上气不足,是指气不上荣而头目失养的病变。由于脾气虚损,升清之力不足,无力将水谷精微上输于头目,致使头目失养,常见头晕、目眩、耳鸣等症状。如《灵枢·口问》云:"上气不足,脑为之不满,耳为之苦鸣,头为之苦倾,目为之眩。"脾为气血生化之源,脾宜升则健,脾气虚易导致气陷,常称"中气下陷"。主要是由于素体虚弱,或病久耗伤,或劳伤过度,或泄泻日久,致脾气虚损,清阳不升,升举无力,无力维系内脏,而发生某些内脏位置下移病变,常表现出腰腹坠胀、便意频频,形成胃下垂、肾下垂、子宫下垂、脱肛等。由于气陷是在气虚的基础上形成的,而且与脾气虚损的关系最为密切,故常伴有面色无华、气短乏力、语声低微、脉弱无力等症。

(2) 气脱。气不内守而逸脱于外的一种病理变化。多由于正不敌邪,或慢性疾病过程中正气长期消耗而衰竭,以致气不内守而外脱;或因大出血、大汗等气随血脱或气随津泄而致脱失。由于气大量脱失,全身严重气虚,从而出现功能活动突然衰竭的病理变化,表现为面色苍白、汗出不止、目闭口开、全身瘫软、二便失禁、脉微欲绝或虚大无根等危重征象。气脱有虚脱和暴脱两种情形。精气逐渐消耗,引起脏腑功能极度衰竭者,为虚脱。精气骤然消耗殆尽,引起阴竭阳亡者,为暴脱。如心气虚脱则心神浮越,脉微细欲绝;肝气虚脱则目视昏蒙,四肢微搐;脾气虚脱则肌肉大脱,泄利不止;肺气虚脱则呼吸息高,鼾声如雷;肾气虚脱则诸液滑遗,吸气困难。阴气暴脱则肤皱眶陷,烦躁昏谵;阳气暴脱则冷汗如珠,四肢厥逆等。

(3) 气闭。指气阻于内,不能外达(内阻而不能外达)的病理变化。多由情志刺激,或外邪、痰浊等闭塞气机,使气不得外达而闭塞清窍所致。临床所见,有因触冒秽浊之气所致的闭厥、突然精神刺激所致的气厥、剧烈疼痛所致的痛厥、痰闭气道之痰厥等,其病机都属于气的外达突然严重受阻,而致清窍闭塞,神失所主。因气机闭阻,阳气不能外达,故临床多表现出突然昏厥、不省人事、四肢不温等。若气道不通,肺气闭塞,还可见呼吸困难、面唇青紫等。

(4)气滞。指气的运行不畅甚至郁滞不通的病理变化。气因运动减弱而在局部停滞。原因主要有:情志不畅;或痰湿、食积、瘀血等阻碍气机;或外邪侵犯,抑遏气机;或脏腑功能障碍。这些原因皆可形成局部或全身的气机不畅或郁滞,从而导致某些脏腑、经络的功能障碍。由于肝升肺降、脾升胃降,在调整全身气机中起着极其重要的作用,故气滞多发生在肺、肝、脾胃等脏腑。不同脏腑的气机阻滞,其临床表现各不相同,如肺气壅塞,见胸闷、咳喘;肝郁气滞,见情志不畅、胁肋或少腹胀痛;脾胃气滞,见脘腹胀痛,大便秘结等。气滞的表现虽然有不相同之处,但共同的特点以胀、满、闷、痛为主。气滞多属于邪实为患,但亦有因气虚推动无力而滞者。如脾胃气虚,运化无力,可致中焦气机郁滞。因气虚而滞者,一般在闷、胀、痛方面不如实证明显,而气虚征象相对显著。气有推动血和津液运行的作用,所以气滞则血行不利,津液输布不畅,故气滞甚者可引起血瘀、津停,形成瘀血、痰饮水湿等病理产物。

(5)气逆。指气的上升太过,或下降不及或横行逆乱的一种病理状态。主要有肝气上逆、肺气上逆和胃气上逆等。多由情志所伤,或因饮食不当,或因外邪侵犯,或因痰浊壅阻所致,亦有因虚而气机上逆者。其病变最常见于肺、胃和肝等脏腑。肺以清肃下降为顺,若肺失肃降而上逆,则发为咳逆上气;胃气以降为和,若胃失和降,胃气上逆,发为嗳气、呃逆、恶心、呕吐;肝主升发,若肝气上逆,升发太过,发为头痛头胀、面红目赤、易怒,或为咯血、吐血等症,甚则可致清窍壅遏而昏厥。一般地说,气逆于上,以实为主,但也有因虚而气逆者,如肺虚肃降无力或肾虚不能纳气,可导致肺气上逆;胃虚通降无力而导致胃气上逆等。

(四)两仪圆图解外寒病机

机体外感六淫之寒邪,称为"外寒"。外寒伤人,先伤及浅表肌腠,亦可直中于里,伤及脏腑。因此,其发病常有伤寒和中寒之别。寒邪伤于肌表,郁遏卫阳,称为"伤寒";寒邪直中于里,伤及脏腑阳气,则为"中寒"。外寒侵犯人体,虽然有表里内外、脏腑经络之异,但其病变以寒胜为主。以外寒病机为圆,以伤寒和中寒为两仪,则就有如图 2 - 49 所示的"外寒病机的两仪圆图"。

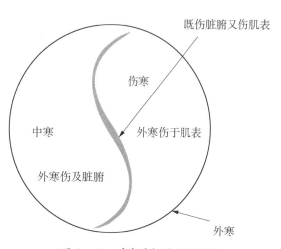

图 2 - 49 外寒病机的两仪圆图

(五) 两仪圆图解内火病机

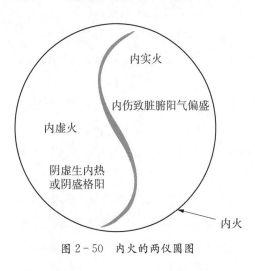

图 2-50 内火的两仪圆图

内火,又称"火热内生",指脏腑阴阳失调而致火热内扰的病机变化。内火的病理不外虚实两端,以内火为圆,实火和虚火为两仪,则就有如图 2-50 所示的"内火的两仪圆图"。

实火者,多源于阳气有余(阳气过盛化火),或因邪郁化火,或因五志化火等。其病势急速,病程较短,多表现为壮热,面赤,口渴喜冷,小便黄赤,大便秘结,舌红,苔黄燥,脉洪数,甚则狂躁、昏迷。路志正认为,五脏六腑均可生实火。

虚火者,多由于精亏血少,阴虚不能制阳,虚阳上亢所致。病势缓慢,病程较长,其临床主要特征为五心烦热、午后颧红、失眠盗汗、口燥咽干、眩晕、耳鸣、舌红少苔、脉细数等。阴盛格阳导致的内火,其临床常见身热而欲得衣被,口渴喜热饮,舌淡,尿清等。路志正认为,阴虚火旺、气血两虚发热、气虚发热的"火"均为虚火。

火热证的共同特点是:热(发热、恶热、喜冷)、赤(面赤、目赤、舌红)、稠(分泌物和排泄物,如痰、涕、白带黏稠)、燥(口渴、咽干、便燥)、动(神情烦躁、脉数)。

(六) 两仪圆图解疾病传变

1. 病位传变

现代中医认为,疾病传变是指病在机体脏腑经络组织中的传移和变化。传是指病变循着一定的趋势传移,变是指病变在某种条件下发生变化,变是传的结果。疾病传变有病位传移和病性转移两种。病位传移有表里传变、脏腑传变(如卫气营血传变、三焦传变)、经络传变(如六经传变)等。

1) 表里传变 也称表里出入、内外传变,是指病变部位的深浅内外变化趋势。它包括表病入里、里病出表,可用如图 2-51 的"表里传变的两仪圆图"来阐述。圆中竖线把病分为里病和表病,在病情发展过程中,里病和表病的变化就会呈现 S 轨迹,图中的 A、C 就是表病入里(病由外至内),而 B、D 就是里病出表(病由内至外)。

表里出入是外感疾病的基本传变形式。表里,简称内外,代表病位层次的浅深;出入,代表疾病演变的趋势。表里是

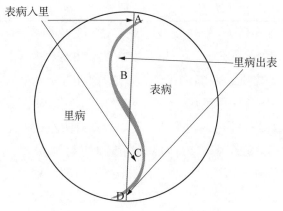

图 2-51 表里传变的两仪圆图

一个内外相对的概念。其所指的病位层次并不是固定的。例如,病在皮肤、毛窍、肉、经络等为外属表,在脏腑、骨髓等组织器官为内属里;倘若以皮毛与经络相对而言,则皮毛属表,经络属里;在经络之中,则三阳经为表,三阴经为里;以脏与腑相对而言,则腑为表,脏为里。人体之间彼此联系,脏腑、经络、肌腠、血脉等皆表里相通,病变可以由表入里,也可以由里出表。

表里传变的发展趋势(表里互传机制)取决于正邪双方力量的对比。一般条件下,表邪入里,多因正气渐损、正不胜邪所致;里邪出表,多为机体正气来复,抗邪有力,最终驱邪外出。表邪入里,病情加重,病机发展为"逆";里邪出表,则病趋好转,病机发展为"顺"。

表邪入里,即表病入里,指外邪侵袭人体,首先客于肌表,产生表证的病机变化和症状,而后内传入里,出现里证的病机变化和症状。多为有规律的依次相传,如《素问·缪刺论》云:"夫邪之客于形也,必先舍于皮毛;留而不去,入舍于孙脉;留而不去,入舍于络脉;留而不去,入舍于经脉;内连五脏,散于肠胃,阴阳俱感,五脏乃伤。此邪之从皮毛而入,极于五脏之次也。"如《素问·痹论》云:"五脏皆有合,病久而不去者,内舍于其合也。故骨痹不已,复感于邪,内舍于肾;筋痹不已,复感于邪,内舍于肝;脉痹不已,复感于邪,内舍于心……"但也有不按层次规律传变的情况,如寒邪直中太阴,还有温病的"逆传心包"等。

表邪入里常见于外感疾病的初期或中期,是疾病向纵深发展的反映。例如,外感风寒失治,郁久化热入里,而致肺热壅盛,出现身热、咳喘等;又如风寒在表,误用清热泻下法,可形成泻利等里证;再如麻疹患者因护理不当,抵抗力低,表邪亦可以入里。此外,某些疾病,如湿温病,常常有邪气内传入里的自然发展趋势。

里病出表,又称"里邪出表",指病邪原本位于脏腑等在里层次,经过适当治疗,在邪正斗争中,邪气由里透达于外的传变过程。在外感病中的里病出表,多为表邪内陷入里后,再度传表。如麻疹内陷以后,因护理得当,治疗正确,使疹子重现而透发;又如伤寒三阴病变转化为三阳病变等,都属于里病出表的病理过程。如《灵枢·邪气脏腑病形》云:"邪入于阴经,则其脏气实,邪气入而不能客,故还之于腑。"

人体表里是相对的,也是多层次的。所以,在表里出入的传变中,可以有介于表里之间的阶段,即半表半里,处在表里传变的 S 曲线上。伤寒的少阳病机、温病的邪伏募原病机,都出现了介于表与里之间的证候,其发展趋势既可达表也可入里,是比较特殊的一类病机。

2) 内外病传变 以内外病传变为圆,以内伤病传变和外感病传变为两仪,则就有如图 2-52 所示的"内外病传变的两仪圆图"。内伤病传变主要有:五脏间传变、六腑间传变、脏

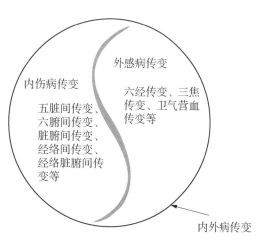

图 2-52 内外病传变的两仪圆图

腑间传变、经络间传变、经络脏腑间传变等。外感病传变的基本形式是前面所述的表里出入,除此之外,还有六经传变、三焦传变和卫气营血传变等。

（1）外感病传变。伤寒多六经传变,温病多卫气营血、三焦传变;而疠气为病,往往不同的疠气有各自特殊的传变规律。但无论是六经传变、卫气营血传变还是三焦传变,其基本形式仍然都是表里浅深层次的传变,只是突出了各自的传变特点。这里探讨六经传变和三焦传变。卫气营血传变在"顺传逆传的两仪圆图"部分探讨。

六经传变:指疾病的病位在六经之间的相对传移。此为感受风寒之邪致病的基本传变形式。六经指三阳、三阴,六经传变实际上是张仲景对伤寒病六个不同发展阶段的病变规律和本质的概括。其传变的基本形式是先三阳后三阴,一般顺太阳、阳明、少阳、太阴、少阴、厥阴的次序传变,说明阳气由盛而衰,疾病由轻到重的发展过程。也有邪气不经三阳经而直入三阴经,称为直中三阴,其中以直中少阴为多见。当正气来复时,病势可由阴转阳地传变,如厥阴转出少阳。

三焦传变:指病变部位循上、中、下三焦而发生传移变化。三焦是人体上、中、下部位的划分,也是诸气与水液上下运行的通路,因而也可作为病位转移的途径。三焦传变,实际上是对温热病三个不同发展阶段的病变规律和本质的概括。

（2）内伤病传变。内伤病的基本病位在脏腑,其传变大致包括五脏之间、六腑之间、脏与腑之间、经络之间、经络脏腑之间的传变等。这里简单介绍六腑间、脏腑间的传变。

六腑之间传变,主要是指六腑之间的传变。如胃、胆、小肠、大肠等腑与腑之间,结构相连接,功能相协助,常常彼此累及。临床常见肠腑传导不利,致胃气不降,甚则上逆;胆失疏泄,致胃与小肠功能失常等。

脏与腑之间的传变主要是指脏腑之间的表里传变。相合脏腑之间,有经脉相联络,气血阴阳相流通,所以病多传变。某一脏或腑的病变,可循经传与相表里的脏或腑,从而发生相表里的脏腑同病。《素问·咳论》云:"五脏之久咳,乃移于六腑。脾咳不已,则胃受之……肺咳不已,则大肠受之。"这里脾胃之间,肺与大肠之间,病气都可以相互移易。如肺与大肠之表里相合,肺气失于肃降,可致大肠腑气不通,故肺病可传至大肠,大肠病又可累及于肺。一般而言,由腑及脏,其病较重,脏病难治;由脏及腑,其病较轻,腑病易治。

3）顺逆传变　顺逆传变,有三种情形:卫气营血传变的顺逆传变、三焦传变的顺逆传变和五脏传变的顺逆传变。

（1）卫气营血传变。指温热病过程中,病变部位在卫、气、营、血四个阶段的传移变化,是温热病邪致病的基本传变形式。卫分是温病的初期阶段,病位在肺卫;气分为温病的中期,病位在胃、肠、脾、肺、胆;病在卫、气两分,属于气的病变,主要表现为人体功能活动发生异常和障碍。营分是温病的严重阶段,病位在心包及心。血分属温病的晚期,病位在肝、肾及心。病在营、血两分,属于血的病变,主要表现为人体津液阴血等营养物质受损。

顺传是指病邪由卫分开始,传气分,再传营分,继而传血分的过程。它反映病邪由表及里,由外而内,由浅入深,病势由轻而重的发展过程。逆传是指病邪入卫分后,不经过气分阶段,而直接进入营分或血分,内陷心包。顺、逆传实际上反映了疾病传变过程中渐进与暴发的不同。当然亦有起病即在气分、营分,或"卫气同病"。更有营分之邪,可因病势向外而转出气分,称为"透营转气"等。

以卫气营血传变为圆,以逆传和顺传为两仪,则就有如图 2-53 所示的"卫气营血传变的逆顺两仪圆图"。温热病邪多自口鼻而入,首先侵犯上焦肺卫。病邪深入,则从上焦传入中焦脾胃,再入下焦肝肾。这是疾病由浅入深,由轻而重的一般发展过程,此为"顺传";倘若病邪从肺卫直接传入心包,则病情较为凶险,此为"逆传"。

(2)三焦传变。三焦传变也有"顺传"和"逆传"之分。温热病邪,多自口鼻而入,首先侵犯上焦肺卫。病邪深入,则从上焦传入中焦脾胃,再入下焦肝肾。疾病由浅入深,由轻而重,称为"顺传";病邪从肺卫直接传入心包,病情凶险立,称为"逆传"。如图 2-54"三焦传变的逆顺两仪圆图"所示。

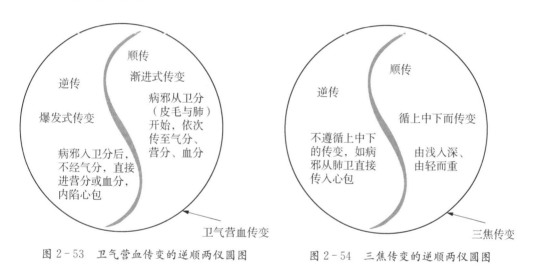

图 2-53 卫气营血传变的逆顺两仪圆图   图 2-54 三焦传变的逆顺两仪圆图

(3)五脏传变。五脏之间传变,经过历代医家长期的观察研究发现,五脏之间生理上互相关联,病理上常常互相影响和互相传变。临床常见如肝病传脾、肺病及肾,又如心与肺、心与脾等。每两脏之间病理传变的情况都不尽相同,在心肺之间,临床常见心血与肺气病变的表现;心脾之间,则多以心血、心神与脾运病变常见。

古代医家认为五脏疾病的传变与五行生克制化规律有密切联系。其传变的一般规律不外相乘、反侮、母病及子、子病及母四个方面,再加上本脏自病,则为五种不同情况。《难经·五十难》云:"病有虚邪,有实邪,有贼邪,有微邪,有正邪……从后来者为虚邪,从前来者为实邪,从所不胜来者为贼邪,从所胜来者为微邪,自病者为正邪。"所谓"后来""前来",就是"生我""我生"的母子传变关系;后来者为生我之母,即母病及子;前来者为我生之子,即子病及母。"所不胜者""所胜者"是"克我""我克"的关系;所不胜为克我者,"所不胜来"即相乘传变;所胜为我克者,"所胜来"即相侮传变。"自病"则为病邪直中本脏,并非由于他

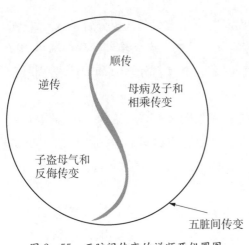

图 2-55　五脏间传变的逆顺两仪圆图

脏传变而来。五脏之间的这种病理传变形式又可分顺传和逆传两种情况。如图 2-55 所示。

顺传包括母病及子和相乘传变。如水能生木,若肾阴不足,导致肝阴不足而肝阳上亢,出现眩晕、眼花、腰膝酸软、头重脚轻之候,即属母病及子,称为"水不涵木"。因肾水能滋养肝木,虽有发展,但邪气挟生气而来,所以病虽进而易退。木能克土,若肝气郁结,横逆犯脾,导致肝脾不调,出现胸闷胁痛、纳呆腹胀等症。木来乘土,属相乘传变,因脏气本已受制,邪气又挟其相制之力而来,贼害必甚,但其病虽甚而易却。

逆传包括子盗母气和反侮传变。如土能生金,在虚损劳瘵病中,久咳不愈,继之出现纳少、便溏、神倦等症。此为肺病及脾,子盗母气。肺主一身之气,脾乃生气之源,脾虚则生化之机日愈,使虚劳趋于难复之境。《内外伤辨惑论》云:"脾胃一虚,肺气先绝",子病及母为逆。土本克水,土虚则水反侮土,则土益虚。五更泄泻谓之"脾肾泄",因肾阳不足,不能温煦脾土,水寒侮土,故下利不已。肾病传脾,水反侮土,叫作辟阴。辟,反克之义。可见反侮相传亦为逆。

五脏相通,移皆有次,脏腑之间,亢则害,承乃制。五脏各自从所生的一脏接受病气的传变,再传给其所胜的一脏;病气留止在母脏,死于所不胜的一脏。每当疾病严重,最后临近死亡时,必先传行到所不胜的一脏而导致死亡。如肝脏接受从心脏传来的病气,又将病气传给脾脏,病气留于肾脏,最后传至肺脏则死。一脏之病可兼传其他四脏,所以每一脏有五种病变。五脏及其传化就会有二十五种病变。

举例来说,肝有病,病传至心,为母病及子;病传至肾,为子病及母;病传至脾,为相乘;病传至肺,为相侮。其他四脏有病,以此类推。这是五脏疾病按生克制化规律传变的一般规律。但是体质有强弱,受邪有轻重,病情有万变,治疗有正误,疾病的传变也有不以次相传者。不能把这种传变规律当作刻板公式,按图索骥,必须全面观察,灵活运用。

2. 病性传变

病性,即病机的性质,它决定了病证的性质。病性转化,是指疾病发展过程中,改变了发病时的原有性质,转化为相反的性质。病性传变主要包括阴阳转化、寒热转化和虚实转化,它们也都可以用两仪圆图来进行阐述。

1) 寒热转化　病性的寒热转化有由寒化热、由热转寒两种。由寒化热是指疾病或病症的性质本来属寒,继而又转变为热性的病理变化。如图 2-56 的"寒热转化的两仪圆图"中的 A 和 C,其最常见的形式是由实寒证转为实热证。临床中的太阳表寒证患者,疾病初起恶寒重,发热轻,脉浮紧,继而转见阳明里热证,而见壮热,不恶寒反恶热,心烦口渴,脉数。临床中的哮喘病,开始不发热,咳嗽,痰稀而白,继则转见发热,咳嗽,胸痛,痰黄而黏稠。

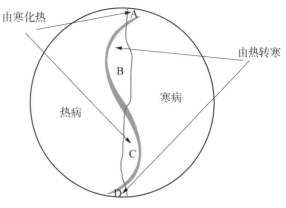

图 2-56　寒热转化的两仪圆图

由热转寒是指疾病或病症的性质本来属热,继而转变成为寒性的病理变化。其最常见的形式是由实热证转为虚寒证。如便血患者,初起则便血鲜红,肛门灼热,口干舌燥,大便秘结或不爽。若日久不愈,血去正伤,阳气虚衰,继则转见血色紫黯或黑,脘腹隐痛,痛喜暖,并见畏寒肢冷,大便溏薄,则表明病性已由热转寒。"寒热转变的两仪圆图"中的 B、D 就是这种情形。

一般来说,由寒化热,是阳长阴消,表示正气来复,阴病出阳,于证为顺,病较易治。由热转寒,是阴长阳消,正不胜邪,阳证转阴,于病为逆,病多难愈。寒热病性转化有其一般规律:阴盛阳虚体质,易从寒化、从湿化;阳盛阴虚体质,则易从热化、从燥化;受邪脏腑经络属阴者,多从阴而化寒、化湿;受邪脏腑经络属阳者,多从阳而化热、化燥;误治伤阳,则从寒化;误治伤阴,则从热化。上述病性转化的发生,有突变,有渐变。外感病的病性转化较为迅速,内伤杂病的病性转化则较为缓慢。

2) 虚实转化　虚实转化,属于病性转化。当邪正双方力量消长变化达到矛盾的主要方面与次要方面互易其位的程度时,虚与实的病机病性也就随之发生了转化,包括由实转虚和因虚致实两种情形。以病性变化为圆,虚证和实证为两仪,如图 2-57 所示。刚开始时,邪正相争,势均力敌,都有输赢。图中 A、C 就是由实转虚,最初是邪气亢盛而正气不衰,由于误治、失治、病情迁延等导致了正气虚衰而引起的虚实错杂的病性病症变化。B、D 就是因虚致实,是正气不足而邪气亢盛引起的虚实错杂的病性病症变化。

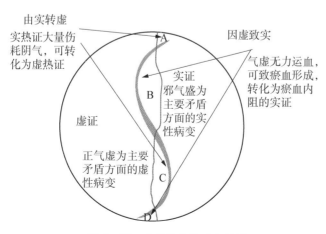

图 2-57　虚实转化的两仪圆图

九、两仪圆图解防治学说

中医防治中,有很多思想和原则,可以用两仪圆图来解读。现重点举例如下。

1. 孙思邈的"三病"观

唐朝孙思邈云:"古人善为医者,上医医未病之病,中医医欲病之病,下医医已病之病。"当代人把这句话翻译为:上等医生重视预防疾病,中等医生医治将要发生的病,下等医生医治已经发生的病。

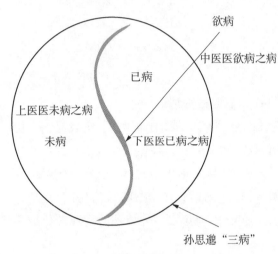

图 2-58 孙思邈"三病"观的两仪圆图

以孙思邈的医学观为圆,以未病和已病为两仪,则就有如图 2-58 所示的"孙思邈'三病'观的两仪圆图"。欲病处在图中的 S 曲线上,欲病之病,实质是人体处于未病与已病之间的一种状态。现代医学把这个状态称为"亚健康"。

欲病预防在先,预防就是要主动适应自然的规律,增强体质,在未病的情况下积极防御,避免发展到欲病状态,避免降低生命质量。预防的位置需大步前移,前置到未病之前,前置到欲病之前。

欲病要救萌。《灵枢·官能》云:"是故上工之取气,乃救其萌芽。"萌芽就是欲病状态,此时,邪气虽侵袭了人体,但扶而未发或者邪正相持。欲病救萌,就是指疾病虽然尚未发生,但已出现了某些征兆,或者疾病处在萌芽状态时,采取有效措施,如针灸推拿等,防微杜渐,从而阻断欲病向已病发展,促进其向健康状态转化。

2. 中医生命疾病观

以中医对生命疾病的观点为圆,养生和治疗为两仪,则就有如图 2-59 所示的"中医生命疾病观的两仪圆图",预防处在图中的 S 曲线上。运用中医理论来研究养生的学问,称为中医养生学;运用中医理论来研究治疗的学问,称为中医治疗学。运用中医理论来研究疾病预防的学问,称为中医预防学。

中医养生学认为养生的目标不仅仅在于防病,而是追求生命健康的高质量和生命寿限的延长,即通过增强体质(增强正

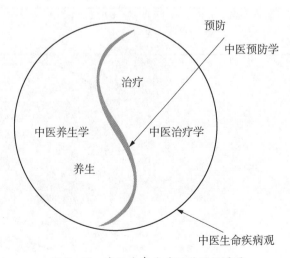

图 2-59 中医生命疾病观的两仪圆图

气)以提高机体对外界环境的适应能力而延年益寿。其基本原则有:因人施养、形神兼养、保精护肾和调养脾胃等。中医预防学,就是"治欲病"或"治未病"的学问,采取一定的措施,防止疾病的发生,让人从亚健康恢复到健康,防止愈后的患者复发生病。愈后防复,也是中医预防的范畴,它是指在疾病初愈、缓解和痊愈时,采取措施从整体上调整阴阳,维持阴阳平衡状态,防止疾病复发及病情反复,尽快恢复到健康状态,不仅仅是亚健康状态。

3. 正治与反治

正治与反治,是指所用药物性质的寒热、补泻功效与疾病的本质、现象之间的从逆关系,如《素问·至真要大论》云:"逆者正治,从者反治。"

(1)正治。指采用与病证性质相反的方药治疗的一种治则。由于采用的方药性质与病证质相逆,如寒证用热药,热证用寒药,故又称为"逆治"。正治适用于表象与本质相一致病证。正治法主要有:寒者热之(以热治寒,以温热治疗寒证)、热者寒之(以寒治热,以寒凉药治疗热证)、虚则补之(以补益药治疗虚证)、实则泻之(以祛邪法治疗实证)。

(2)反治。指治疗用药的性质顺从病证假象而治的一种治则。由于采用的方药性质与病证中假象的性质相同,故又称为"从治"。反治适用于表象与本质不完全一致的病证。究其实质,用药的性质虽然是顺从疾病的假象,但也是逆其病证本质,故仍然是在"治病必求于本"思想指导下针对疾病本质而进行的治疗。常用的反治法主要有:热因热用(即以热治热,适用于阴盛格阳的真寒假热证)、寒因寒用(即以寒治寒,适用于阳盛格阴的真热假寒证)、塞因塞用(即以补开塞,适用于因体质虚弱、脏腑精气功能减退而出现闭塞症状的真虚假实证)、通因通用(即以通治通,适用于因实邪内阻出现通泄症状的真实假虚证)。

正治与反治的相同之处,都是针对疾病本质而治,故同属于治病求本的范畴。其不同之处在于,正治适用于病变本质与其外在表现相一致的病证,而反治则适用于病变本质与临床征象不完全一致的病证。正治是采用与病症性质相反的方药治疗的方法,反治是指顺从病症的外在假象而治的方法。以正治与反治则为圆,反治和正治为两仪,那就可以得到如图 2-60 所示的"正治与反治的两仪圆图"。

正治的两对治则和反治的两对治则,都可以用两仪圆图来阐述,这里以"虚实治则的两仪圆图"为例。如图 2-61 所示,《难经·六十九难》所言的"不虚不实,以经取之"处在图中的 S 曲线上。

虚则补之。虚,是指病证的属性;补,是指治法和方药的性质。虚性病证表现为虚象,采用补益性质的方药进行治疗。具体运用此原则时,应根据气虚、血虚、阴虚、阳虚等不同证候,分别给予补气、补血、补阴、补阳等治法。

实则泻之。实,是指病证的属性;泻,是旨治法和方药的性质。实性病证表现为实象,采用攻泻性质的方药进行治疗。具体运用应分清邪气的性质以及所在的部位,如瘀阻经脉用化瘀通经法,痰热蕴肺用清肺化痰法,里热积滞则用寒下法,宿食壅滞胸脘用涌吐法等。

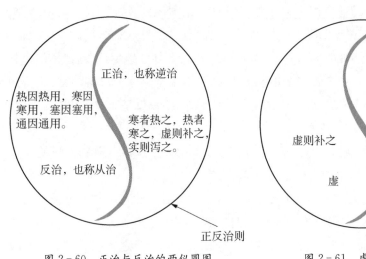

图 2-60　正治与反治的两仪圆图

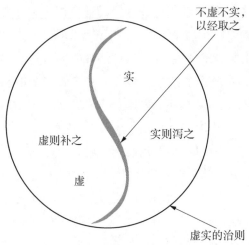

图 2-61　虚实治则的两仪圆图

4. 标本治则

治标与治本,首见于《素问·标本病传论》。标与本的概念是相对的,在中医学中常用来概括病变过程中矛盾的主次先后关系。本是疾病的主要矛盾,标是疾病的次要矛盾。标本会随着疾病发展变化的具体情况而有所不同。就邪正而言,正气为本,邪气为标;就病机与症状而言,病机为本,症状为标;就疾病先后而言,旧病、原发病为本,新病、继发病为标;就病位而言,脏腑精气病为本,肌表经络病为标。

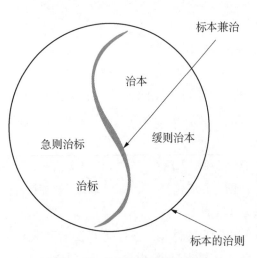

图 2-62　标本治则的两仪圆图

以标本的治则为圆,以治标、治本为两仪,那就有如图 2-62 所示的"标本治则的两仪圆图",标本兼治是圆中的 S 曲线。急则治其标,缓则治其本;先治其标,后治其本;若标本并重,则标本兼治。

(1)缓则治本。一般适用于慢性疾病、病势迁延、暂无急重症状或病势向愈,正气已虚,邪尚未尽之际。本病得治,标病自然也随之而去。如肺痨咳嗽,其本多是肺肾阴虚,咳嗽、潮热、盗汗是标,标病不至于危及生命,故治疗多不选用单纯止咳、敛汗之剂来治标,而采用滋补肺肾之阴来治本。

(2)急则治标。主要适用于以下情形:一是卒病且病情严重。二是出现危及生命的某些症状。如大失血病变,出血是标,出血之因是本,由于大出血会危及生命,不论何种原因的出血,均采用"急则治标"治则,紧急止血;待血止,病情缓和后再治其本。三是出现某些急重症状,或者某症状不除,无法进行治疗时。

四是某些慢性病患者，原有宿疾复感外邪，当旧病缓和，新病较急时。"缓则治本"和"急则治标"，不能绝对化，急的时候也可以治本，如亡阳虚脱时，急用回阳救逆的方法就是治本。

（3）标本兼治。也称"标本同治""标本兼顾"，是在标病和本病错杂并重时采取的一种治则，一般适用于标本俱急之时。如痢疾患者，饮食不进是正气虚（本），下痢不止是邪气盛（标）。此时标本俱急，须以扶正药与清化湿热药并用。

5. 调整阴阳

《素问·至真要大论》云："谨察阴阳所在而调之，以平为期。"调整阴阳为中医的基本治则，是指根据机体的阴阳失调状况，损其偏盛，补其不足，促使其恢复阴阳的相对平衡的治病原则。以调整阴阳为圆，损其有余和补其不足为两仪，就可以得到如图2-63所示的"调整阴阳的两仪圆图"，圆内的S曲线是指损补兼用。

损其有余，即"实则泻之"，适用于人体阴阳失调中阴或阳偏盛有余的实证。具体有"泻其阳盛"和"损其阴盛"两种，"阳盛则热"的实热证，用寒凉药物以泻其偏盛之阳热，热者寒之；"阴盛则寒"的实寒证，用温热药物以消解其偏盛之阴寒，寒者热之。由于"阴胜则阳病，阳胜则阴病"，在采取损其有余的治则时，必须细辨有无阳盛伤阴、阴盛伤阳的情形存在，并给予必要的损补兼用治则。

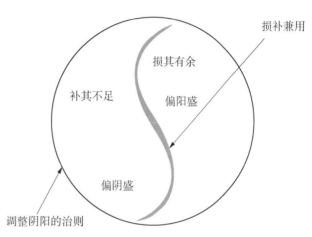

图2-63　调整阴阳的两仪圆图

补其不足，即"虚则补之"，适用于人体阴阳失调中的阴或阳虚损不足，有"互制补虚""互根补虚""阴阳并补"和"回阳救阴"等四种治则。

互制补虚，指互制则调补阴阳，对阴虚不足以制阳而致阳气相对偏亢的虚热证，采用滋阴以抑阳的治法，叫作"阳病治阴""滋阴制阳""滋阴清热"。对阳虚不足以制阴而致阴气相对偏亢的虚寒证，采用扶阳抑阴的治法，叫作"阴病治阳""补阳制阴""温阳散寒"。

损补兼用，指在损其有余的同时，兼补其不足。如阴胜则阳病，治宜温散阴寒，同时佐以扶阳；阳胜则阴病，则宜清泻阳热，同时佐以滋阴。反之，若在阴阳失调的病理变化中，由于阴阳偏衰，导致另一方亢盛明显，治宜以补其不足为主，兼损其有余。如知柏地黄丸、大补阴丸，在滋阴同时加用清热的药物，以治疗阴虚内热较为明显的病证，即属于损补兼用之例。

阴阳亡失者，采取回阳救阴的治则。亡阳者，当回阳以固脱；亡阴者，当救阴以固脱。亡阳与亡阴都是一身之气的突然大量脱失，故治疗时须兼以益气，常用人参等药。以回阳救阴为圆，亡阳和亡阴为两仪，则有如图2-64所说的"回阳救阴的两仪圆图"。

阴阳格拒的治则如图 2-65 的"阴阳格拒治则的两仪圆图"所示。阳盛格阴所致的真热假寒证,其本质是实热证,采用清泻阳热,即寒因寒用。阴盛格阳所致的真寒假热证,其本质是寒盛阳虚,采用温阳散寒,即热因热用。

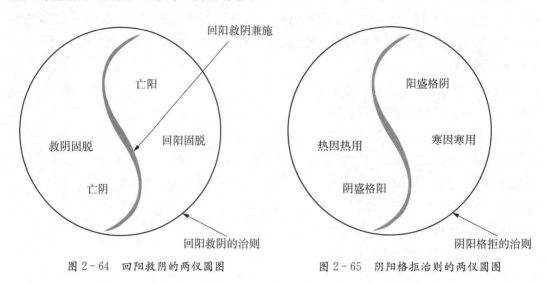

图 2-64　回阳救阴的两仪圆图　　　　图 2-65　阴阳格拒治则的两仪圆图

6. 中医八法

中医治法是在中医治则指导下制订的针对症候的具体治疗措施和方法。基于共性的基本治法有八个:汗法、吐法、下法、消法、清法、和法、温法和补法,被称为中医"八大治疗大法",简称"中医八法"。

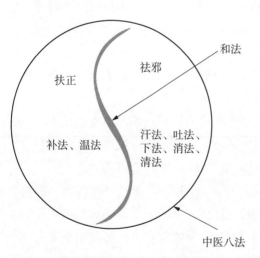

图 2-66　中医八法的两仪圆图

以中医八法为圆,以驱邪和扶正为两仪,则就有如图 2-66 所示的"中医八法的两仪圆图"。补法、温法属于扶正,汗法、吐法、下法、消法、清法属于驱邪,和法处在 S 曲线上。

(1)汗法。即解表法,是运用具有发汗解表作用的方药,开泄腠理,调和气血及营卫,宣发卫气等法,使邪随汗解,消除表证的一种治疗大法。如《素问·阴阳应象大论》云:"其在皮者,汗而发之。"汗法主要是通过出汗,使腠理开泄、营卫和调、肺气宣发、血脉通畅,从而祛邪外出以使正气调和。适用于一切外感疾病的初期、水肿病腰以上肿甚、疮疡病的初起、麻疹将透未透等有表证者。临床常用于解表、透邪、祛湿和消肿。

(2)吐法。亦称催吐法,是运用药物催吐或人工探吐的方法,引导痰涎、宿食和毒物等有形实邪从口中涌吐而出的一种治疗方法。《素问·阴阳应象大论》云:"其高者,因而越之"。通过涌吐,可使停留于咽喉、胸膈、胃脘的痰涎、宿食和毒物从口中吐出,消除外邪对人体的侵害。适用于食积停滞胃脘、顽痰留滞胸膈、中风痰壅、痰涎阻塞于气道而病邪有上涌之势者,或误食毒物尚在胃中,痰涎壅盛之癫狂、喉痹,以及干霍乱吐泻不得等病症,属病位居上、病势急迫、内蓄实邪之证。临床有峻吐、缓吐和外探吐。

(3)下法。也称泻下法、攻下法、通里法、通下法,是指通过泻下、荡涤、攻逐等法,使停留于胃肠的宿食、燥屎、冷积、瘀血、结痰、停水等从大便排出的一类治法。适用于邪在肠道而致大便不通、燥屎内结,或热结旁流,以及水结、宿食、蓄血、痰滞、虫积等里实证。是用具有泻下作用的药物通泻大便,攻逐体内实热结滞和积水,以祛除实邪蕴结的一种治疗大法。《素问·至真要大论》云:"留者攻之"。通过泻下,达到祛邪外出。临床上有寒下、温下、润下和逐水法,也可分峻下和缓下法。通瘀、攻痰、驱虫、泻火等都属于下法。

(4)消法。有消导、消散、消磨、消除之义,也叫消导法或消散法,是运用消食导滞、行气活血、化痰祛湿利水、驱虫等方药,使积滞的实邪逐步消导或消散的一种治疗大法。如《素问·至真要大论》云:"坚者消之""结者散之""逸者行之",通过消食导滞、行气活血、化痰利水以及驱虫,能够使气、血、食、痰、湿(水)、虫等渐积形成的有形之邪逐渐消散。适用于饮食停滞、气滞血瘀、癥瘕积聚、水湿内停、痰饮不化、疳积虫积及疮疡痈肿等病证。其临床主要有消食导滞、消坚化积、祛痰(如消痰化饮、疏风化痰等)、祛湿(如消水散肿等)、消气(也称理气,包括行气法、降气法)、消瘀(活血化瘀)等。

(5)清法。亦称清热法,指通过清热、泻火、解毒、凉血作用的药物,使里热之邪得以消散的一类治法。采用性质寒凉泻热的方药,使热邪外泻,消除里热。《素问·至真要大论》云:"温者清之"。适用于里热证、实火证、热毒证及虚热证等里热病证等。因里热证有热在气分、热入营血、气血俱热及热在某一脏腑之别,应根据热病发展阶段和火热所伤脏腑的不同,选用不同的清法。临床上主要有清气泄热、清热凉血、清热解毒、清热生津、清热养阴、清热解暑、清热开窍和清泻脏腑等。

(6)和法。也叫和解法,是通过和解或调和等作用,使居于半表半里之邪,或脏腑、阴阳、表里失和诸证得以解除,又可调整机体,扶助正气的一种治疗大法。通过和法,可以消除半表半里之邪,调和脏腑、阴阳、表里。适用于外感病中邪在少阳,半表半里的往来寒热之少阳证,内伤病中的肝脾不和、肝胃不和、肠胃不和,肝气郁结的月经不调及肝木乘脾土之痛泻等脏腑不和病证。其临床主要有和解表里、调和肝脾、调和胃肠、调和肝胃、和解兼清、和解兼下等。

(7)温法。亦称温阳法,是指运用温热的方药,通过扶助人体阳气以解除因寒邪所致之寒性证的一种治疗大法。《素问·阴阳应象大论》:"形不足者,温之以气。"《素问·至真要大论》云:"清者温之""劳者温之",适用于寒实证和虚寒证,针对的是里寒证。临床应用时,根据寒邪所犯部位及正气强弱的不同,可分温中祛寒、温经散寒、回阳救逆、温肺化饮、温化寒痰、温肾利水、温经暖肝、温胃理气等。

(8)补法。亦称补益法或滋补法,是运用具有补养作用的方药,以主治各种虚弱证候的一种治疗大法。《素问·阴阳应象大论》云:"精不足者,补之以味。"通过补益阴阳气血,使人体气血阴阳或脏腑之间的失调状态得到纠正,复归于平衡。在正虚不能祛邪外出时,又可以借助补法扶助正气,并配合其他治法,达到扶正祛邪的目的。补法适用于各种原因造成的脏腑气、血、阴、阳虚弱,或某一脏腑虚损之证。临床主要有补气、补血、气血双补、补阴、补阳、阴阳并补及补脏等。还可以根据不同的病情,选用平补、峻补、缓补、温补、清补等治法。

第三章 国学四象圆思维在中医学中的运用

第一节 国学四象圆思维解读《黄帝内经》

《黄帝内经》又称《内经》,是中国最早的典籍之一,也是中国传统医学"四大经典"之首,是中国古代医家的集体智慧,是中医学理论体系的奠基之作,被后世尊为"医家之宗"。《黄帝内经》的成书是对中国医学的第一次总结,是战国以前医学的集大成之作。《黄帝内经》的成编,标志着中医理论体系的形成,为数千年来中医学的发展奠定了坚实的基础。它记载了大量有关人体生命观、疾病观、防治观的思想方法和具体内容,初步建立了中医药理论体系的基本框架,成为古今历代医家传承中医理论及开展临床实践的必读经典,一直作为中医传承与创新的理论渊源。笔者认为,它是国学四象圆思维最经典的载体,它集中体现了我国古人四象圆思维的博大而深远的智慧。

本书用国学四象圆思维解读《黄帝内经》,归纳了 210 个两仪四象,如表格 3-1 所示。其中 61 个选择了四种情形,占 27.96%;20 个选择三种情形,占 9.95%;48 个选择了两种情形,占 22.75%;81 个选择一种情形,占 39.34%。如表格 3-2 所示。

表 3-1 四象圆思维解读《黄帝内经》的汇总

两仪	A 象	B 象	C 象	D 象	选项	篇章
形之有无、神之有无	有形有神	有形无神	无形有神	无形无神	A	《上古天真论》
志闲否、欲多少	志闲多欲	志闲少欲	志不闲多欲	志不闲少欲	B	《上古天真论》
心安否、惧否	心安但惧	心安而不惧	心不安而惧	心不安但不惧	B	《上古天真论》
形劳否、神倦否	形劳而倦	形劳而不倦	形闲而倦	形闲而不倦	B	《上古天真论》
呼否、吸否	呼吸	呼而不吸	吸而不呼	不呼也不吸	A	《上古天真论》

国学四象圆思维与中医基础理论

两仪	A象	B象	C象	D象	选项	篇章
外有劳形之事否、内有思想之患否	外有劳形之事内有思想之患	外有劳形之事内无思想之患	外不劳形之事内有思想之患	外不劳形之事内无思想之患	D	《上古天真论》
恬愉否、自得否	恬愉而自得	恬愉而不自得	不恬愉而自得	不恬愉也不自得	A	《上古天真论》
形体敝否、精神散否	形体敝精神散	形体敝但精神不散	形体不敝但精神散	形体不敝精神不散	A	《上古天真论》
早睡否、早起否	早睡早起	早睡晚起	晚睡早起	晚睡晚起	A、B、C	《四气调神大论》
接天气否、接地气否	接天气也接地气	接天气但不接地气	不接天气但接地气	天气地气均不接	A	《四气调神大论》
去寒否、就温否	去寒就温	去寒不就温	不去寒但就温	不去寒也不就温	A	《四气调神大论》
阴阳、少太	太阳（夏、心、长）	少阳（春、肝、生）	太阴（秋、肺、收）	少阴（冬、肾、藏）	A、B、C、D	《四气调神大论》
治未病否、治已病否	治未病也治已病	治未病但不治已病	治已病但不治未病	不治未病也不治已病	A、B、C	《四气调神大论》《逆顺》
内闭九窍否、外壅肌肉否	内闭九窍外壅肌肉	内闭九窍外不壅肌肉	内不闭九窍外壅肌肉	内不闭九窍外不壅肌肉	A：谓自伤	《生气通天论》
内闭九窍否、卫气散解否	内闭九窍卫气散解	内闭九窍卫气不散解	内不闭九窍卫气散解	内不闭九窍卫气不散解	A：谓自伤	《生气通天论》
折寿否、彰否	折寿而彰	折寿而不彰	不折寿而彰	不折寿也不彰	B	《生气通天论》
形强弱、气烁否	形强而气烁	形强而气不烁	形弱而气烁	形弱而气不烁	C	《生气通天论》
阴平否、阳密否	阴平阳密	阴平阳不密	阴不平阳密	阴不平阳不密	A	《生气通天论》
骨正否、筋柔否	骨正筋柔	骨正筋不柔	骨不正筋柔	骨不正筋不柔	A	《生气通天论》
阴阳、阴阳	阳阳（心）平旦到日中	阳阴（肺）日中到黄昏	阴阳（肝）鸡鸣到平旦	阴阴（肾）黄昏到鸡鸣	A、B、C、D：一天分四段	《金匮真言论》
气顺逆、血顺逆	气顺血顺	气顺血逆	气逆血顺	气逆血也逆	A、B、C、D	《金匮真言论》

两仪	A象	B象	C象	D象	选项	篇章
下上明、下上虚	上明上虚	上明而下虚	下明而上虚	下明下虚	B	《阴阳应象大论》
下上盛、下上虚	上盛上虚	上盛而下虚	下盛而上虚	下盛下虚	C	《阴阳应象大论》
其轻重、扬之减之	其重而扬之	其重而减之	其轻而扬之	其轻而减之	B、C	《阴阳应象大论》
阴病阳病、治阴治阳	阳病治阳	阳病治阴	阴病治阳	阴病治阴	B、C	《阴阳应象大论》
从阴阳、引阴阳	从阳引阳	从阳引阴	从阴引阳	从阴引阴	B、C	《阴阳应象大论》
以右左、治右左	以左治左	以左治右	以右治左	以右治右	B、C	《阴阳应象大论》
先后、痛肿	先痛	先肿	后痛	后肿	A、B、C、D	《阴阳应象大论》
气表里、形表里	气里形里	气里形表	气表形里	气表形表	B	《阴阳离合论》
知阴阳者、知阴阳	知阳者知阳	知阳者知阴	知阴者知阳	知阴者知阴	A、B、C、D	《阴阳别论》
柔刚、与柔刚	刚与刚	刚与柔	柔与刚	柔与柔	A	《阴阳别论》
主明否、下安否	主明下安	主明下危	主不明下安	主不明下危	A、D	《灵兰秘典论》
未至否、至否	至而至	至而不至	未至而至	未至不至	A、B、C	《六节藏象论》《六微旨大论》
失时否、反候否	失时反候	失时不反候	不失时反候	不失时不反候	A、D	《六节藏象论》
脉凝泣否、变色否	脉凝泣而变色	脉凝泣而不变色	脉不凝泣而变色	脉不凝泣而不变色	多吃咸味，则A	《五脏生成论》
皮槁否、毛拔否	皮槁而毛拔	皮槁毛不拔	皮不槁毛拔	皮不槁毛不拔	多吃苦味，则A	《五脏生成论》
筋急否、爪枯否	筋急而爪枯	筋急而爪不枯	筋不急而爪枯	筋不急而爪不枯	多吃辛味，则A	《五脏生成论》

两仪	A象	B象	C象	D象	选项	篇章
肉胝否、唇揭否	肉胝而唇揭	肉胝而唇不揭	肉不胝而唇揭	肉不胝而唇不揭	多吃酸味，则A	《五脏生成论》
骨痛否、发落否	骨痛而发落	骨痛而发不落	骨不痛而发落	骨不痛而发不落	多吃甜味，则A	《五脏生成论》
表否、里否	表里俱有	表而不里	里而不表	不表不理	A、B、C、D	《金匮真言论》《阴阳应象大论》《奇病论》《寿夭刚柔》
上虚实、下虚实	上实下实	上实下虚	下实上虚（上虚下实）	上虚下虚	B、C	《阴阳应象大论》《五脏生成论》《脉要精微论》《三部九候论》
藏否、泄否	藏也泄	藏而不泄	不藏而泄	不藏也不泄	B、C	《五脏别论》
实否、满否	既实也满	实而不满（六腑）	不实而满（五脏）	不实也不满	B、C	《五脏别论》
病异同、治法异同	同病同治	同病异治	异病同治	异病异治	A、B、C、D	《异法方宜论》《病能论》《五常政大论》
内有无眷慕之累、外有无伸宦之形	内有眷慕之累外有伸宦之形	内有眷慕之累外无伸宦之形	内无眷慕之累外有伸宦之形	内无眷慕之累外无伸宦之形	A、B、C、D	《移精变气论》
去故否、就新否	去故就新	去故不就新	就新不去故	不去故也不就新	A	《移精变气论》
为否、用否	为而用	为而不用	不为而用	不为也不用	A、B（圣人）	《汤液醪醴论》
为否、服否	为而服	为而不服	不为而服	不为也不服	A、B（圣人）	《汤液醪醴论》
形弊否、血尽否	形弊血尽	形弊而血不尽	形不弊而血尽	形不弊血不尽	A、D	《汤液醪醴论》
精神进否、志意治否	精神进志意治	精神进志意不治	精神不进志意治	精神不进志意不治	A、D	《汤液醪醴论》
精坏否、神去否	精坏神去	精坏而神未去	精未坏而神去	精未坏神未去	A、B、C、D	《汤液醪醴论》

两仪	A象	B象	C象	D象	选项	篇章
（脉搏）软坚、散长	坚而长	坚而散	软而长	软而散	A、D	《脉要精微论》
阳不足有余、阴不足有余	阳有余阴有余	阳有余阴不足	阳不足阴有余	阳不足阴不足	A、B、C、D	《脉要精微论》《终始》《五邪》《玉版》《刺节真邪》
来徐疾、去徐疾	来疾去疾	来疾去徐	来徐去疾	来徐去徐	A、B、C、D	《脉要精微论》
（气来）实否、强弱	实而强	实而弱	不实而强	不实而弱（微）	A：太过、D：不及	《玉机真脏论》
（气）来盛否、去盛否	来盛去也盛	来盛去衰	来不盛去盛	来不盛去衰	A、B、C	《玉机真脏论》
（气）来急否、去散否	来急去散	来急去不散	来不急去散	来不急去不散	A	《玉机真脏论》
（脉）弱否、滑否	弱而滑	弱而不滑	不弱而滑	不弱也不滑	A	《玉机真脏论》
形瘦盛、脉细大	形盛脉大	形盛脉细	形瘦脉大	形瘦脉细	B、C	《三部九侯论》
知经脉否、知病脉否	知经脉也知病脉	知经脉不知病脉	不知经脉却知病脉	不知经脉也不知病脉	A	《三部九侯论》
血多少、气多少	血多气多	血多气少	血少气多	血少气少	A、B、C、D	《血气形志论》《邪气脏腑病形》《经水》《脉度》《阴阳二十五人》《五音五味》《九针论》
	阳明	太阳、太阴、厥阴	少阳、少阴		A、B、C	《九针论》
形苦乐、志苦乐	形乐志乐	形乐志苦	形苦志乐	形苦志苦	A、B、C、D	《血气形志论》《九针论》
出血否、出气否	出血出气	出血不出气	出气不出血	不出血也不出气	A、B、C、D	《血气形志论》
身虚否、天虚否	身虚天虚（人天两虚）	身虚天不虚	身不虚天虚	身不虚天也不虚	A：两虚相感	《八正神明论》《本病论》
泻否、补否	既泻也补（补泻兼之）	泻而不补	补而不泻	不泻也不补	A、B、C、D	《八正神明论》

国学四象圆思维与中医基础理论

两仪	A象	B象	C象	D象	选项	篇章
经虚实、络虚实	经络皆实	经实络虚	经虚络实	经络皆虚	A、B、C	《通评虚实论》
邪却否、精胜否	邪却而精胜	邪却而精不胜	邪不却而精胜	邪不却而精不胜	A	《评热病论》
当刺否、刺否	当刺而刺	当刺而不刺	不当刺而刺	不当刺不刺	C	《评热病论》
热否、烦否	热而烦	热但不烦	烦而不热	不热也不烦	A	《逆调论》
荣气虚实、卫气虚实	荣卫俱实	荣实卫虚	荣虚卫实	荣卫俱虚	C、D	《逆调论》
卧否、息有音否	卧而息有音	卧而息无音	不得卧而息有音	不得卧而息无音	C、D	《逆调论》
有得卧否、行而喘否	有得卧也行而喘	有得卧而不能行而喘	不得卧而行而喘	不得卧也不能行而喘	A、D	《逆调论》
阳虚实、阴虚实	阳实阴实	阳实阴虚	阳虚阴实	阳阴两虚	A、B、C、D	《疟论》
阴虚阳盛、内外热	阳盛外热	阳盛内热	阴虚外热	阴虚内热	A、B、C、D	《疟论》
阳衰盛、阴衰盛	阳阴两盛	阳盛阴衰（虚）	阳衰（虚）阴盛	阳阴俱衰（虚）	A、B、C、D	《疟论》《终始》《脉度》
先后、热寒	先热	先寒	后热	后寒	A、B、C、D	《疟论》
不热与热、不寒与寒	热而寒	热而不寒	不热而寒	不热也不寒	A、B为瘅病	《疟论》《长刺节论》
热寒、多少	热多	热少	寒多	寒少	A、B、C、D	《刺疟》
咳否、喘息否	咳而喘息	咳而不喘息	喘息而不咳	不咳也不喘息	A:肺咳之状	《咳论》
咳否、心痛否	咳而心痛	咳而不心痛	心痛而不咳	不咳也不心痛	A:心咳之状	《咳论》
咳否、两肋下痛否	咳而两肋下痛	咳而两肋下不痛	两肋下痛而不咳	不咳两肋下也不痛	A:肝咳之状	《咳论》
咳否、右肋下痛否	咳而右肋下痛	咳而右肋下不痛	右肋下痛而不咳	不咳右肋下不痛	A:脾咳之状	《咳论》
咳否、腰背相引而痛否	咳而腰背相引而痛	咳而腰背不引而痛	腰背相引而痛但不咳	不咳腰背不相引而痛	A:肾咳之状	《咳论》

两仪	A象	B象	C象	D象	选项	篇章
咳否、呕否	咳而呕	咳而不呕	呕而不咳	不咳也不呕	A：胃咳之状	《咳论》
咳否、遗失否	咳而遗失	咳而不遗失	遗失而不咳	不咳也不遗失	A：大肠咳状	《咳论》
咳否、失气否	咳而失气	咳而不失气	失气而不咳	不咳也不失气	A：小肠咳状	《咳论》
咳否、遗溺否	咳而遗溺	咳而不遗溺	遗溺而不咳	不咳而不遗溺	A：膀胱咳状	《咳论》
咳否、腹满否	咳而腹满	咳而腹不满	腹满而不咳	不咳腹也不满	A：三焦咳状	《咳论》
痛否、呕否	痛而呕	痛而不呕	呕而不痛	不痛也不呕	A	《举痛论》
气和否、志达否	气和志达	气和而志不达	志达而气不和	气不和志不达	A	《举痛论》
（风）内通否、外泄否	内通外泄	内通外不泄	内不通外泄	内不通外不泄	D	《风论》
形瘦肥、腹小大	形肥腹大	形肥腹小	形瘦腹大	形瘦腹小	C	《风论》
痛否、仁否	既痛且仁	痛而不仁	不痛而仁	不痛不仁	B,D	《痹论》《寿夭刚柔》
骨枯否、髓减否	骨枯髓减	骨枯而髓不减	髓减骨不枯	骨不枯髓不减	C	《痿论》
调其虚实否和其逆顺否	调其虚实和其逆顺	调其虚实不和其逆顺	不调其虚实和其逆顺	不调其虚实不和其逆顺	A	《痿论》
阴阳气衰、上下	阳气衰于上	阳气衰于下	阴气衰于上	阴气衰于下	B,C	《厥论》
阳少多、阴少多	阳阴俱多	阳多阴少	阳少阴多	阳阴皆少	A,B,C,D	《阴阳别论》《痹论》《厥论》《行针》
气虚实、形虚实	气实形实	气实形虚	气虚形实	气虚形虚	A,B,C,D	《刺志论》
谷虚盛、气虚实	谷盛气实	谷盛气虚	谷虚气实	谷虚气虚	A,B,C,D	《刺志论》
脉虚实、血虚实	脉实血实	脉实血虚	脉虚血实	脉虚血虚	A,B,C,D	《刺志论》

两仪	A象	B象	C象	D象	选项	篇章
气虚盛、身寒热	气盛而身热	气盛而身寒	气虚而身热	气虚而身寒	A、B、C、D	《刺志论》
标病否、本病否	标本俱病	标病本不病	标不病本病	标本皆不病	A、B、C、D	《水热穴论》
以右左、取右左	以左取左	以左取右	以右取左	以右取右	B、C	《缪刺论》《官针》《厥病》
标本病、治标本	本病治本	本病治标	标病治本	标病治标	A、B、C、D	《标本病传论》
有其在标本、求之于标本	有其在本求之于本	有其在本求之于标	有其在标求之于本	有其在标求之于标		
逆从、标本	从本	从标	逆本	逆标	A、B、C、D	《标本病传论》
不足有余、从往	有余而往	有余从之	不足而往	不足（从）随之	A、B、C、D	《天元纪大论》
易用否、难忘否	易用难忘	易用不难忘	不易用但难忘	不易用不难忘	A	《天元纪大论》《九针十二原》
生否、化否	生化（有生有化）	生而不化	化而不生	不生不化	A、D	《六微旨大论》
形无有、患无有	有形有患	有形无患	无形有患	无形无患	A、D	《六微旨大论》
秀否、实否	秀而实	秀而不实	实而不秀	不秀也不实	A、B	《五常政大论》
生否、长否	生长	生而不长	长而不生	不生不长	A、B、D	《五常政大论》
虚盛、虚盛虚盛者、虚盛	盛盛使盛者更盛	盛虚使盛者虚	虚盛使虚者盛	虚虚使虚者更虚	A、D	《五常政大论》
发（表）否、攻（里）否	发表攻里（既发也攻）	发而不攻	攻而不发	不发不攻	A、B、C、D	《六元正纪大论》
发否、泄否	发泄（既发也泄）	发而不泄	泄而不发	不发不泄	A、B、C、D	《六元正纪大论》
升否、降否	既升也降（升降并举）	升而不降	降而不升	不升不降	A、B、C、D	《刺法论》《本病论》
折郁否、扶运否	折郁扶运	折郁不扶运	扶运不折郁	既不折郁也不扶运	A、B、C、D	《刺法论》
升之否、前否	升之而前	升之不前	不升之但前	不升之也不前	A、B、C	《刺法论》《本病论》

两仪	A象	B象	C象	D象	选项	篇章
降之否、下否	降之而下	降而不下	不降而下	不降也不下	A、B、C	《刺法论》《本病论》
欲升否、得其升否	欲升而得其升	欲升而不得其升	不欲升而得其升	不欲升也不得其升	B	《本病论》
欲降否、得其降否	欲降而得其降	欲降而不得其降	不欲降而得其降	不欲降也不得其降	B	《本病论》
正者否、正治否	正者正治	正者反治	反者正治	反者反治	A、D	《至真要大论》
寒热者、寒热之	热者热之	热者寒之	寒者热之	寒者寒之	B、C	《至真要大论》
从本否、从标否	标本皆从	从本不从标	从标不从本	不从本也不从标	A、B、D	《至真要大论》
同气否、同形否	同气也同形	同气异形	异气同形	异气异形	A、B、C、D	《至真要大论》
逆从、从之逆之	从而从之	从而逆之	逆而从之	逆而逆之	A、B、C、D	《至真要大论》
从内外、之内外	从内之内	从内之外	从外之内	从外之外	B、C	《至真要大论》
从内外、治内外	从外治外	从外治内	从内治外	从内治内	A、B、C、D	《至真要大论》
从内否、从外否	从内也从外	从内不从外	从外不从内	不从内也不从外	A、B、C、D	《至真要大论》
治寒热、以寒热	治热以热	治热以寒（药）	治寒（病）以热	治寒以寒	A、B、C、D	《至真要大论》
寒热之、寒热	热之而热	热之而寒	寒之而热	寒之而寒	A、B、C、D	《至真要大论》
服寒热、寒热	服热而热	服热而寒	服寒而热	服寒而寒	A、B、C、D	《至真要大论》
寒热因、寒热用	热因热用	热因寒用	寒因热用	寒因寒用	A、D	《至真要大论》
内外（病）者、内外治	内者内治	内者外治	外者内治	外者外治	A、B、C、D	《至真要大论》
诵否、能解否	诵而能解	诵而不能解	不诵但能解	不诵也不能解	B	《著至教论》
解否、能别否	解而能别	解而不能别	不解但能别	不解也不能别	B	《著至教论》
别否、能明否	别而能明	别而不能明	不别但能明	不别也不能明	B	《著至教论》

（续表）

两仪	A象	B象	C象	D象	选项	篇章
明否、能彰否	明而能彰	明而不能彰	不明但能彰	不明也不能彰	B	《著至教论》
知左否、知右否	知左也知右	知左不知右	不知左但知右	不知左也不知右	A、B、C	《方盛衰论》
知上否、知下否	知上也知下	知上不知下	不知上但知下	不知上也不知下	A、B、C	《方盛衰论》
知先否、知后否	知先也知后	知先不知后	不知先但知后	不知先也不知后	A、B、C	《方盛衰论》
知丑否、知善否	知丑也知善	知丑而不知善	不知丑但知善	不知丑也不知善	A	《方盛衰论》
知病否、知不病否	知病也知不病	知病而不知不病	不知病但知不病	不知病也不知不病	A	《方盛衰论》
知高否、知下否	知高也知下	知高但不知下	不知高但知下	不知高也不知下	A	《方盛衰论》
知坐否、知起否	知坐知起	知坐不知起	不知坐但知起	不知坐也不知起	A	《方盛衰论》
知行否、知止否	知行知止	知行但不知止	不知行但知止	不知行也不知止	A	《方盛衰论》
形气不足有余、脉气不足有余	形气有余脉气有余	形气有余脉气不足	形气不足脉气有余	形气不足脉气不足	B、D:死 C:生	《方盛衰论》
易陈否、难入否	易陈难入	易陈不难入	不易陈但难入	不易陈不难入	A	《九针十二原》
其来可逢否、其往可追否	其来可逢其往可追	其来可逢其往不可追	其来不可逢其往可追	其来不可逢其往不可追	D	《九针十二原》
徐疾(快)入、徐疾出	疾入疾出(入出皆疾)	疾入徐出(疾而徐)	徐入疾出(徐而疾)	徐入徐出	B、C、D	《九针十二原》《小针解》《五乱》《官能》《寒热》
实之有无、虚之有无	有实有虚	有实无虚	无实有虚	无实无虚	A、B、C、D	《九针十二原》
形寒热、饮食寒热	形热热饮	形热寒饮	形寒热饮	形寒寒饮	D:则两寒相感	《邪气脏腑病形》
形气不足有余、病气不足有余	形气有余病气有余	形气有余病气不足	形气不足病气有余	形气不足病气不足	A、B、C、D	《根结》

两仪	A象	B象	C象	D象	选项	篇章
在阴阳、之阴阳	在阳之阳	在阳之阴	在阴之阳	在阴之阴	A、B、C、D	《寿夭刚柔》
形之有无、痛之有无	形而痛	形而不痛	无形而痛	无形也不痛	B、C	《寿夭刚柔》
形充否、皮肤缓急	形充而皮肤急	形充而皮肤缓	形不充而皮肤急	形不充而皮肤缓	A：夭、B：寿	《寿夭刚柔》
形充否、脉之大小	形充而脉坚大	形充而脉小弱	形不充而脉坚大	形不充而脉小弱	A：寿、B：夭	《寿夭刚柔》
形充否、肉之坚否	形充而肉坚大	形充而肉小脆	形不充而肉坚大	形不充而肉小弱	A：寿、B：夭	《寿夭刚柔》
病浅深、针浅深	病深针深	病深针浅	病浅针深	病浅针浅	A、B、C、D	《官针》
病小大、针小大	病大针大	病大针小	病小针大	病小针小	A、B、C、D	《官针》
伸否、屈否	既伸也屈	伸而不屈	屈而不伸	不伸不屈	B、C	《终始》
盛否、虚否	既盛又虚	盛而不虚	不盛而虚	不盛不虚	D	《经脉》《禁服》
脉小大、血少多	脉大血多	脉大血少	脉小血多	脉小血少	A	《经水》
阳盛否、阴盛否	阴阳俱盛（关格）	阳盛阴不盛（格）	阳不盛而阴太盛（关）	阴阳俱不盛	A、B、C	《脉度》
气衰盛、血衰盛	气血两盛	气盛血衰（虚）	气衰（虚）血盛	气血俱衰（虚）	A、B、C、D	《营卫生会》《血络论》
脱汗否、失血否	脱汗失血	脱汗但没失血	没脱汗但失血	没脱汗也没失血	A、B、C、D	《营卫生会》
昼精否、夜暝否	昼精夜暝	昼精夜不暝	昼不精夜暝	昼不精夜不暝	A、B、C、D	《营卫生会》
以右左、应右左	以左应左	以左应右	以右应左	以右应右	A、B、C、D	《周痹》
痛从上下、上下者，先下后上、先上后下	痛从上下者先刺上后刺下	痛从上下者先刺下后刺上	痛从下上者先刺上后刺下	痛从下上者先刺下后刺上	B、D	《周痹》
胃满否、肠满否	胃满肠也满	胃满肠虚	胃虚肠满	胃虚肠虚	A、B、C、D	《平人绝谷》
补虚实、泻虚实	补实泻实	补实泻虚	补虚泻实	补虚泻虚	B、C	《胀论》

两仪	A象	B象	C象	D象	选项	篇章
当泻补、泻补	当补则补	当补却泻	当泻却补（不泻）	当泻则泻	A、C、D	《胀论》《百病始生》
天寒热、衣薄厚	天热衣厚	天热衣薄	天寒衣厚	天寒衣薄	A、B、C、D	《五癃津液别》
针浅深、留之否	深而留之	深而不留之	浅而留之	浅而不留之	A	《逆顺肥瘦》
针浅深、徐疾之否	深而疾之	深而徐之	浅而疾（拔）之	浅而徐之	C	《逆顺肥瘦》
浊清者、注阴阳	清者注阳	清者注阴	浊者注阳	浊者注阴	B、C	《阴阳清浊》
浊清、浊清者	清而清者	清而浊者	浊而清者	浊而浊者	A、B、C、D	《阴阳清浊》
浊清者，有浊清	清者有清	清者有浊	浊者有清	浊者有浊	A、B、C、D	《阴阳清浊》
阴阳中，之阴阳	阳中之阳（心）	阳中之阴（肺）	阴中之阳（肝）	阴中之阴（脾、肾）	A、B、C、D	《阴阳清浊》
有名否、有形否	有名有形	有名而无形	无名而有形	无名也无形	B:阴阳者也	《阴阳清浊》
有余于内外、不足于内外	有余于外不足于外	有余于外不足于内	有余于内不足于外	有余于内不足于内	B:邪气侵入六腑 C:邪气侵入五脏	《淫邪发梦》
司内外、揣内外	司外揣外	司外揣内	司内揣外	司内揣内	B、C	《外揣》
皮之薄厚、脉之薄厚	皮脉皆厚	皮厚脉薄	皮薄脉厚	皮薄脉也薄	A、D	《本脏》
病否、卒否	病而卒	病而不卒	不病而卒	不病不卒	A、B、C、D	《五色》
脉之沉浮、脉之大小	浮而大	浮而小	沉而大	沉而小	A、C、D	《五色》
右左、为右左	左为左	左为右	右为左	右为右	A、D	《五色》
勇怯之士、忍痛否	勇士忍痛	勇士不忍痛	怯士忍痛	怯士不忍痛	A、B、C、D	《论勇》

两仪	A象	B象	C象	D象	选项	篇章
皮薄厚、肌肉坚脆	皮厚肉坚	皮厚肉脆（弱）	皮薄肉坚	皮薄肉脆（弱）	A、C、D	《论勇》《论痛》
下上、虚盛	上盛（则热痛）	上虚（则眩）	下盛（则热）	下虚（则厥）	A、B、C、D	《卫气》
当不当泻、泻不泻	当泻就泻	当泻不泻	不当泻也泻	不当泻就不泻	B	《水胀》
所遇邪气否、怵惕之所志否	所遇邪气怵惕之所志	所遇邪气毋怵惕之所志	毋所遇邪气怵惕之所志	毋所遇邪气毋怵惕之所志	A、B、C、D	《贼风》
视之见否、听而闻否	视之见、听而闻	视之见、听而不闻	视之不见、听而闻	视之不见、听而不闻	D	《贼风》
有阳否、有阴否	有阳也有阴	有阳无阴	有阴无阳	无阳无阴	D	《卫气无常》
喜怒测否、饮食节否	喜怒有测，饮食有节	喜怒有测，饮食不节	喜怒不测，饮食有节	喜怒不测，饮食不节	A、D	《玉版》
从天下否、从地出否	从天也从地（出）	从天不从地（出）	不从天但从地	不从天也不从地	D	《玉版》
劳心否、力多少	劳心多力	劳心少力	不劳心但多力	不劳心也少力	B	《阴阳二十五人》
肥瘦、泽否	肥也泽	肥而不泽	瘦而泽	瘦而无泽	A、B、D	《阴阳二十五人》
血有余不足、气有余不足	血气均有余	血有余气不足	血不足气有余	血气俱不足	A、C、D	《阴阳二十五人》
闻其声否、知其形否	闻其声而知其形	闻其声而不知其形	不闻其声但知其形	不闻其声也不知其形	A	《五音五味》
身虚实、邪虚实	身邪两实（相逢）	身实邪虚	身虚邪实	身邪两虚	A、B、C、D	《百病始生》
见人荣亡、常若得无	见人有荣，常若有得	见人有荣，常若无得	见人有亡，常若有得	见人有亡，常若无得	B；而反愠怒、C	《通天》
心疾否、恩有无	心疾有恩	心疾无恩	心不疾也有恩	心不疾但无恩	B	《通天》
能之有无、说之虚实	有能也实说	有能但虚说	无能而实说	无能而虚说	D	《通天》
救否、胜否	救而胜	救而不胜	不救而胜	不救也不胜	B	《官能》
上寒热、下寒热	上热下热（热遍全身）	上热下寒	上寒下热	上寒下寒（上下皆寒）	A、B、C	《刺节真邪》

两仪	A象	B象	C象	D象	选项	篇章
民安否、病之多少	民安多病	民安少病	民不安而多病	民不安但少病	B	《九宫八风》
皮肤缓急、腠理开闭	皮肤急而腠理开	皮肤急而腠理闭	皮肤缓而腠理开	皮肤缓而腠理闭	B、C	《岁露论》
少多病、少多死	多病多死	多病少死	少病多死	少病少死	A、D	《岁露论》
上气不足有余、下气不足有余	上气有余下气有余	上气有余下气不足	上气不足下气有余	上气不足下气不足	C:善忘之因	《大惑论》
易饥饿否、有食欲否	易饥饿有食欲	易饥饿无食欲	不易饥饿有食欲	不易饥饿无食欲	B	《大惑论》

本人在《东方文化范式下的管理哲学:黄氏国学及其运用》一书中归纳统计了用四象圆思维解读《老子》《庄子》《论语》《大学》《中庸》《孟子》等经典。在这些古籍中,《庄子》一书中的谈到"四象情形"的比例最高,为22.40%,但低于《黄帝内经》的27.96%。由此看来,《黄帝内经》谈到"四象情形"的比例最高,远远超越了以上14部经典古籍。由《老子》和《庄子》组成的道家,其"四象情形"占比为10.40%。医家仅《黄帝内经》一书的"四象情形"就超越了道、儒、兵、墨、法五家,为六家之首,如表3-2所示。这表明医家最具四象圆思维,医家是四象圆思维运用最广、最深的学派。

表3-2　诸子六家道、儒、兵、墨、法、医的两仪四象思维圆对照研究表

诸子学家	两仪数	一种情形	两种情形	三种情形	四种情形
道家	222	173	24	2	23
	100%	77.90%	10.80%	0.90%	10.40%
儒家	447	366	78	2	1
	100%	81.90%	17.50%	0.40%	0.20%
兵家	171	140	23	5	3
	100%	81.80%	13.50%	2.90%	1.80%
墨家	333	239	79	5	10
	100%	71.80%	23.70%	1.50%	3.00%
法家	466	328	111	10	17
	100%	70.50%	23.80%	2.10%	3.60%

诸子学家	两仪数	一种情形	两种情形	三种情形	四种情形
医家	211	83	48	21	59
	100%	39.30%	22.70%	10.00%	28.00%

鉴于篇幅原因，本书仅以《素问·血气形志》《素问·刺志》《素问·标本病传论》《素问·至真要大论》等为例阐述《黄帝内经》中的四象圆思维。

一、血气四象圆

气与血是人体内的两大基本物质，在人体生命活动中占有很重要的地位，如《素问·调经论》云："人之所有者，血与气耳。"气和血之间具有相互资生、相互依存和相互为用的关系，气为血之帅，血为气之母。气能生血，气能行血，气能摄血；血能养气，血能载气。气血和调，方可维护生命获得正常进行。气血关系失调，则会有"气滞血瘀""气虚血瘀""气不摄血""气随血脱"和"气血两虚"等病理变化。《素问·调经论》云："气血不和，百病乃变化而生。"

《素问·血气形志》云："夫人之常数，太阳常多血少气，少阳常少血多气，阳明常多气多血，少阴常少血多气，厥阴常多血少气，太阴常多气少血，此天之常数。"《灵枢·九针论》《灵枢·五音五味》均有类似的记载。本书以血的多少和气的多少为两个要素（两个维度），血的多少为横坐标，气的多少为纵坐标，以六经为圆，那么就有四种情形：A 多血多气（血多气多）、B 多血少气（血多气少）、C 少血多气（血少气多）、D 少血少气（血少气少），而六经分布在 A、B、C 三象之中，如图 3-1 所示。治疗策略也标注在图中，一目了然。

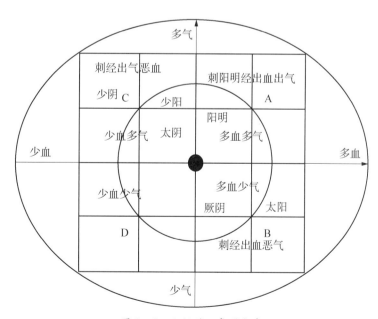

图 3-1 六经的四象圆分布

《素问·邪气脏腑病形》记载："诸急者多寒,缓者多热,大者多气少血(按:C象),小者血气皆少(按:D象),滑者阳气盛,微有热,涩者多血少气(按:B象),微有寒。"《灵枢·经水》记载:"十二经之多血少气(按:B象),与其少血多气(按:C象),与其皆多血气(按:A象),与其皆少血气(按:D象),皆有大数。"《灵枢·脉度》记载:"络之别者为孙,盛而血者(按:A象)疾诛之,盛者泻之,虚者饮药以补之。"

《灵枢·阴阳二十五人》也记载了六经的血气多少组成的四象情形,原文如下:"足阳明之上,血气盛则髯美长;血少气多则髯短。故气少血多则髯少;血气皆少则无髯,两吻多画。足阳明之下,血气盛则下毛美长至胸;血多气少则下毛美短至脐,行则善高举足,足趾少肉足善寒。血少气多则肉而善瘃;血气皆少则无毛,有则稀、枯悴,善痿厥,足痹。足少阳之上,气血盛则通髯美长,血多气少则通髯美短;血少气多则少髯;血气皆少则无须;感于寒湿则善痹,骨痛爪枯也。足少阳之下,血气盛则胫毛美长,外踝肥;血多气少则胫毛美短,外踝皮坚而厚;血少气多则胻毛少,外踝皮薄而软;血气皆少则无毛,外踝瘦无肉。"

本书运用四象圆思维解读这段文字,足阳明和足少阳的四象圆图如图3-2所示。

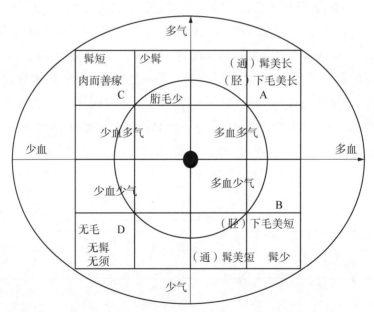

图3-2 足阳明和足少阳的气血四象圆图

原文:"足太阳之上,血气盛则美眉,眉有毫毛;血多气少则恶眉,面多少理;血少气多则面多肉;血气和则美色。足太阳之下,血气盛则跟肉满,踵坚;气少血多则瘦,跟空;血气皆少则善转筋,踵下痛。""手阳明之上,血气盛则髭美;血少气多则髭恶;血气皆少则无髭。手阳明之下,血气盛则腋下毛美,手鱼肉以温;气血皆少则手瘦以寒。"用四象圆思维解读这段文字如图3-3所示。

原文:"手少阳之上,血气盛则眉美以长,耳色美;血气皆少则耳焦恶色。手少阳之下,血气盛则手卷多肉以温;血气皆少则寒以瘦;气少血多则瘦以多脉。""手太阳之上,血气盛

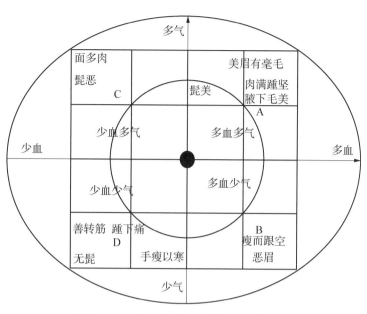

图 3-3　足太阳和手阳明的气血四象圆图

则多须,面多肉以平;血气皆少则面瘦恶色。手太阳之下,血气盛则掌肉充满;血气皆少则掌瘦以寒。"用四象圆思维解读这段文字如图 3-4 所示。

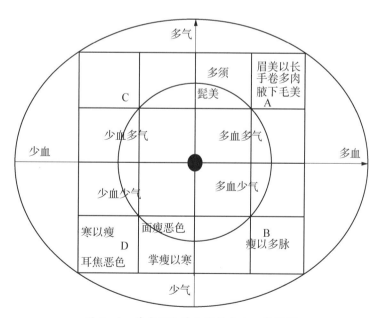

图 3-4　手少阳和手太阳的气血四象圆图

《黄帝内经》中《邪气脏腑病形》《经水》《脉度》《阴阳二十五人》《五音五味》五篇文章也有气血阐述,如《灵枢·经水》云:"十二经之多血少气,与其少血多气,与其皆多血气,与其皆少血气,皆有大数。"这些阐述同样也可以用图来解读,这里就不具体展开阐述。

二、形志四象圆

《素问·血气形志》云："形乐志苦，病生于脉，治之以灸刺。形乐志乐，病生于肉，治之以针石。形苦志乐，病生于筋，治之以熨引。形苦志苦，病生于咽嗌，治之以百药。形数惊恐，经络不通，病生于不仁，治之以按摩醪药。是谓五形志也。"其译文为：形体安逸而精神苦闷的人，疾病多发生在经脉，治疗时适宜用针法和灸法；形体和精神都很舒适而好逸恶劳的人，疾病多发生在肌肉，宜用针和砭石刺治；形体过于劳苦，但精神愉快的人，疾病多发生于筋，治疗时适宜温熨、导引的方法；形体劳苦、精神也苦闷的人，多发生声嘶咽塞或呼吸不利，宜用各种味甘的药物调治；屡受惊恐而形神不安的人，筋脉气血不通，多发生肢体麻木不仁，治疗时，适宜用药酒和按摩。以上是五种形志生病各自的特点和治法。

本书形志苦乐为圆，以形苦乐、志苦乐为两维（两仪），形之苦乐为横坐标，志之苦乐为纵坐标，那就演绎成四种情形：A 形乐志乐、B 形乐志苦、C 形苦志乐、D 形苦志苦。形数惊恐为内圆或外圆。形志致病及其治疗方案，也标注入形志四象圆图，如图 3-5 所示。

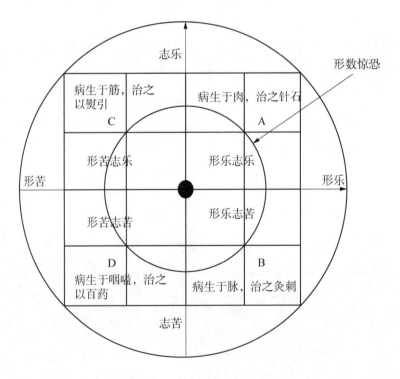

图 3-5　形志及其致病与治疗的四象圆图

再以《素问·刺志论》为例阐述《黄帝内经》中的四象圆思维。《素问·刺志论》记载："气实形实，气虚形虚，此其常也，反此者病。谷盛气盛，谷虚气虚，此其常也，反此者病。脉实血实，脉虚血虚，此其常也，反此者病。"

本书认为这段话有三个四象圆思维：①气形虚实的四象圆，如图 3-6 所示。②谷气盛虚的四象圆，如图 3-7 所示。③脉血虚实的四象圆，如图 3-8 所示。

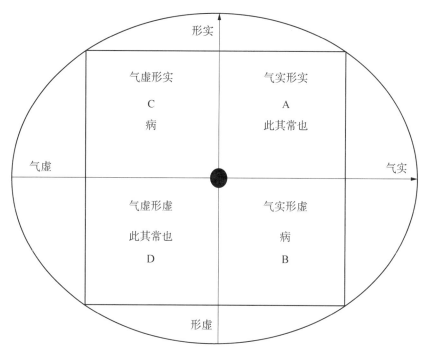

图 3-6　气形虚实的四象圆图

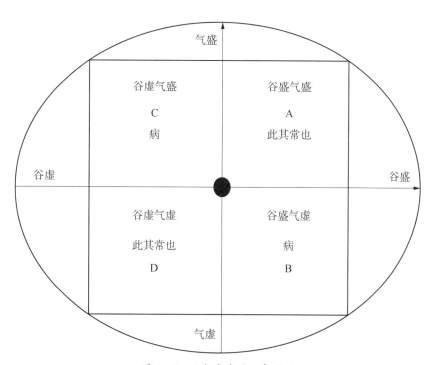

图 3-7　谷气盛虚的四象圆图

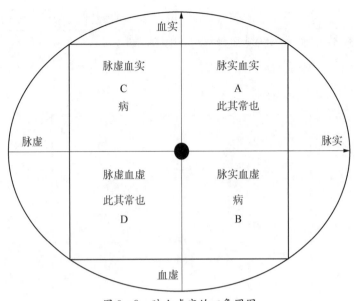

图 3-8 脉血虚实的四象圆图

三、标本四象圆

"标本"是《黄帝内经》中的重要概念,《素问·标本病传论》云:"标本相移……知标本者,万举万当,不知标本,是谓妄行。"《灵枢·师传》云:"春夏先治其标,后治其本;秋冬先治其本,后治其标。"《黄帝内经》认为本为病变的根本,标为病变的征兆;还认为先病为本,后病为标。诸如类似的思维方式,被人们称为"标本思维"。标本思维是《黄帝内经》中的重要辩证思想之一,也是中医理论中的重要原则,它对医学具有重要的指导意义,决定治疗的准则、揭示疾病的传变规律(在一定条件下,标本可以发生互相转化,而其转化规律是"阳病传阴,阴病传阳")、阐释人体的脏腑经络本质及其与精气的关系。

在《黄帝内经》中,标本思维指的是通过辨别疾病症状的主次、本末、轻重来决定治疗的准则。以疾病发生的根本原因作为"本",以疾病表现出的症状作为"标",通过辨明标本,确定治疗的先后顺序和方案。在中医理论中,人体正气是本,致病邪气是标。人体正气的强弱是决定人体是否发病的关键因素,而致病邪气则是导致人体发病的原因。通过标本思维的辨析,可以明确正气与邪气的力量对比,从而确定"急则治标""缓则治本"或是"标本兼治"的治疗原则。从疾病本身来看,病因是本,症状是标。在诊断和治疗疾病时,必须先明确病因,然后针对病因进行治疗。从疾病的新与旧、原发与继发来说,旧病与原发是本,新病与继发是标。在治疗疾病时,必须先治疗旧病和原发疾病,然后再治疗新病和继发疾病。从疾病所在部位来说,在内的为本,在外的为标。在诊断和治疗疾病时,必须先治疗在内的疾病,然后再治疗在外的疾病。

现代医学的发展也借鉴了标本思维的优点。现代医学在诊断和治疗疾病时,也强调探究疾病的根本原因,采取针对性的治疗方法。例如,对于某些慢性疾病,现代医学也强调从生活习惯、饮食、心理等方面进行综合治疗。这种治疗理念与中医标本思维有异曲同工之妙。在现代医学中，标本思维也具有重要的意义。再例如，在临床诊断时，医生必须先了解患者的病史和体征，然后再进行相关的检查和实验室检测，最终确定疾病的病因和病理生理过程。只有明确疾病的根本原因，才能制订出有效的治疗方案。

本书以《素问·标本病传论》为例，探究标本的四象圆思维。《素问·标本病传论》记载："有其在标而求之于标，有其在本而求之于本，有其在本而求之于标，有其在标而求之于本。故治有取标而得者，有取本而得者，有逆取而得者，有从取而得者。故知逆与从，正行无问，知标本者，万举万当，不知标本，是谓妄行。"本书用四象圆图解读这段话，如图3-9所示。《素问·至真要大论》对逆取和从取进行了进一步阐述，其云："有逆取而得者，有从取而得者。逆，正顺也。若顺，逆也。"

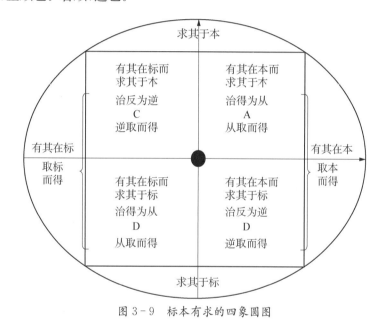

图3-9　标本有求的四象圆图

《素问·至真要大论》也提到"标本"，其云："气有从本者，有从标本者，有不从标本者也。……少阳太阴从本，少阴太阳从本从标，阳明厥阴，不从标本，从乎中也。故从本者，化生于本，从标本者，有标本之化，从中者，以中气为化也。……是故百病之起，有生于本者，有生于标者，有生于中气者，有取本而得者，有取标而得者，有取中气而得者，有取标本而得者……故曰：知标与本，用之不殆，明知逆顺，正行无问。此之谓也。不知是者，不足以言诊，足以乱经。故《大要》曰：粗工嘻嘻，以为可知，言热未已，寒病复始，同气异形，迷诊乱经，此之谓也。夫标本之道，要而博，小而大，可以言一而知百病之害。言标与本，易而勿损，察本与标，气可令调，明知胜复，为万民式，天之道毕矣。"以标本四象圆思维读之，可以得出如图3-10所示的直观图。

站在圆上，知标与本；站在圆上，言标与本；站在圆上，察标与本，就可以使病气调和，成为"救治群生"的良医。第四种情形"既不从本也不从标"，那他们从什么呢？《黄帝内经》认

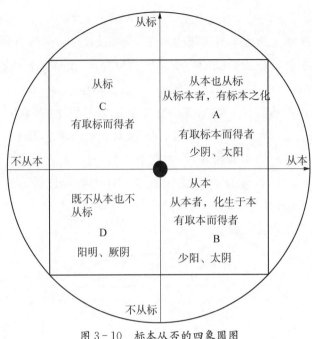

图 3-10　标本从否的四象圆图

为"从中"，如图所示。文中说："从中者，以中气为化也"，也有"取中而得者"。从中医哲学的角度来看，标本四象圆是让我们分清主次矛盾、认识问题本质的一种方法，将标本四象圆思维融入临床辨证过程中，有助于形成正确的、详细的辨证思维。

四、阴阳四象圆

运用四象圆思维解读《黄帝内经》中的阴阳智慧，这种解读数不胜数，这里以3个例子进行阐述，期待举一反三。

《素问·阴阳应象大论》提到："阳胜则热，阴胜则寒"，《素问·调经论》提到"阳虚则外寒，阴虚则内热；阳盛则外热，阴盛则内寒。"以病理变化为圆，以阴阳为横坐标，以盛虚为纵坐标，就有如图3-11所示的"阴阳盛虚的四象圆图"，可以用来阐述人体的病理变化。

阳胜则热，是指阳热亢盛，机能亢奋，机体反应性增强，产热过剩或散热不利的病理状态。如急性热病初起，发热面赤，甚至壮热、烦躁。阳热偏盛则灼耗阴津，故热病常见口渴喜饮、便干溲少等津亏液少的病理表现。

阴胜则寒，是指阴寒内盛，机能抑制或障碍，从而导致阴寒水湿病邪积聚、机体热量不足等病理状态。如受寒饮冷，寒邪直中于里的病证，可见腹痛、腹泻、怕冷、喜热等症。寒邪属阴，阴寒凝聚，则血脉拘急，气血不通则痛。阴寒邪盛，阳气被抑，温煦功能障碍，肌肤失于温煦，故怕冷而喜热。阴寒之邪遏伤阳气，常可致脾胃阳虚，运化失常，从而出现泄泻等病理表现。

阴虚则热，是指阴液（包括精、血、津液）亏损，阴不制阳，导致相对阳亢，机能虚性亢奋，从而出现阴虚内热的病理表现。如肺痨病，临床上常见有消瘦、骨蒸潮热、五心烦热、颧红、盗汗等症。

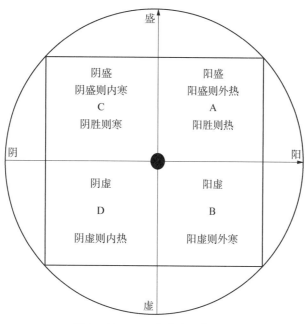

图 3-11 阴阳盛虚的四象圆图

阳虚则寒,是指人体阳气虚损,全身性机能衰退,阳不能制阴,则阴相对偏亢,从而出现热量不足的虚寒性病理状态。如慢性肾病,临床上常见有形寒肢冷、浮肿等症,此即脾肾阳气不足,运化蒸腾无力,导致水寒阴邪积聚之阳虚阴盛病证。

《灵枢·寿夭刚柔》提到"审之阴阳,刺之有方"的针灸原则,病部位不同,针灸的位置不同。其云:"病在阴之阴者,刺阴之荥俞;病在阳之阳者,刺阳之合;病在阳之阴者,刺阴之经;病在阴之阳者,刺络脉。"本书以四象圆思维解读这句话,如图 3-12 所示。

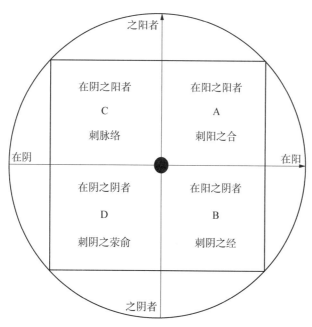

图 3-12 病在阴阳之阴阳者的四象圆图

第二节　国学四象圆思维在中医基础理论中的运用

运用国学四象圆思维解读中医基础理论，可以发现其中有大量的四象圆思维。本节重点创建中医基础理论关键知识点的四象圆图。

一、四象圆图与医学模式

医学是研究人体生理病理及疾病的诊断和防治等的一门学科。狭义的医学只是疾病的治疗和机体有效功能的恢复，广义的医学还包括养生学和营养学。医学的科学性在于应用基础医学的理论不断完善和实践的验证。目前世界上医学主要有微观的西医学和宏观的中医学两大系统体系。西医学是以解剖生理学、组织胚胎学、生物化学与分子生物学作为基础学科；中医学是以精气血津液学、藏象生理学、经络腧穴学作为基础学科。如果我们以医学为无极（圆），以中医（学）为横坐标，西医（学）为纵坐标，那就会得到"医学的中西医学四象圆图"：A 中西医并重，B 以中医为主，C 以西医为主，D 既不采用中医，也不采用西医，采用其他医学。如图 3-13 所示。

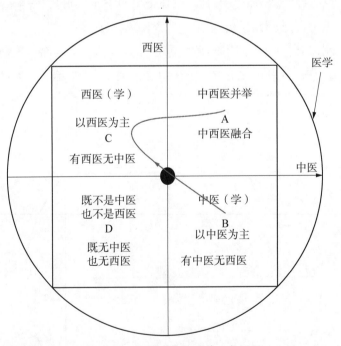

图 3-13　医学的中西医学四象圆图

1840 年之前，中国的医学处在 B 象限，以中医为主。1840—1949 年，西方医学大规模传入中国，并逐步占据主导地位。虽然是中西医并存，但整体态势是处在 C 象限，整个中国以西医为主,包括医学教育,大有消灭中医的态势。1929年2月,民国政府推出"废止中医案",使得中医出现了存亡的危机,章太炎等有识之士和中医界人士采取了组织社团、抗议请愿等多种措施进行抗辩,终使此案未被施行。章太炎认为中医虽有缺陷但不当被废除,中医来自实践,信而有征,皆合乎科学,但要与时俱进,做到疗效更好,理论更科学。他说:"今之中医,务求自立,不在斤斤持论与西医抗辩也。"而应努力实现"凡病有西医所不能治而此能治"。1949年中华人民共和国成立后,毛泽东主席主张:"中西两法治疗""医道中西,各有所长""团结中西医",中国医学进入了A象限。全国先后成立了20多所中医学院(中医药大学),中医学进入快速发展的黄金期。每个县级市都有独立的中医院,中医学治病实践进入了科学有序的轨道。可以这样说,中国医学在近200年来,走的轨迹是从B到C再到A。A象限不仅仅是中西医并存、并重,还包括中西医结合、整合、融合等。

张伯礼院士认为,中医的理念和西医的技术相结合,是未来医学的发展方向。未来医学是中医理念+西医技术,未来的中国医学应该是既高于中医,又高于西医,是两者优势并重互补(或整合)的一种新医学。汤钊猷院士认为,用中医的思维驾驭西医的技术,等于未来医学的方向。本书运用四象圆思维解构他们的观点,以医学为圆,中医思维和技术为横坐标,西医思维和技术为纵坐标,则就有四种情形:A中医技术和西医技术、B中医技术和西医思维、C中医思维和西医技术、D中医思维和西医思维。他们选择了C象限为重点,并认为C情形是中国特色的新医学,也和张锡纯的"衷中参西"思想和毛泽东主席的"中西医结合,创立我国新医学派"等一脉相承。四象圆思维让我们知道,中医的"从实践到理论"与西医的"从理论到实践"同样有价值。我们要学会两条腿走路,集东、西方智慧之所长,走出中国特色的医学发展之路。

匡调元认为,中医学是以《周易》象论思维方式为主的、以元气为物质基础的、天人合一的整体功能的医学,是一种宏观层次的,与人文、艺技相结合的医学。现代西医学偏近理工科,中医学偏近文史哲科。中医和西医不是一对阴阳,也不是一对矛盾,而是有关联的两个学科,都属于医学范畴。它们的研究方法不同,但并不矛盾,也并不相互排斥,而是可以相互结合,或者相互交融、相互并存、相互共荣,各美其美。张光霁认为,我国现存中医学和西医学两个医学体系,虽然各有其独立性,但研究内容、对象和宗旨具有高度的一致性;虽然各有独特的研究方法,但方法具有高度的互补性和融合性。匡调元和张光霁等当代中医学者都认为,当今的中国医学处在A象限——中医和西医并存,相向而行。西医学各科教材一版一版地在定期或不定期更新,中医学各科教材也是如此。中医和西医应共同呵护人类的健康。

二、四象圆图与辨证论治

辨病与辨证,都是认识疾病的思维过程。辨病侧重对贯穿疾病全过程的基本矛盾的认识,是对疾病全过程的总体属性、特征和规律的纵向把握,以确定疾病的诊断为目的,从而为治疗提供依据。辨证侧重对疾病当前阶段主要矛盾的把握,是对疾病过程中一定阶段的病因、病位、病性、病势等病机本质的横向认识,以确定证候的诊断为目的,从而根据证候确立治法,据法处方遣药。

中医提倡运用"辨病施治"的方法,以"辨证论治"为诊疗特点,要求遵守"辨病和辨证相结合"的临床诊治原则。本书以临床诊治为圆,以有无辨病思维为横坐标,以有无辨证思维为纵坐标,那就有如图3-14所示的"辨病辨证的临床诊治四象圆图"。

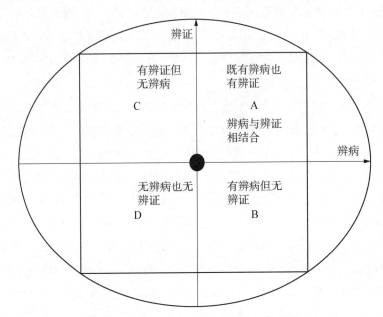

图3-14 辨病辨证的临床诊治四象圆图

东汉的《伤寒杂病论》选择了A象,将辨病论治与辨证论治融为一体,阐述外感病与内伤杂病的诊断与治疗,创立了辨病与辨证相结合的中医诊断疾病的方法。辨病与辨证相结合的诊断方法对中医理论与临床的发展产生了深远的影响。各种疾病发展过程的不同阶段可以形成不同的证。或由于患者的年龄、体质、饮食习惯等个体差异,或受到地理、气候、环境等因素的影响,使某种疾病即便在同一阶段,也可表现为不同类型,形成不同的证。因此,"病"和"证"既有区别,又密切相关。辨病与辨证结合运用,既识病,又辨证,则既可把握疾病的发展规律,注意不同疾病的不同特点,又能考虑到患者的个体差异,并注意到不同疾病在某些阶段所表现的共同证候。因此,辨病施治和辨证论治既不可相互割裂,也不可相互代替,二者相结合是中医临床诊治疾病的核心原则。采用A象限的"辨病和辨证相结合"原则,是中医学两千多年的传统,不能偏废。

梁湛聪教授认为,在辨病与辨证相结合的时候,有时"病"是主要矛盾,这时就要舍证从病,主要针对"病"进行治疗;有时"证"是主要矛盾,这时就要舍病从证,主要针对"证"进行治疗。有时候以辨证理论指导辨病,有时候以辨病理论指导辨证。根据病情分阶段结合辨病和辨证,疾病在发展过程中的矛盾变化会呈阶段性,针对不同的阶段的主要矛盾,灵活运用辨病施治或辨证论治。比如,哮喘急性发作时主要辨病施治,哮喘发作间歇期时主要辨证论治。处方用药上,也可以坚持辨病和辨证相结合。比如,在对肺结核的治疗中,可按西医辨病的诊断而采取抗结核药治疗,同时按中医辨证为肺阴亏损而采取滋阴润肺的百合固金汤或沙参麦冬汤进行治疗。

在辨病与辨证结合的运用方法中,现在较多采用的是先用西医的辨病方法做出明确的诊断,然后按中医的辨证分型的方法。抓住同一疾病的一般性和特殊性,根据具体情况,有时以中医药解决主要矛盾;西医药解决次要矛盾;有时则以西医药解决主要矛盾,配以中医药解决次要矛盾。或是根据中西医的长处,在一个阶段以西医药治疗为主,在另一个阶段以中医药治疗为主。辨病与辨证相结合,不但可以提高疗效,而且在实践上和理论上会有所突破和创新。

笔者把诊治疾病用圆来表示,以"病之异同"为横坐标,以"治病之异同"为纵坐标,那么就可以得到如图3-15所示的"疾病诊治的四象圆图"。医家站在圆上,胸中有四种治病原则,因人、因时而施。类似的还有"以左治右,以右治左""从阴引阳,从阳引阴""病在上者下取之,病在下者上取之"等。这里就不一一展开阐述。

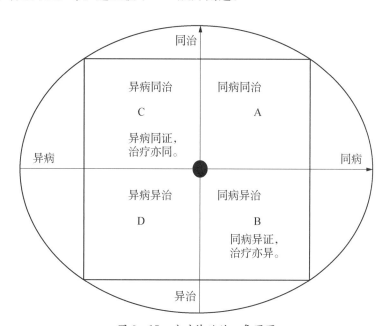

图3-15 疾病诊治的四象圆图

中医治疗主张辨证论治,这其中涉及四大辩证关系:本质与现象、矛盾主次、扶正祛邪和病治异同。病治异同关系有如图3-15所示的四种情形。其中,A象限的同病同治和D象限的异病异治是西医的诊治常规原则,而中医除了这两个原则外,还有同病异治、异病同治的诊治原则。如,同为黄疸病,有的表现为湿热证,治当清热利湿;有的表现为寒湿证,宜温化寒湿。这就是B情形的同病异治。再如,不同的疾病,在其发展过程中出现了性质相同的证,因而可采用同一方法治疗,这就是C情形的异病同治。比如,久痢、脱肛、子宫下垂等,它们虽是不同的病,但如果均有中气下陷证,那就都可以用提升中气的方法来治疗。

三、阴阳消长的四象圆图

阴阳消长是指阴阳在数量或比例上的变化,属于唯物辩证法中的"量变"(按:阴阳转化属于"质变")。其表现形式主要有两种:一是阳长阴消或阴长阳消,表现为阴阳双方的你强我弱,你弱我强。这种运动形式主要是和阴阳的对立制约关系相联系。二是阴阳皆消或阴阳皆长,表现为阴阳的我弱你也弱,你强我也强。这种运动形式则多与阴阳互根互用关系相联系。

自然界四时气候的变迁、寒暑的变易,其产生的根本原因,即在于阴阳在其制约基础上所产生的消长变化。具体来说,从冬至春及夏,气候从寒冷转暖变热,即是"阴消阳长"的过程。由夏至秋及冬,气候由炎热逐渐转凉变寒,即是"阳消阴长"的过程。就一天而言,从日中到黄昏,属于阳消阴长,从夜半到平旦,属于阴消阳长。中国古代一日分为十二时辰,以"子、丑、寅、卯、辰、巳、午、未、申、酉、戌、亥"代称十二时。笔者认为,自卯至午时,6～12点,属于日出至日中。自午至酉时,即12～18点,属于日中至黄昏。自酉至子时,即18～24点,属于黄昏至夜半。自子至卯时,即0～6点,属于夜半至日出。

以一天为圆,以昼(阳)夜(阴)为两仪,则就有如图3-16所示的"昼夜阴阳变化的两仪四象圆图"。人体的代谢过程同样体现了阴阳消长的过程。人体各种机能活动(阳)的产生,必然要消耗一定的营养物质(阴),此即"阳长阴消"过程。而各种营养物质(阴)的新陈代谢,又必须消耗一定的能量(阳),此又是"阴长阳消"的过程。

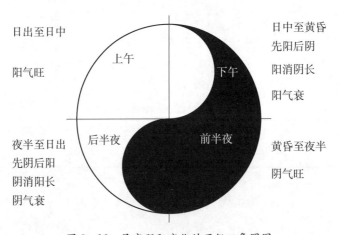

图3-16　昼夜阴阳变化的两仪四象圆图

阴阳的消长,同样也表现于阴阳的互根互用过程之中。阴与阳之间会出现一方增长而另一方亦增长,或一方消减而另一方也消减的情形,前者称为"此长彼亦长",包括阴随阳长或阳随阴长;后者称为"此消彼亦消",包括阴随阳消或阳随阴消。就人体生理活动而言,人体的阴精和阳气相互依赖和资助,一方旺盛,则可促进另一方亦随之增长;一方不足,无力资生助长对方,对方亦随之消减而虚弱。以气血为例,气为阳,血为阴。气能生血,故气虚亏损,则常可使血液生化不足而表现为气血两虚(属于阳损及阴,阴随阳消);血能载气,血为气母,血虚则气无以附,最终亦会导致气血两虚(属于阴损及阳,阳随阴消)。相反,若补气或养血,促使气旺生血或血充化气,则又可使气血有所恢复。前者则是"阴阳皆消"的过程,后者则为"阴阳皆长"的过程。运用国学四象圆思维解读这段话,可以得到如图3-17所示的"阴阳消长的四象圆图"。"阴阳皆长"为A象限,如补血养气、补气生血等;"阴阳皆消"为D象限,如气虚引起血虚、血虚导致气虚、阳损及阴、阴损及阳;"阳长阴消"为B象限,这里的"长",一般来说,是绝对的增长;"阳消阴长"为C象限,这里的"长",还包括相对偏亢。

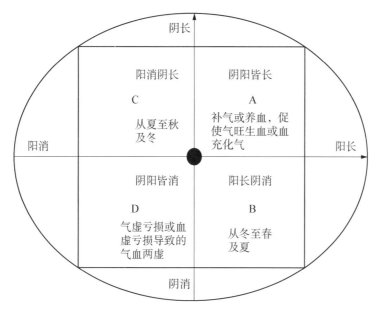

图3-17　阴阳消长的四象圆图

阴阳互损,属于D象限,治疗D象限的患者,采取补养治疗,都是从D直接进入A,从阴阳皆消到阴阳皆长。

一般来说,阴阳之间的消长运动是绝对的、无休止的,而且是在一定的范围、一定的限度、一定的时间内进行的,故其事物在总体上仍呈现出相对的稳定。因此,中医学认为,在正常生理状态下,人体阴阳的消长处于相对的动态平衡之中,即所谓"阴阳匀平,命曰平人"(《素问·调经论》)。阴阳双方在一定的生理范围内消长,则正是体现了人体动态平衡的生命活动过程。

如果由于某些原因,阴阳的消长超出了一定的生理限度,破坏了阴阳之间的相对平衡,则阴阳的消长反应就会更为明显,表现为阴阳某一方面的偏盛偏衰,那么机体即从生理状态向病理状态转化,导致阴阳的关系失调而发病。

四、五行生克的四象圆图

五行的生克制化,是指五行中任何一行与其他四行存在着"生我、我生、克我、我克"的关系。战国时期的《难经》把五行相生关系称作"母子关系"。"生我"者为母,"我生"者为子。

以我之生克为圆,以"生我、我生"为横坐标,以"克我、我克"为纵坐标,那就可以得到如图 3-18 所示的"我之生克的四象圆图",如果以"我"为土举例,那就得到如图 3-19 所示的"土之生克的四象圆图"。图中实线箭头走向为五行相生,虚线箭头走向为五行相克。

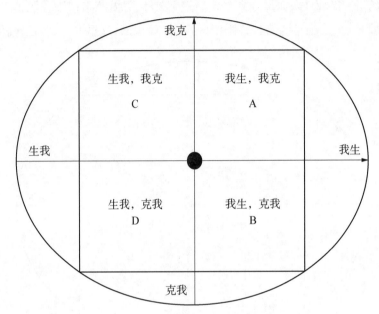

图 3-18 我之生克的四象圆图

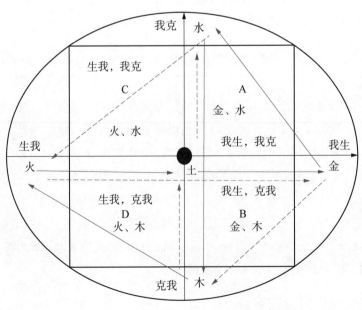

图 3-19 土之生克的四象圆图

五、精气血津液学说中的四象圆图

精气血津液在人体生命活动中占有重要的位置，它们是构成人体和维持人体生命活动的基本物质。它们同根共存，共为生命基础。《灵枢·本藏》说："人之血气精神者，所以奉生而周于性命者也。"精气血津液学说是研究人体精、气、血、津液的生成、运行、生理功能以及相互间关系的理论。

（一）精的四象圆图

中医学的精是人类生命的本原，是指藏于脏腑中的液态精华物质，是指有形的精微物质，是构成人体和维持人体生命活动的最基本物质。人体诸脏腑、形体、官窍由精化生。精是生命活动的基础，气是生命活动的动力。精按功能来分，可以分为生殖之精和营养之精。因此，精具有繁衍生命、生长发育、生髓化血、濡润脏腑和化气保卫机体五大生理功能。王键把精的生理功能提炼为"化神化气、化髓化血"。其中化神主要是指繁衍生命和充脑化神，化气主要是指化生元气。

以精的运动为圆，以精的生成正常与否为横坐标，以精的藏泄正常与否为纵坐标，则就有如图 3－20 所示的"精的运动的四象圆图"。A 象限为健康人的精运动。B、C、D 均属精失常，B 和 C 会发展为 D。

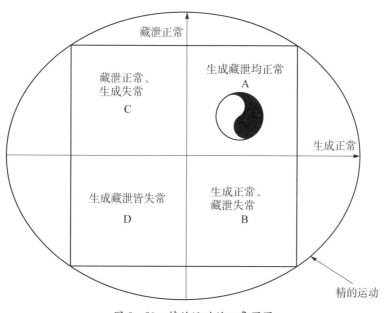

图 3－20　精的运动的四象圆图

人体之精的生成来源于先天，如《灵枢·天年》云："以母为基，以父为楯"。人体之精又充养于后天，人需要不断得到来自饮食水谷的精气充养，才能源源不断地输布于五脏六腑等组织器官，以维持其正常的功能活动。只有先天之精正常，后天之精也正常，人体之精的生成才可称为正常。先天之精是基础,后天之精是营养。

精的藏泄,即精的贮藏和施泄。精的正常藏泄是人之健康的保证。精藏于脏腑,但主要藏于肾。先天之精为生命的本原,在胎儿时期就贮藏于各个脏腑中,主要由肾封藏,是肾精的主要成分。后天之精来源于脾胃化生的水谷精微物质,经脾气的传输作用不断地输送到各个脏腑,化为各个脏腑之精;又将其剩余部分输送于肾中,以充养肾藏的先天之精。《素问·上古天真论》说:"肾者主水,受五脏六腑之精而藏之。"肾藏先天之精,受后天之精的不断充养,肾精逐渐充盛起来。五脏皆藏先天之精和后天之精,但有成分比例的不同。各脏所藏之精,是其机能活动的物质基础。由于先天之精主要藏于肾,并在后天之精的资养下化为生殖之精以繁衍生命,因而称肾为"先天之本"。肾的藏精功能主要依赖肾气的封藏作用。肾精化生肾气,肾气的固摄封藏作用,使精藏肾中而不妄泄,保证肾精发挥其各种生理功能。《素问·六节藏象论》云:"肾者主蛰,封藏之本,精之处也。"若肾气虚亏,封藏失职,可造成遗精等病理变化。

精的施泄是为了濡养脏腑,更是为了繁衍生命。一般而言,精的施泄有两种形式:一是分藏于全身各个脏腑之中,濡养脏腑,并化气以推动和调节各脏腑的机能;二是化为生殖之精而有度地排泄以繁衍生命。

先天之精藏于肾,得后天水谷之精的资助化为肾精,为肾脏各种机能的根本所在。后天之精在脾气的传输作用下分布到各脏腑,成为脏腑之精。各脏腑之精与其各脏的血、津液等物质相互化生,以多种形式来促进脏腑生理机能的发挥。因此,脏腑、形体、官窍的荣枯都依赖精的濡养滋润。精不但以精华物质的本身充养到各脏腑,成为各脏腑机能活动的物质基础,而且肾中先天之精通过化生元气这一生理活动形式,以三焦为通道,布散到全身各脏腑,推动和激发各脏腑的机能活动,成为人体生命活动的原动力。因此,精布散于全身,不仅能作为构成人体的基本物质,而且是人体各脏腑生理活动不可缺少的物质基础。各脏之精虚少则难以维持其自身的生理机能,而肾精亏虚则可能影响全身脏腑的生理活动。

生殖之精,以先天之精为主体,在后天水谷之精的资助下化生。女子"二七"、男子"二八"之时,若先天之精无缺陷,后天之精能资养,肾中所藏之精充盛,肾气充沛,天癸则可按时而至。天癸,是肾精、肾气充盈到一定程度时体内产生的一种促进生殖器官发育成熟、维持生殖机能的精微物质。肾精的一部分在天癸的作用下,可化为生殖之精以施泄。如《素问·上古天真论》说:"(男子)二八,肾气盛,天癸至,精气溢泻,阴阳和,故能有子。"生殖之精的化生与施泄有度,还与肾气封藏、肝气疏泄及脾气的运化作用密切相关。精的藏泄也可以用四象圆思维分为:藏泄正常、藏正常泄失常、藏失常泄正常和藏泄皆失常四种情形。如图 3-21 所示。A 象限是健康的人,B、C、D 象限均属精藏泄失常。B 和 C 会发展为 D。

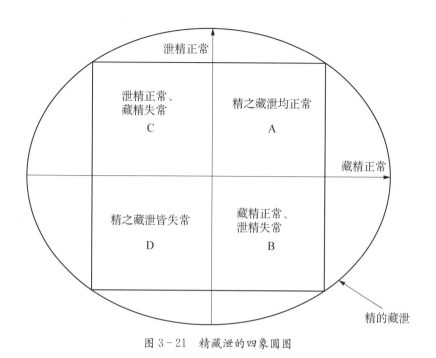

图 3-21　精藏泄的四象圆图

（二）气的四象圆图

现代中医学认为,气具有推动、温煦、防御、固摄、营养等生理功能,虽不尽相同,但密不可分,在生命过程中相互促进,协调配合,共同维系着人的生命过程。气的这些生理功能是建立在气的生成和运动均正常的基础上。

气的生成与先天禀赋、后天饮食营养及自然环境等因素密切相关。气生成的物质基础正常,是气正常的关键所在。但气的生成过程,需要全身脏腑组织的参与,否则生成过程就会失常。人体之气的充足与否,还有赖于全身各个脏腑的综合协调作用。

人体之气的生成,有两个基本条件:一是物质来源丰富而健康,先天之精气、水谷之精气和自然界之清气供应充足而健康。如《灵枢·营卫生会》云:"人受气于谷"。二是肺、脾、胃、肾等脏腑的生理功能正常。若物质基础不足(不健康),或肺、脾、胃、肾等脏腑生理功能异常(失常),都会影响气的生成。临床上常见面色淡白、身倦乏力、少气懒言、脉虚无力等气虚的病理表现。

以气的生成为圆,以气的生成来源正常与否为横坐标,以气的生成过程正常与否为纵坐标,则就有如图 3-22 所示的"气之生成的四象圆图"。其中 A 象限是正常象限,B、C、D都是导致气虚的象限。

人体之气的生成,需要全身多个脏腑组织的综合协调作用,但与肾、脾、胃、肺等脏腑的关系尤为密切。脏腑之气由脏腑之精化生,化生不足,就会造成脏腑之气不足,如心气虚、肺气虚、脾气虚、肝气虚和肾气虚等。

肾为生气之根。肾藏先天之精,并受后天之精的充养。先天之精化生的元气是生命活动的原动力,能激发和推动全身各脏腑组织的生理功能,进而促进宗气、营气和卫气的生

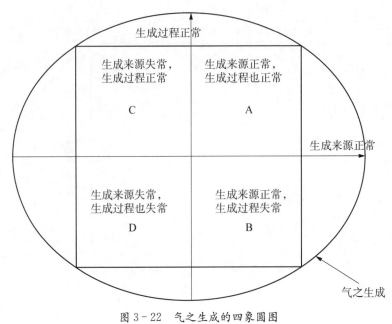

图 3-22　气之生成的四象圆图

成。因此，肾为全身之气生成的基础，是生气之根。

　　脾胃为生气之源。胃主受纳，脾主运化；脾主升清，胃主降浊；脾胃纳运相得，升降相因，共同完成对饮食物的消化、吸收，并将其营养物质转化为水谷精气，维持正常生命活动。《灵枢·五味》曰："故谷不入，半日则气衰，一日则气少矣。"脾胃为生气之源，若脾胃的受纳腐熟及运化功能失常，则消化吸收饮食水谷能力减弱，水谷之气的来源匮乏，势必影响一身之气的生成。

　　肺为生气之主。肺主气，司呼吸，在人体之气的生成过程中具有重要作用。其一，生成宗气。自然界的清气通过肺的呼吸运动进入人体，与脾胃所运化的水谷精气，在肺的气化作用下生成宗气。其二，促进营卫之气的生成。水谷精微由脾转输到肺，经肺的气化宣发而营卫之气得以生成并输布运行。《灵枢·营卫生会》曰："谷入于胃，以传于肺，五脏六腑，皆以受气，其清者为营，浊者为卫。"此外，肺宣发肃降，主治节，调节全身气机，从而保证了气的生生不息。因此，肺主气的功能失常，则清气吸入减少，宗气生成不足，必将导致一身之气衰少。

　　以气之生成运动为圆，以气的生成正常与否为横坐标，以气运正常与否为纵坐标，则就有如图 3-23 所示的"气之生成运动的四象圆图"。A 象限是气正常情形，B、C、D 是气失常的情形。

　　气的运动，简称气运，因为气的存在及其效能的发挥，体现在其运动之中。运动是气存在的关键，所以气有运动的特性。气以其运行不息而激发和调控机体的新陈代谢，推动人体的生命进程。《灵枢·脉度》云："气之不得无行也，如水之流，如日月之行不休……其流溢之气，内溉脏腑，外濡腠理。"气的运动止息，机体新陈代谢的气化过程因而停止，则标志着生命过程的终止。气的运动包括气机和气化两种情形。

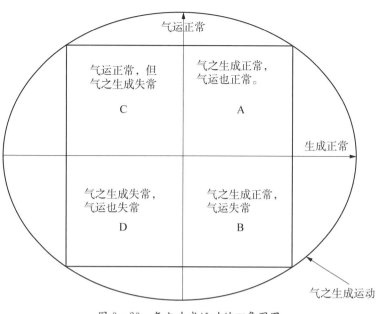

图 3-23　气之生成运动的四象圆图

本书以气的运动为圆，以气机是否正常为横坐标，以气化是否正常为纵坐标，则就有如图 3-24 所示的"气之运动的四象圆图"。A 象限是气机正常，气化也正常的状态；B、C、D是气的运动失常的状态。

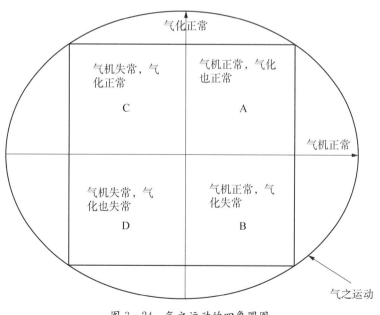

图 3-24　气之运动的四象圆图

孙广仁教授认为气机是指气的升降出入运动。所谓升，是指气自下而上的运行；降，是指气自上而下的运行；出，是指气由内向外的运行；入，是指气自外向内的运行。气的升降出入运动,是宇宙万物运动的普遍规律。人类生活在宇宙之中,人体的气机也必须遵循这一规律,没有升降出入就没有生命活动。气机的升与降、出与入是对立统一的矛盾运动,广泛存在于机体内部。虽然肝、脾主升,肺、胃主降,但是从整个机体的生理活动来看,升与降、出与入之间必须协调平衡,各脏腑才能发挥正常生理功能。一方面,气必须有通畅无阻的运动;另一方面,气的升降出入运动之间必须平衡协调。具备这两点,气机才是正常的,这种正常状态称为"气机调畅"。

气机推动和激发人体的各种生理活动。只有在脏腑、经络等器官的生理活动中,才能体现出气机。如脾之升清、肺之宣发与肃降、肝之升发等。五脏和六腑的功能都是通过其各自的升降运动而实现的,由于五脏六腑的生理功能和特性各有不同,其气的升降趋势也各有不同的规律及特殊性。一般来说,心、肺在上,在上者宜降;肝、肾在下,在下者宜升;脾胃居中,通连上下,脾主升、胃主降。肺主治节,肺气的升降出入直接调节和影响全身气机;脾胃为气机的枢纽;肾为先天之本,内寄命门之火,是气机升降的动力和根本。而胃、小肠、大肠、膀胱、三焦等六腑具有传化物而不藏的特点,其气机是以降为主。但在饮食物的传化过程中,还有小肠与大肠的吸收水谷精微、津液的作用,所以六腑的气机又具有降中寓升的特点。总之,脏腑的气机运动,在生理状态下,体现了升已而降,降已而升,升中有降,降中有升的特点和对立统一协调平衡的规律。

以气机形式为圆,以降升为横坐标,以出入为纵坐标,则就有如图3-25所示的"气机形式的四象圆图"。呼气是由肺向上经喉、鼻排出体外,是出,既有升,也有降。处在B、D象限,先B(升出)再D(降出);吸气是气向上进入鼻,再向下经喉而降入肺,是入,既有升,也有降。处在A、C象限,先A(升入)再C(降入)。

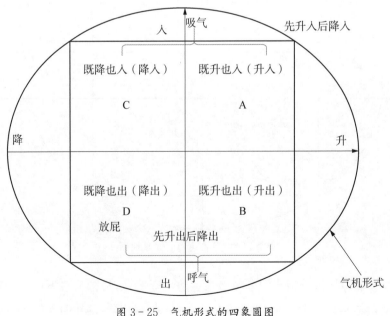

图3-25 气机形式的四象圆图

气化,是指由人体之气的运动而引起精气血津液等物质与能量的新陈代谢过程。气化过程就是物质转化和能量转化的过程。例如:饮食物在体内的消化、吸收、输布;气、血、津液的生成,津液气化为汗、涕、唾、泪等,以及气、血、津液之间的相互转化,皆属气化的具体体现。气化过程的有序进行,是脏腑生理活动相互协调的结果。病理上,脏腑功能失常,气化失司,则会影响饮食物的消化吸收,影响气、血、津液的生成和代谢,影响汗液、尿液和粪便的排泄,形成各种代谢异常的病变。由此可见,气化是人体生命活动的基本特征。气化的意义广泛,气的推动、温煦、防御、固摄、营养等作用皆包含在其中。此外,也有结合某一脏腑功能所言的"狭义"气化,如膀胱气化、三焦气化等。

气机是气化的前提和根本,没有气机,就没有气化;气化过程中寓有气机,气机的各种运动形式正是从气化过程中而得以体现的。气机调畅状态下,才能进行正常的气化,而气机失调必然会引起气化失司;气化失常,也伴随有气机失调。

若人体的气化有序,那么元气与宗气的升降运动、营气与卫气的出入运动及脏腑之气的升降运动将是正常有序的。气化有序进行,是脏腑生理活动相互协调的结果。

营气是血液的重要组成部分,与血的关系密切,可分不可离。谢新才等人认为,营气即营养物质,是指人体必需的各种物质,包括氨基酸、糖类、脂类、无机盐、维生素、微量元素等。营气的运行是指营养物质的相互转化代谢的过程。卫气是人体的防卫免疫物质及其体系,包括机体屏障、吞噬细胞系统、体液免疫和细胞免疫等。《素问·痹论》云:"卫者……熏于肓膜,散于胸腹。"他们认为其中的"肓膜"可能是胸腺等中枢免疫器官。营卫两气既有联系,又有区别。营卫两气的相同点是:两者均为宗气所分,生于水谷精微,源于脾胃。不同点是,营气精纯柔和,属性为阴,行于脉中,化生血液营养周身;而卫气慓疾滑利,属性为阳,行于脉外,温养脏腑卫护体表。营卫相偕而行,白天以卫气为主导,营气随卫气由体内行于体表;夜间,以营气为主导,卫气随营气由体表行于内脏。

本书以营卫两气为圆,以营气正常与否为横坐标,卫气正常与否为纵坐标,那么就会有如图 3-26 所示的"营卫两气的四象圆图"。

A 象限为营卫两气均调和正常的情形,营卫两气相互配合、协调互济,才能维持腠理的正常开合和体温恒定,以发挥正常的防御功能。B、C、D 象限为营卫两气不和或营卫失调的情形。若营气亏少,则会引起血液亏虚,及全身脏腑组织得不到足够营养而造成功能减退的病理变化。营气不足就会血虚,出现头晕目眩、唇甲无色、月经量少、闭经等。当卫气虚弱或不足时,其调控腠理开阖失职,人体肌表失于固护,防御功能低下,易被外邪侵袭,若脏腑功能低下,可出现自汗、多汗、乏力等病理现象,会引发一系列的表虚证。若卫气循行异常,或者营卫失和,则可能会出现恶寒、发热、"昼不精、夜不瞑",以及抗病能力低下而易于感冒等。

(三) 血的四象圆图

现代中医学认为,血是循行于脉中而循环流注全身的红色液态物质,是人体生命活动

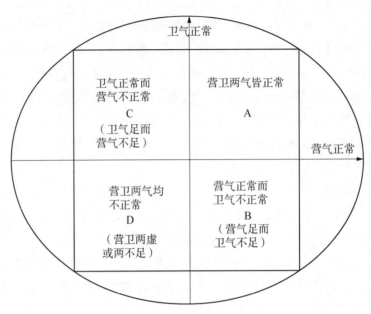

图 3-26 营卫两气的四象圆图

的主要物质之一。《素问·调经论》云:"人之所有者,血与气耳。"若因外伤等原因,血液不在脉中运行而逸出脉外所形成的出血,称为"离经之血"。离经之血若不能及时排出或消散,则变为瘀血。血液在脉中运行迟缓涩滞或停积不行也会变成瘀血。

血对人体具有濡养、运载和化神的三大作用。如《素问·五脏生成》云:"肝受血而能视,足受血而能步,指受血而能摄。"如《难经·二十二难》云:"血主濡之。"清代周学海《读医随笔》曰:"血藏气者,气之性情慓悍滑疾,行而不止,散而不聚者也。若无以藏之,不竟行而竟散乎?惟血之质为气所恋,因以血为气之室,而相裹结不散矣。"如《灵枢·营卫生会》云:"血者,神气也。"如《素问·八正神明论》云:"血气者,人之神,不可不谨养。"如《灵枢·平人绝谷》云:"血脉和利,精神乃居。"如《景岳全书·血证》说:"凡为七窍之灵,为四肢之用,为筋骨之和柔,为肌肉之丰盛,以至滋脏腑,安神魂,润颜色,充营卫,津液得以通行,二阴得以调畅,凡形质所在,无非血之用也。是以人有此形,惟赖此血,故血衰则形萎,血败则形坏,而百骸表里之属,凡血亏之处,则必随所在,而各见其偏废之病。"

以血的生成为圆,以血的来源正常与否为横坐标,以血的生成过程正常与否为纵坐标,则就有如图 3-27 所示的"血之生成的四象圆图"。A 象限是血之生成的正常健康情形,生成血液的物质基础充足而健康,而且生成血液的过程正常。B、C、D 象限均是血生成失常的情形,其结局是血虚。

血的生成以水谷精微和肾精为主要物质基础,通过脾胃、心肺、肝肾等相关脏腑的综合作用而成。《景岳全书·血证》曰:"精藏于肾,所蕴不多,而血富于冲,所至皆是。盖其源源而来。生化于脾,总统于心,藏受于肝,宣布于肺,施泄于肾,灌溉一身,无所不及。"

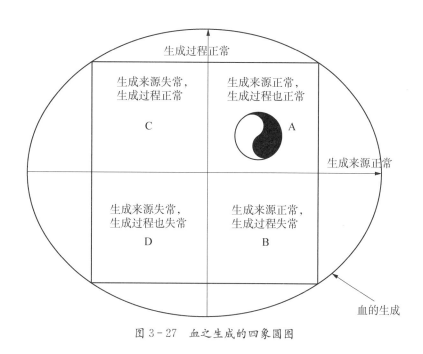

图 3-27 血之生成的四象圆图

血的来源主要有水谷之精和肾精,其生成主要有两种途径:一是水谷精微化血。血主要由营气和津液组成,营气和津液均来源于饮食水谷,由中焦脾胃运化而来。营气和津液进入脉内,经心肺作用化生为血液(气能生血、津能生血)。如《灵枢·决气》曰:"中焦受气取汁,变化而赤,是谓血。"如《灵枢·痈疽》曰:"中焦出气如露,上注溪谷,而渗孙脉,津液和调,变化而赤为血。"等。"中焦出气如露"是指中焦脾胃化生的如雾露状的营气和津液,可从细小的血脉渗入,成为血液化生的原料。二是肾精化血。肾中所藏之精也是生血的物质基础,如《景岳全书·血证》云:"血即精之属也。"肾精充足,可以化为肝血以充实血液。《诸病源候论·虚劳精血出候》曰:"肾藏精,精者血之所成也。"肾精化生血液可从肝肾同源及骨髓化血理解。肝藏血,肾藏精,精血互化。肾藏精,精生髓,髓充于骨,可化生血液。

血的生成过程,是在多个脏腑的共同作用下完成的,其过程涉及脾胃、肝肾、心肺等多个脏腑,而以脾胃最为重要。

脾胃为血液生化之源。营气和津液都来源于脾胃运化所生成的水谷精微,脾胃的运化功能是否强健及饮食营养的优劣,皆可直接影响血液的化生。若脾胃功能健运、水谷精微化源充足,则血液生化有源;若脾胃虚弱或饮食营养长期摄入不良,则血液化生乏源,可导致血虚的病理变化。

肝肾也参与血液的生成。肝藏血,与血液的化生关系密切,《素问·六节藏象论》曰:"肝者……以生血气。"肾藏精,精生髓,髓化血;肾精化肾气,激发和推动全身各脏腑组织的功能活动,促进血的化生。肝血与肾精之间有着相互资生、转化的关系。《张氏医通·诸血门》曰:"气不耗,归精于肾而为精;精不泄,归精于肝而化清血。"

心肺在化生血液中有重要作用。水谷精微由脾上输于心肺,与肺吸入的自然界清气相结合,贯注心脉,在心气作用下变化成为血液。如清代张志聪《侣山堂类辨·辨血》曰:"血乃中焦之汁,流溢于中以为精,奉心化赤而为血。"如《灵枢·营卫生会》曰:"中焦亦并胃中,出上焦之后,此所受气者,泌糟粕,蒸津液,化其精微,上注于肺脉,乃化而为血。"

以血液之生成运行为圆,以血液的生成正常而否为横坐标,以血运正常而否为纵坐标,则就有如图3-28所示的"血之生成运行的四象圆图"。A象限是血正常情形,B、C、D象限是血失常的情形。

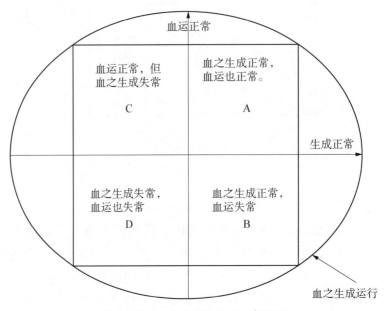

图3-28　血之生成运行的四象圆图

血液运行,简称血运,也称血液循环。决定血运正常有四个关键要素。

1. 脉

脉即血管。血管系统要完好无损、保持通畅。寒滞、痰凝、血瘀、火热、内外伤等可导致脉道狭窄、不通或损伤等,从而影响血行,使局部出现瘀血、缺血、出血等病变。

2. 气

气对血具有推动、固摄、温煦等作用。气的推动作用促使血液运行不息,且保持一定的流速;气的固摄作用使血液在脉道中运行而不致逸出脉外。血液在脉中运行,依赖于气的推动和固摄作用的协调平衡,这是维持血液正常运行的必备条件。如《医学正传·气血》云:"血非气不运。"如清朝沈明宗《金匮要略编注·下血》云:"五脏六腑之血,全赖脾气统摄。"气的温煦作用对血液的寒温适度和正常运行同样具有重要的影响,《素问·调经论》曰:"血气者,喜温而恶寒,寒则泣不能流,温则消而去之。"若阳气不足,温煦失司,则血脉寒凝,血行不畅;反之,气有余便是火,火热入血,则迫血妄行,导致出血。气对血的作用亦离不开脏腑之气的生理活动,如心气的推动、肺气的宣降、肝气的疏泄、脾气的统摄等。

3. 血的性状

血液的清浊、黏稠状态,血液量的多少,血液的寒温度,机体和周围环境的寒热温凉等,均会不同程度地影响血液的运行。如血液中痰浊较多,或血液黏稠,则可导致血行不畅而瘀滞。血液量的多少,也会影响到血的运行,《玉机微义·血证门》言血:"注之于脉,少则涩,充则实。"机体和周围环境的寒热温凉等也同样会对血的性状产生影响。

4. 脏腑功能正常

血液的正常运行,是多个脏腑生理活动综合的结果,主要与心、肺、肝、脾等密切相关,尤以心的作用最为重要。

1) 心主血脉　心动则血行诸经。心为血液循环的动力器官,心脏搏动是血液运行的基本动力。心与脉连接构成的通路是血液循行的通道。心气的推动固摄、心阳的温煦、心血的充足是保证血液在脉道中正常运行的基本条件。其中,心气的推动是其根本动力。全身的血液,在心气的推动下,通过脉道输送到全身,环周不休,运行不息,发挥其营养和滋润作用。若心气充沛,推动有力,则血液运行正常;反之,心气不足,推动无力,则会出现血行缓慢甚或瘀阻的病理变化。

2) 肺朝百脉　肺调节着全身的气机,辅助心推动和调节血液的运行。①肺参与宗气的生成,宗气贯心脉而推动血行。②肺宣发肃降,主治节,调节全身的气机,推动血液运行到全身。③肺司呼吸,呼浊吸清,掌控血中清浊之气的交换,进而也影响血液的运行。

3) 肝主藏血　肝主疏泄,调畅气机,气行则血行,气滞则血瘀。肝有贮藏血液和调节血流量的作用,既可防止出血,又可根据人体的动静,调节脉中的血流量,使脉中运行血量维持一定的水平,《素问·五脏生成》云:"故人卧血归于肝。"

4) 脾主统血　脾气能够统摄血在脉中运行,防止其逸出脉外。若脾气虚弱,气衰而固摄作用减弱,统血无力,则血溢脉外,形成各种出血。

此外,心、肺、肝等脏对血液运行的推动,亦赖元气的激发,而元气由肾精所化。年迈肾虚、元气不足时,诸脏腑功能减退,推动血行功能乏力,也会形成血行瘀阻的病理变化。

由上可见,心阳的推动和温煦、肺气的宣发与肃降、肝气的疏泄是推动和促进血液运行的重要因素;心阴的宁静与凉润、脾气的统摄、肝气的藏血是控制和固摄血液运行的重要因素。心、肝、脾、肺等脏的生理机能相互协调与密切配合,共同保证了血液的正常运行。其中任何一脏的生理功能失调,都可以引起血行失常的病变。例如,心气不足,血运无力,可以形成血瘀;心阴不足,宁静作用减退,可致心动过速,血行加快;心阳虚衰,推动作用减弱,可致心动缓慢,血行迟滞;肺气不足,宣降失司,也可导致血瘀;脾气虚弱,统摄无力,可以产生多种出血病症;肝失疏泄,肝气上逆可致出血,抑郁不畅可致血瘀等。故《温病条辨·治血论》说:"故善治血者,不求之有形之血,而求之无形之气。"这是临床治疗血行失常的指导原则。

(四) 津液的四象圆图

津液是人体内一切正常水液的总称,包括各脏腑组织的内在正常体液和分泌物,如汗、泪、涕、涎、唾、胃液、肠液等。津液与气相对而言,属性为阴,故又有"阴津""阴液"之称。

津液广泛地存在于脏腑、形体、官窍等器官组织之内。在体内,除了藏于脏腑中的精和运行于脉道内的血液外,其他所有正常的体液均属于津液范畴。津液以水分为主体,含有大量的营养物质,因而是组成人体的基本物质,也是维持人体生命活动的基本物质之一。

津和液同源于水谷,生成于脾胃。津和液二者在运行、代谢过程中常相互补充、互相转化,在病变过程中又常相互影响,所以常将津液并称,一般不做严格区别。但对临床上出现的"津脱"和"液脱"的病理变化,应作区别对待。谢新才等人认为,津脱,即指脱水,为水、电解质平衡失调;液脱,即脂类代谢功能失常,骨、关节、脑髓等得不到充分的营养。

1. 津液的生成

1)脏腑与津液生成的关系 津液的生成是在脾的主导下,经胃、小肠和大肠参与而共同完成的,并且与其他脏腑有一定的联系。津液的输布主要依靠肺、脾、肾、肝和三焦等脏腑的综合作用而完成,主要有肺气宣降、脾气散津、肾阳蒸化、肝气疏泄和三焦通利等。津液的排泄主要是通过汗、尿、呼吸和粪便等途径完成的。

以津与液的代谢为圆,以津代谢正常与否为横坐标,以液代谢正常与否为纵坐标,那就有如图3-29所示的"津与液代谢的四象圆图"。A象限是津与液代谢均正常的情形,简称津液代谢正常。B、C、D象限统称为津液代谢失常,也称津液(功能)失调,或津液关系失常。如大肠主津正常,小肠主液失常,属于B象限;大肠主津失常,小肠主液正常,属于C象限。

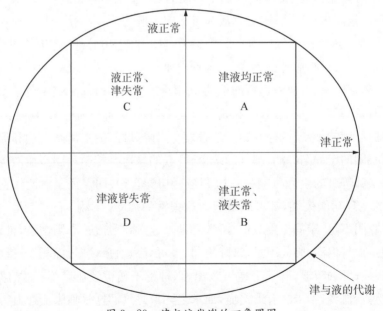

图3-29 津与液代谢的四象圆图

津液具有滋润濡养、化生血液(也称充养血液)、调节阴阳(调节体温以适应环境)和运载作用(运载全身之气、运载代谢废物)等生理功能。津液代谢,包括津液的生成、输布和排泄。

以津液之生成为圆,以津液生成的来源是否正常(充足和健康)为横坐标,以津液的生成过程是否正常为纵坐标,则有如图3-30所示的"津液之生成的四象圆图"。A是"津液生成来源正常,津液生成过程也正常"的象限,简称津液生成正常。B、C、D象限是津液失常的象限。

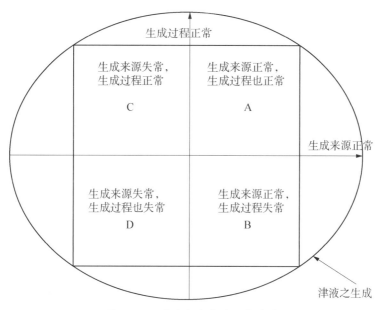

图3-30 津液之生成的四象圆图

津液的生成来源是充足而健康的饮食水谷,其生成过程是在五脏系统整体调节下,通过脾胃、小肠、大肠等脏腑参与共同而完成。若饮食摄入不足,或脾胃、大小肠的功能失调,就会影响津液的生成,导致津液不足。

(1)脾胃腐熟运化。胃为水谷之海,主受纳腐熟,游溢精气而吸收水谷中的部分液态精微物质(津液)。

(2)脾主运化。脾气升清,将胃肠所吸收的谷气和津液上输于心肺,布散全身。

(3)小肠主液。小肠泌别清浊,将清者,即饮食物中的营养物质(液态精微物质)和水分,充分吸收,由脾气散精,布散全身;将浊者中多余的水液渗入膀胱,糟粕则下输于大肠。

(4)大肠主津。大肠接受小肠下注的饮食物残渣和剩余水分,将其中部分水液重新吸收为人体所用,残渣则形成粪便而排出体外。

2)五液化生 五液是指汗、涕、泪、涎、唾五种分泌物或排泄物,它们分布于五脏所属官窍之中,起着濡养、滋润及调节津液代谢的作用。

(1)汗是皮肤汗腺分泌的液体。汗出过多,可耗血伤津。反之,津亏血少,则汗源不足。汗出过多,耗伤心的气血,则见心悸怔忡等。由于汗源是阳气蒸发的津液,故大汗淋漓也会伤及人的阳气,导致大汗亡阳的危候。反之,当心的气血不足时,也会引起病理性的出汗,如心气虚,表卫不固而自汗;心阴虚,阳不敛阴而盗汗。

(2)涕为鼻黏膜的分泌液。鼻为肺之窍,在肺的生理功能正常时,鼻涕润泽鼻窍而不外流。若肺感风寒,则鼻流清涕;肺感风热,则鼻流浊涕;肺燥,则鼻干涕少或无涕。

(3)泪为泪腺所分泌。肝开窍于目,在正常情况下,泪液的分泌,润而不溢,但在异物侵入目中时,泪液即可大量分泌,起到清洁眼目和排除异物的作用。在病理情况下,可见泪液分泌异常。如肝的阴血不足,泪液分泌减少,常现两目干涩;如风火赤眼,肝经湿热,可见目眵增多、迎风流泪等。

(4)涎是口津中较清稀的唾液,主要由唾液腺分泌。脾开窍于口,在正常情况下,涎液上行于口但不溢出于口外。若脾胃不和,往往导致涎液分泌急剧增加,而发生口涎自出等现象。

(5)唾是口津中较稠的唾液,虽然由唾液腺分泌,但它能滋养肾精,多唾或久唾,耗伤肾精,人们常吞咽津唾以养肾精。故称"唾为肾所用"。

以津液之生成运行为圆,以津液生成正常与否为横坐标,以津液运行正常与否为纵坐标,则就有如图3-31所示的"津液之生成运行的四象圆图"。A象限是津液的生成正常,运行也正常的情形,津液功能处在健康状态。处在B和C象限的人,如果不及时治疗,很快就会发展进入到D象限。

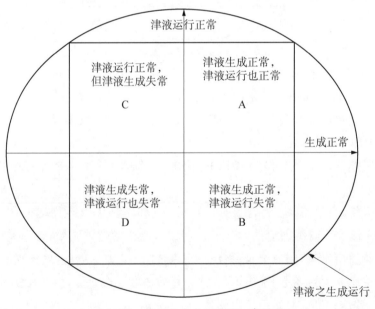

图3-31 津液之生成运行的四象圆图

2. 津液的运行

津液运行主要有输布和排泄两种情形。以津液运行为圆,以津液输布正常与否为横坐标,以津液的排泄正常与否为纵坐标,则就有如图3-32所示的"津液运行的四象圆图"。A象限为津液运行正常的象限,B、C、D象限为津液运行失常的象限。

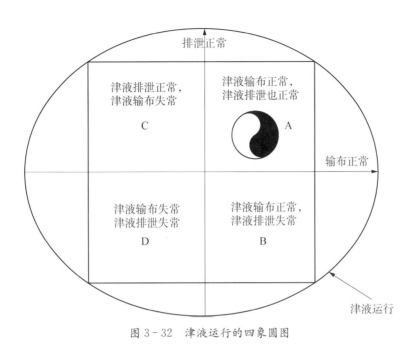

图 3-32　津液运行的四象圆图

1) 津液输布　主要依靠肺、脾、肾、肝、心和三焦等脏腑的综合作用而完成,如肺气宣降、脾气散精、肾阳蒸化、肝气疏泄及三焦通利(三焦决渎)等。

(1) 肺气宣降以行水,也称肺通调水道。肺接受脾转输而来的津液,通过宣发作用,将津液输布至人体上部脏腑和体表;通过肃降作用,将津液输布于人体下部和内部脏腑,并将脏腑代谢后的浊液输送到肾和膀胱。故有"肺为水之上源"之说。

(2) 脾气转输以散津,脾主运化水液。①脾主升清,将津液向上输于肺,再通过肺的宣发肃降而布散全身,并下输于肾和膀胱。②脾气推动和调节津液的输送、布散,直接将津液布散于全身,即"脾气散精"。如《素问·至真要大论》云:"诸湿肿满,皆属于脾。"

(3) 肾气蒸腾化水液。《素问·逆调论》曰:"肾者水脏,主津液。"①肾直接参与津液的输布,通过肾阳蒸腾气化,升清降浊。②间接促进和调控津液的输布。肾中精气和肾阳通过对脾、肺、肝、胃、小肠、大肠等脏腑的激发、推动和温煦作用,促进和调控机体对津液的吸收和输布。肾根据体内津液多少和机体需求对津液进行调节,是通过增减尿量来实现的。肾在津液输布过程中发挥着主宰和调节作用。

(4) 肝气疏泄促水行。肝主疏泄,调畅气机,津液的输布有赖于气机的升降出入运动,气行则津布,从而协助促进津液代谢的正常进行。

(5) 三焦决渎利水道。三焦对津液有通调决渎之功,是津液在体内流注、输布的通道。三焦气化正常,水道通利,则诸多脏腑输布津液的道路通畅,津液输布正常。

2) 津液排泄　也同样依赖肾、肺、脾等脏腑的综合作用,其具体排泄途径主要有:尿、汗、呼气和粪便。

(1) 尿。尿液是津液排泄的主要途径,其中含有机体新陈代谢所产生的废物。尿液的排泄主要依赖于肾。一方面,肾气将下输到膀胱的津液进行蒸腾气化,清者上升继续为人体所用,浊者即为尿液贮存于膀胱;另一方面,肾气的推动和固摄作用控制着膀胱的开合,调节着尿液的排泄。若肾气蒸化或升腾失常,则可引起尿少、尿闭、水肿等病变;若肾气不固,则会出现尿频,甚至遗尿等症。《素问·水热穴论》有云:"肾者,胃之关也,关门不利,故聚水而从其类也。"

(2)汗和呼气。肺通过宣发作用将津液输布到体表皮毛,经过汗腺代谢后的津液在气化作用下,形成汗液排出体外。故中医学把汗孔称为"气门"。此外,肺在呼气时也会从呼吸道以水汽形式带走一些水液。因此,汗液的排泄和肺的呼气也是津液排泄的途径之一。

(3)粪便。大肠接受来自小肠的食物残渣,吸收其中剩余的水液,燥化糟粕,形成粪便排出体外。大肠排出粪便时,随着糟粕带走一些残余的水分,也是津液排泄的一条途径。粪便中残留水分过多,则引起泄泻;若残留水分过少,则形成便秘。

综上所述,津液的代谢,是诸多脏腑相互协调、密切配合的结果,其中尤以肾、肺、脾三脏的作用最为重要。明代张介宾在《景岳全书·肿胀》中将此三脏在津液代谢过程中的作用概括为:"盖水为至阴,故其本在肾;水化于气,故其标在肺;水惟畏土,故其治在脾。"肾、肺、脾及其他相关脏腑的功能失调,都会影响到津液的生成、输布和排泄,导致津液生成不足、耗损过多或发生停滞。

六、脏腑学说中的四象圆

(一)脏的四象圆图

1. 心功能的四象圆图

本书只探讨心主血脉的生理功能。血,即血液;脉,即脉管。心主血脉是指心具有推动血液在脉道中正常运行的作用,包括主血和主脉。如《素问·痿论》云:"心主身之血脉。"

心主血是指心气推动血液在脉管中正常运行以输送营养物质于全身脏腑、形体、官窍,包括心主运血和心主化血(生血)。心脏搏动与心气充沛与否有关,如心气充沛,心脏搏动有力,则血液才能正常地输布全身,以发挥其濡养作用;若心气不足,心脏搏动无力,可导致血液运行失常。心主血的另一作用表现在"生血"方面,即所谓"奉心化赤"。心主化血是指饮食水谷经脾胃之气的运化,化为水谷之精,水谷之精再化生营气和津液,此二者入脉,经心火(即心阳)的作用,变为赤色而成血液。如《素问·阴阳应象大论》云:"心生血。"若心火虚衰,可致血液化生障碍。

心主脉是指心气推动、调控心脏的搏动和脉管的舒缩,使脉道通利,血流通畅,营养物质输送于全身脏腑、形体、官窍。心脏有规律地跳动,与心脏相通的脉管亦随之产生有规律的搏动,称为"脉搏"。脉为血之府,是容纳和运输血液的通道。营气与血并行于脉中,故《灵枢·决气》云:"壅遏营气,令无所避,是谓脉。"血液能正常运行,除与心气充沛相关外,还有赖于血液充盈和脉道通利。

以心主血脉的功能为圆,以心主血正常与否为横坐标,以心主脉正常与否为纵坐标,则就有如图3-33所示的"心主血脉功能的四象圆图"。A象限是心主血脉功能都正常的情形。A象限的人,其面色红润光泽,胸部舒畅,舌质淡红润泽,脉象和缓有力等。B象限是心主血功能正常,但主脉功能失常。B象限的患者,其心脉瘀阻,血行不畅,面色灰黯,心胸部憋闷或刺痛,唇舌青紫,脉细涩或结代等。C象限是心主血功能失常,但心主脉正常。C象限的患者,其心气不充,或血虚失养,面色无华,心悸胸闷,舌质淡白,脉弱无力等。D象限是心主血脉功能都失常。处在B、C象限的患者,若不及时治疗,很快就会发展进入到D象限。

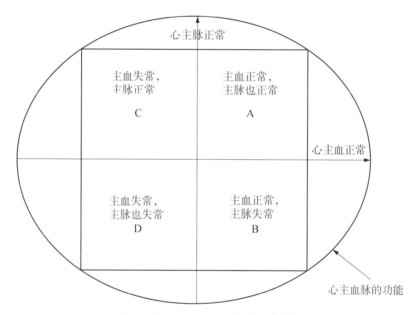

图3-33 心主血脉功能的四象圆图

2. 肺功能的四象圆图

中医学认为,肺具有主司一身之气的生成和调节气机运行的作用。一身之气主要由禀受于父母的先天之气,以及后天肺吸入的自然界之清气与脾胃运化的水谷之精气所构成。肺吸入的自然界清气与脾胃运化的水谷之精气在胸中相合,生成宗气。宗气的形成依赖于肺的呼吸功能,因此肺的功能正常,呼吸通畅,则宗气生成充足,一身之气充沛。若肺的呼吸异常,则宗气生成不足,并能累及一身之气亏虚,可见体倦乏力、少气懒言等症。肺通过有节律的呼吸运动,调节全身气机的升降出入运动。肺的呼吸均匀,节律一致,则全身气机升降正常,出入通畅。若肺的呼吸功能异常,常可影响全身气的升降出入,导致气机运行失调。

肺主气,见于《素问·五脏生成》的"诸气者,皆属于肺。"肺是五脏中与气最为密切的内脏,肺是体内外气体交换的场所,肺通过呼吸作用,不断吸入清气,排除浊气,吐故纳新,以维持人体的生命活动。如《素问·六节藏象论》云："肺者,气之本。"《素问·阴阳应象大论》云："天气通于肺。"

以肺主气的功能为圆,以气生成正常与否为横坐标,以气机正常与否为纵坐标,则就有如图3-34所示的"肺主气功能的四象圆图"。A象限是肺主气功能正常的情形;B象限是肺主司气的生成功能正常,但调节全身气机失常;C象限是肺主司气的生成功能失常(宗气不足),但调节全身气机正常;D象限是肺主气功能失常。处在B、C象限的患者,若不及时治疗,很快就会发展进入到D象限。

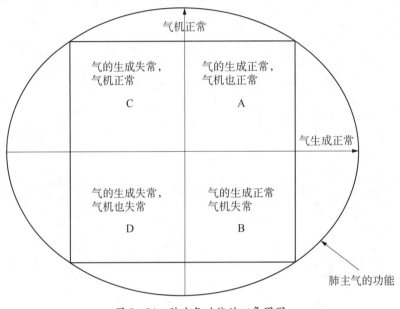

图3-34 肺主气功能的四象圆图

肺气的主要运动形式是宣与降。宣,即宣发,宣布与发散;降,即肃降,清肃和下降。肺气的宣发与肃降,是相互联系、相辅相成的两个方面。宣降协调,则呼吸均匀通畅,水液正常输布;若宣降失调,则见呼吸异常,水液代谢障碍。外邪侵袭,多致肺失降失常,又可与宣发相互影响,导致咳嗽、气喘、咯痰等病症。以肺的宣降功能为圆,以宣发与否为横坐标,以肃降与否为纵坐标,则就有如图3-35所示的"肺宣降功能的四象圆图"。肺主行水、肺朝百脉和肺主治节处在A象限。

肺主宣发是指肺气具有向上升宣和向外周布散的作用,主要体现在三个方面:一是呼出体内浊气;二是向上、向外布散脾所转输水谷精微;三是宣发卫气,以温养皮肤,主司腠理开阖,排泄汗液。肺气宣发正常,则气道通畅,浊气得泄;津液得输,精微得布;腠理得养,汗液得泄。若外邪侵袭,肺失宣发,则致呼吸不畅,浊气壅阻,胸闷喘咳;卫气被郁,腠理闭塞,可致恶寒无汗;津液停聚,变为痰饮,阻塞气道,则见呼吸不利,胸闷咳痰等。

肺主肃降是指肺气具有向内、向下清肃通降的作用。主要体现在三个方面:一是吸入自然界之清气,生成宗气并散布脐下,以资元气;二是向下、向内布散水谷精微;三是清肃异

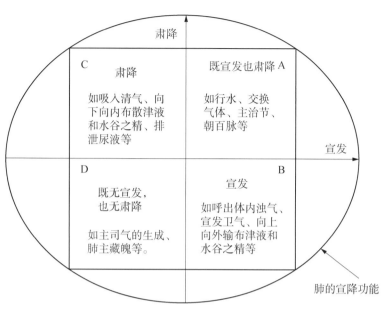

図 3-35 肺宣降功能的四象圆图

物,将脏腑代谢所产生的浊液下输膀胱,生成尿液,排出体外。肺气肃降正常,则清气得入,宗气生成充足;津液精微得以输布,脏腑得养,尿液排泄通畅。若肺失肃降,则见呼吸异常、胸闷气喘;或津液输布障碍,而见痰饮、水肿或小便不利。

3. 脾功能的四象圆图

谢新才人认为,中医的脾包括脾脏、胰腺及其功能。《难经·四十二难》云:"脾重二斤三两,扁广三寸,长五寸,有散膏半斤。"一般认为,"散膏"就是现代解剖学上的胰腺。中医的脾,其生理功能主要有主运化、主统血和主藏意等。以脾的功能为圆,以主运化与否为横坐标,以主统血与否为纵坐标,则就有如图 3-36 所示的"脾功能的四象圆图"。既运化也统血为 A 象限;主运化为 B 象限;主统血为 C 象限;既不主运化,也不主统血为 D 象限。

1) 脾主运化 指脾具有把饮食物化生为水谷精微,并把水谷精微转输至全身的作用,包括运化水谷和运化水液。本书认为脾主升清和升举内脏属于脾主运化范畴。

(1) 运化水谷是指脾具有帮助胃肠消化饮食物、吸收并转输精微的作用。它虽然不直接参与饮食的消化,但胃与小肠的消化功能必须依赖于脾的气化作用。水谷转化为水谷精微,并通过脾气的转输作用而布散全身,发挥滋养功能。其精微上输于心肺,可化生气血,充养全身;下达于肾,可充养先天之精,以促进人的生长发育与生殖功能。人出生之后,全身脏腑组织的功能皆赖气血津液的供养,而气血津液的化生与充实,则源于脾的运化。脾气健运,则精微化生充足,气血充盛,脏腑组织得以充养。

(2) 运化水液是指脾吸收输布津液、调节水液代谢的功能。脾为水液升降输布的枢纽,它在运化水谷转输精微的同时,也将其中液体化为津液,转输至肺,再经肺的宣发肃降输布

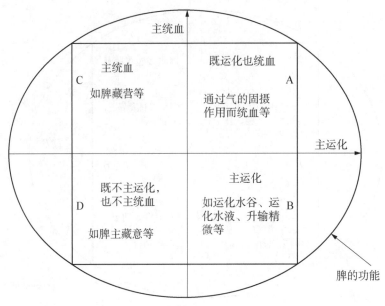

图 3-36　脾功能的四象圆图

全身，外润肌腠皮毛，内濡五脏六腑。如《素问·经脉别论》云："饮入于胃，游溢精气，上输于脾，脾气散精，上归于肺。通调水道，下输膀胱，水精四布，五经并行。"通过脾的气化作用，一方面化生津液，转输全身，滋润脏腑组织；另一方面枢转水液，升清降浊，防止水液停聚，从而维持水液代谢的平衡。如将多余水液转输至肺肾，经肺肾的气化作用，化为汗与尿，排出体外。若脾气健运，则食欲旺盛，气血充足，水液代谢正常，人体强健。

2）脾主统血　指脾有统摄血液在脉中运行而不致溢出脉外的功能。统，有统摄和控制的意思。脾的主统血功能主要源于其藏营，营气对血液有固摄作用。即其机制是脾能生气，气能摄血。

4. 肝功能的四象圆图

肝为刚脏，性喜条达而恶抑郁，其生理功能主要有：主疏泄、主藏血和主藏魂。以肝的功能为圆，以主疏泄与否为横坐标，以主藏血与否为纵坐标，则就有如图 3-37 所示的"肝功能的四象圆图"。主疏泄为 B 象限，调畅气机；主藏血为 C 象限，调节血液；主藏魂为 D 象限，A 象限既主疏泄也主藏血，两者相互为用，共同维持气血的调和。肝疏泄功能正常，气机调畅，血运通达，藏血功能才能得以保障；肝藏血功能正常，血量充足，不使肝气亢逆，才能保持全身气机疏通畅达。

1）肝主疏泄　指肝具有疏通、畅达全身气血津液的作用。它反映了肝为刚脏及肝主动、主升的特点，是维持其本身及相关脏腑功能活动协调有序的重要条件。包括调畅全身气机（主升发）、推动血行津布、促进脾胃运化（协调脾升胃降、调节胆汁的分泌与排泄）、调畅情志活动、促进排精行经（精液和月经的排泄）等。谢新才等人认为，调畅气机是指肝对物质代谢的相互转化功能，还包括了肝的解毒功能。

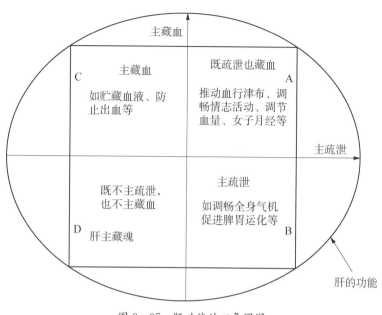

图 3－37 肝功能的四象圆图

2) 肝主藏血　是指肝具有贮藏血液、调节血量和收摄血液的功能。主要包括:贮藏血液、调节血量、防止出血等。谢新才等人认为,肝血窦是肝内的特殊毛细血管,具有储存和调节血量的功能。人静卧时,肝脏血流量可增加 25％,整个肝脏系统包括静脉系统,可贮存全身血容量的 55％,正常人一旦急需时,肝脏至少可提供 1 000～2 000 mL 的血液,以保证足够的心输出量。

血液来源于水谷精微,化生于脾而藏受于肝。肝内藏有一定数量的血液,一是可以濡养肝木,涵养肝气。肝血充足,肝木得养,功能正常,且能制约肝阳,防止疏泄太过而亢逆。二是可为经血之源。肝贮藏充足的血液,为女子月经来潮的重要保证。冲脉起于胞中而通于肝,与女子月经来潮密切相关,肝血充足,冲脉充盛,则月经按时来潮。三是可以藏血舍魂,与人的睡眠有关。魂属于神,以血为养,肝血充足,魂有所养,则夜寐安宁。

肝贮藏充足的血液,可根据机体的需要调节血液的分配。当机体活动剧烈或情绪激动时,肝将所贮藏的血液向外周输布,以供机体之需。当人体安静或情绪稳定时,机体外周对血液的需求量相对减少,部分血液便又归藏于肝。

5. 肾功能的四象圆图

谢新才等人认为,中医的肾包括肾脏、肾上腺、性腺等及其功能。肾脏,位于腰部,脊柱两侧。它的生理功能主要有藏精和主水纳气。以肾的功能为圆,以主水纳气与否为横坐标,以主藏精与否为纵坐标,则就有如图 3-38 所示的"肾功能的四象圆图"。

位于 C 象限的是主藏精。肾主藏精是指肾具有贮存和封藏精气以主司人体的生长发育、生殖和脏腑气化的生理作用,包括生精、藏精、化精和泄精主生殖等。如《素问·六节藏象论》云:"肾者……封藏之本,精之处也。"《素问·上古天真论》云:"肾者主水,受五脏六

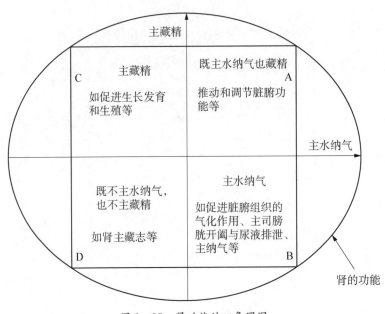

图 3-38 肾功能的四象圆图

腑之精而藏之。"肾贮存有先天之精和后天之精,其所贮藏之精,称为肾精,它是一身精气之根。肾精充足,则精力充沛,志方坚定,行动果决。它具有促进生长发育和生殖的功能。肾气的盛衰,决定着人的生、长、壮、老的生命过程及生殖功能的成熟与衰退。肾气充足,则生长发育正常,生殖能力旺盛。若肾中精气不足,则表现为小儿生长迟缓,如五迟(立迟、行迟、发迟、齿迟、语迟),五软(头项软、口软、手软、足软、肌肉软);在成人则为早衰,出现耳鸣耳聋、齿摇发脱等症。肾气还通过肾阴、肾阳对各脏腑气化起着重要的推动和调控作用。

位于B象限的是肾主水纳气。肾主水是指肾具有主司和调节全身水液代谢的作用,如《素问·逆调论》云:"肾者水藏,主津液。"肾气对水液代谢的主司和调节作用,主要体现在促进脏腑组织的气化作用、主司膀胱开阖与尿液排泄。肾主纳气是指肾具有摄纳肺所吸入的自然界清气,保持吸气的深度,防止呼吸表浅的作用。人体的呼吸功能,虽由肺所主,但吸入之清气,通过肺之肃降下达于肾,经肾气的摄纳潜藏,使其维持一定的深度。故有"肺为气之主,肾为气之根"之说。若肾气充沛,摄纳有权,则呼吸均匀和调,维持呼吸的深度,以利气体交换。《难经·四难》云:"呼出心与肺,吸入肾与肝。"肾的纳气功能,实际上是肾气的封藏作用在呼吸运动中的具体体现。

(二) 六腑与奇恒之腑的四象圆图

1. 胆功能的四象圆图

贮存和排泄胆汁是胆的主要生理功能。以胆的功能为圆,以贮存胆汁正常与否为横坐标,以排泄胆汁正常与否为纵坐标,就有如图3-39所示的"胆主贮存排泄的四象圆图"。

A象限为胆功能正常情形,胆汁来源于肝脏,由肝脏分泌(按:由肝精肝血化生或由肝

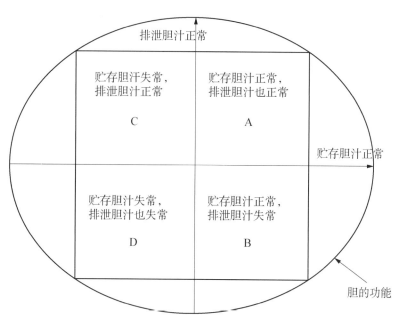

图 3-39　胆主贮存排泄功能的四象圆图

之余气凝聚而成),进入胆腑(胆囊)浓缩并贮藏起来。在肝的疏泄作用下,胆汁排泄到小肠,协助脾胃以促进饮食的消化和吸收。若肝胆的疏泄功能正常,则胆汁的分泌和排泄畅达、脾胃升降有序,人体的消化功能得以正常发挥。B、C、D 为胆功能失常象限。肝胆疏泄不利,导致胆汁贮存排泄功能失常(或贮存失常,或排泄失常,或兼而有之),进而影响脾胃运化功能,可以出现胁下疼痛、腹胀、食欲不振或食入不化、厌油腻、恶心、呕吐、泄泻等;若胆汁上逆,可见口苦,呕吐黄绿苦水等;若胆汁外溢肌肤,则出现身、面、目俱黄的黄疸症。

2. 胃功能的四象圆图

胃承担消化饮食水谷的主要功能。本书以胃的功能为圆,以主消化为横坐标,以主通降为纵坐标,则就有如图 3-40 所示的"胃功能的四象圆图"。

A 象限是胃正常的生理功能,既主消化,也主通降。B 象限主要是指胃的消化功能——主腐熟水谷,是指初步消化饮食水谷,并形成食糜。容纳于胃的饮食水谷被胃消化后,精微物质被吸收,并由脾气转输至全身。如果胃的消化功能失常,会出现两种情形:一是消化功能太过,如胃火亢盛,消化功能亢进,表现为吞酸嘈杂、消谷善饥等;二是消化功能减退,可见胃脘部胀满疼痛,食欲不振,甚或饮食停滞等。

C 象限是指胃的主通降功能,以通为顺,以降为和。一是接纳来自食道的饮食水谷,胃容纳而不拒来自食道的饮食水谷;二是将消化形成的食糜下传到小肠进一步消化,并将食物残渣传到大肠,燥化后形成粪便而有节度地排出体外。如果受纳功能失常,可见胃纳不佳,饮食无味,甚或不思饮食等。如果胃的通降功能失常,如胃气不降(胃失和降),则会出

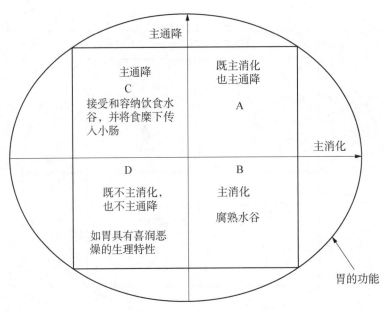

图 3-40　胃功能的四象圆图

现纳呆脘闷,胃脘胀满或疼痛、大便秘结等症状;如果胃气上逆,则出现恶心、呕吐、呃逆、嗳气等症状。胃的通降功能在于胃气下降的生理特性。胃气下降与脾气上升相反相成,脾宜升则健,胃宜降则和。脾气升则水谷精微物质得以吸收和输布,胃气降则饮食水谷得以受纳、食糜得以下传,胃气下降是胃主受纳的前提条件。脾胃之气升降协调,共同完成饮食水谷的消耗吸收过程。

3. 小肠功能的四象圆图

小肠为管状,包括十二指肠、空肠和回肠。它有两大生理功能:受盛化物和泌别清浊。以小肠的生理功能为圆,以受盛化物正常与否为横坐标,以泌别清浊正常与否为纵坐标,则就有如图 3-41 所示的"小肠功能的四象圆图"。A 象限是小肠生理功能正常的情形。B 象限是小肠受盛化物功能正常,但泌别清浊功能失常。C 象限是小肠受盛化物失常,但泌别清浊正常。D 象限是小肠功能失常,主要病机特点是消化吸收功能失调和二便异常。处在 B、C 象限的患者,若不及时治疗,很快就会发展进入到 D 象限。

小肠受盛化物是指小肠接受由胃初步消化的饮食物,并将其进一步消化,同时吸收水谷之精微的过程。如《素问·灵兰秘典论》云:"小肠者,受盛之官,化物出焉。"小肠受盛功能主要体现在两个方面:一是指经过胃初步腐熟的饮食物要适时下降到小肠,由小肠来承受之;二是指下降到小肠的饮食物要在小肠内停留一定的时间,以便进一步充分地消化和吸收。小肠的化物功能,是指将水谷转化为精微物质,经脾运化转输,以营养周身。受盛是化物的前提,化物是受盛的结果,这两者在生理上常常相互影响,是密不可分的。在病理上常常相互影响,若小肠的受盛功能失常,则可见腹部胀闷疼痛,进而出现消化不良、腹泻等症状。如化物功能失常,可致消化、吸收障碍,出现消化不良、腹泻便溏,甚或完谷不化,进

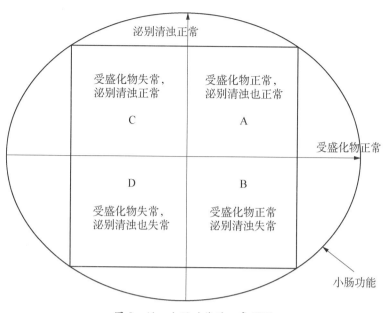

图 3-41 小肠功能的四象圆图

而出现腹部胀闷疼痛等。

4. 大脑功能的四象圆图

大脑属于奇恒之腑,又名"髓海""元神之府",头居人身之高巅,外为颅骨,内涵脑髓,深藏于头部。如《素问·五脏生成》云:"诸髓者,皆属于脑。"《灵枢·海论》云:"脑为髓之海。"《灵枢·奇病论》云:"髓者以脑为主。"《灵枢·经脉》云:"精成而脑髓生。"《灵枢·五癃津液别》云:"五谷之津液,和合而为膏者,内渗入于骨空,补益脑髓,而下流于阴股。"如清朝喻昌《寓意草·卷一》云:"头为一身之元首……其所主之脏,则以头之外壳包藏脑髓。"它的主要生理功能有主宰生命活动(包括主司感觉运动在内)和主导精神活动。

以大脑的功能为圆,以主导生命活动正常与否为横坐标,以主导精神活动正常与否为纵坐标,则就有如图 3-42 所示的"大脑功能的四象圆图"。A 象限是大脑功能正常的情形;B 是大脑主导生命活动功能正常,但主导精神活动功能失常;C 是主导生命活动失常,但主导精神活动正常。D 是大脑功能失常。处在 B、C 象限的患者,若不及时治疗,很快就会发展进入到 D 象限。

大脑是生命的枢机,主宰人体的生命活动。如李时珍的《本草纲目》云:"脑为元神之府。"元神来自先天,由先天之精化生,先天元气充养,故称为先天之神。人在出生之前,随形具而生之神,即为元神。如《灵枢·本神》云:"两精相搏谓之神。"《素问·脉要精微论》云:"头者,精明之府。"元神藏于脑中,为生命之主宰。元神存则生命在,元神败则生命逝。得神则生,失神则死。大脑主司感觉运动,眼、耳、口、鼻、舌等五脏外窍,皆位于头面,与脑相通。人的视、听、言、动等,皆与脑有密切关系。如王清任的《医林改错》云:"两耳通脑,所听之声归脑;两目系如线长于脑,所见之物归脑;鼻通于脑,所闻香臭归脑;小儿周岁脑渐

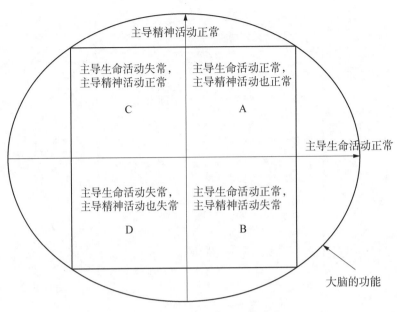

图中文字：

主导精神活动正常

主导生命活动失常，
主导精神活动正常

C

主导生命活动正常，
主导精神活动也正常

A

主导生命活动正常

主导生命活动失常，
主导精神活动也失常

D

主导生命活动正常，
主导精神活动失常

B

大脑的功能

图 3-42 大脑功能的四象圆图

生,舌能言一二字。"脑主元神,神能驭气,散动觉之气于筋而达百节,令之运动,故脑能统领肢体运动。脑髓充则神明,神明则气行,气行则有生机、感觉和运动。如《医易一理》云:"脑者人身之大主,又曰元神之府。""脑气筋入五官脏腑,以司视听言动。""人身能知觉运动,及能记忆古今,应对万物者,无非脑之权也。"髓海充盈,主感觉运动机能正常,则视物精明,听力正常,嗅觉灵敏,感觉无碍,运动如常,轻劲多力;若髓海不足,主感觉运动机能失常,不论虚实,都会出现听觉失聪,视物不明,嗅觉不灵,感觉障碍,运动不能,懈怠安卧。如《灵枢·海论》云:"髓海有余,则轻劲多力,自过其度;髓海不足,则脑转耳鸣,胫酸眩冒,目无所见,懈怠安卧。"

人的精神活动,包括思维、意识和情志活动等,都是客观外界事物反映于脑的结果。思维意识是精神活动的高级形式,是"任物"的结果。脑为髓海,主人的思维意识和记忆。如《类证治裁·卷三》云:"脑为元神之府,精髓之海,实记忆所凭也。"《医林改错》云:"灵机记性不在心而在脑",汪昂的《本草备要》云:"人之记忆,皆在脑中。"脑为精神活动的枢纽,脑主精神活动的机能正常,则精神饱满,意识清楚,思维灵敏,记忆力强,语言清晰,情志正常。否则,便出现意识思维及情志方面的异常。

七、经络学说中的四象圆图

经络是人体运行气血、联络脏腑肢节、沟通上下内外的通道。它是人体组织结构的重要组成部分,是一个遍布全身,彼此相贯,并有着内在循行分布规律的复杂网络系统。经络学说,是研究人体经络系统的相关概念、组成、循行分布、生理功能、病理变化及其与脏腑形体官窍、精气血津液神之间相互联系的理论,是中医学理论体系的重要组成部分。经络学说与阴阳五行、藏象、精气血津液神等理论相互结合、彼此印证,完整而独特地阐释了人体的组织结构、生理功能和病理变化规律,并贯穿于疾病的诊断、防治、康复等各个方面,对临床各科,尤其是针灸、推拿等,起到极其重要的指导作用。经络学说是针灸及推拿的理论核心。经络学说被历代医家高度重视,《灵枢·经别》曰:"夫十二经脉者,人之所以生,病之所以成,人之所以治,病之所以起,学之所始,工之所止也。"

经络是人体通内达外的一个联络系统,它有三大基本生理功能:①运行全身气血,营养脏腑组织。②联络脏腑器官,沟通上下内外。③感应传导信息,调节功能平衡。在生理功能失调时,又是病邪传注的途径,具有反映病候的特点。如在有些疾病的病理过程中,常可在经络循行通路上出现明显的压痛,或结节、条索等反应物,以及相应的部位皮肤色泽、形态、温度等变化。通过按压、循经触摸反应物或望色等,可推断疾病的病理状况。

经络辨证是以经络及其所联系脏腑的生理病理为基础,辨析经络及其相关脏腑在病理情况下的临床表现,从而辨清疾病的所在部位、病因病机及其性质特征等,为治疗提供依据。经络辨证是以经络学说为理论依据,对患者的若干症状、体征进行分析,综合判断病属何经、何脏、何腑,从而进一步确定发病原因、病变性质、病理机转的一种辨证方法,是中医诊断学的重要组成部分。脏腑协调,阴阳贯通,气血流行畅达,皆以经络的正常生理功能为基础。在疾病过程中,会出现单纯的经络受病、脏腑气血受病或累及经络等不同的情况。

以经络功能为圆,以经脉正常与否为横坐标,以络脉正常与否为纵坐标,则有如图 3-43 所示的"经络通否的四象圆图"。A 象限是经络皆通的情形,即人体经络的正常情形。B、C、D 象限是人体经络失常的情形,D 象限是经络失常的主要情形。

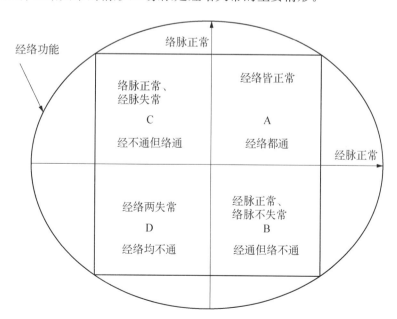

图 3-43 经络通否的四象圆图

八、病因学说的四象圆图

中医的病因学说,是研究各种病因的概念、形成、性质、致病特点及其所致病症临床表现的理论,是中医学理论体系的重要组成部分。病因,即导致疾病发生的原因,亦称为致病因素、病原、病邪等。自古至今,医家对病因都进行了分类,有《黄帝内经》的阴阳分类法,《金匮要略》的三分法,东晋葛洪的三分法,南北朝陶弘景的三分法,南宋陈言的三分法,当代刘燕池的三分法(外感性病因、内伤性病因、其他病因),当代李德新的四分法(外感病因、内伤病因、病理产物、其他病因),当代宋鹭冰的五分法(自然、生活、内在、内生、其他),当代孙广仁、郑洪新的七分法(六淫、疠气、七情内伤、饮食失宜、劳逸失度、病理产物、其他病因),当代李咸荣的七分法(时气外感、情志过激、饮食不调、劳逸失度、外物伤形、毒物中人、病气遗传)等。

本书根据四象圆思维对病因采取四分法,以病因为圆,以致病因子的无形到有形为横坐标,以无毒菌到有毒菌为纵坐标,那么就有如图3-44所示的"中医学病因的四象圆图"。A象限为有形且有毒菌的病因,B象限为有形但无毒菌的病因,C象限为无形但有毒菌的病因,D象限为无形也无毒的病因。所谓的有形是指肉眼看得到的致病物,无形是指致病物肉眼看不见。有毒菌是指致病物有毒性或致病物为有害的细菌。

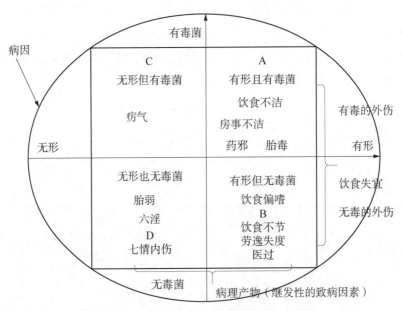

图3-44 中医学病因的四象圆图

A象限的病因有:胎毒、饮食不洁、房事不洁、药邪、有毒的外伤、传染性的诸虫等。胎毒,属于先天性的胎传病因,是指其母在妊娠期间,感受邪气或感染某些传染病,或误用药物、误食伤胎之物,导致遗毒于胎,出生后渐见某些疾病。摄入有寄生虫的食物属于饮食不洁。与有病毒的对象进行房事活动导致的病,诸如艾滋病、梅毒等,归属于房事不洁。药邪是有形的药物而引起疾病发生的致病因素，一般是因为药物的毒性或药物在人体代谢产生的毒性所引起的，古人云："是药三分毒"。也有因药物加工不当（生产环节出问题）或用药不当而引发的疾病。化学伤、带毒的器具，以及毒蛇、携带狂犬病病毒的动物等有毒虫兽导致的外伤归属于有毒的外伤。皮肤接触到有寄生虫的水，如皮肤接触到有血吸虫幼虫的疫水而感染生血吸虫病。

B象限的病因有：有形的病理产物、饮食不节、饮食偏嗜、劳逸失度、医过、无毒的外伤等。瘀血、结石、有形的痰饮等归属于有形的病理产物，这里病理产物或加剧病理变化或引起新的病变发生。饮食过饥、饮食过饱归属于饮食不节，寒热偏嗜、五味偏嗜、种类偏嗜归属于饮食偏嗜，饮食不节、饮食偏嗜、饮食不洁，也统称为"饮食失宜"。劳力过度、劳神过度、房事过度和过度安逸都归属于劳逸失度。医过是指医生的过失而导致病情加重或变生他疾的致病因素，它是看得见的致病因素，但医生及其言行是无毒、无细菌的。外力损伤、烧烫伤、冻伤、电击伤、无毒虫兽咬伤等属于无毒的外伤。

C象限的病因有：疠气等。疠气虽然和六气一样是无形的，但它具有传染性。一般而言是肉眼看不见的病毒或细菌，通过呼吸道进入人体而致病。具有发病急骤、传染性强、特异性强等特点。在中医文献中，疠气又称"疫毒""疫气""异气""毒气"和"乖戾之气"等。

D象限的病因有：胎弱、六淫（失常的六气）、七情内伤（失常的七情）、无形的病理产物等。胎弱属于先天性病因，因遗传性或先天禀赋虚弱所致。当自然界气候异常变化，或者人体抗病能力下降时，六气就成了外感病因。这类外感病因没有毒性，也没有病菌。七情本是正常的情志活动，但如果七情失常引起的情绪变化导致脏腑功能紊乱和精气血津液失调而导致疾病的发生，那七情就变成了病因，称为"七情内伤"。七情致病与否取决于情志的变化是否超出人体的适应范围，如突然的、强烈的、持久的情志刺激超越了人体的适应能力；或者机体脏腑虚衰，对情志刺激的适应调节能力低下，均可导致或诱发疾病。七情多伤脏腑，如大喜大惊易伤心，大怒郁怒易伤肝，过度思虑易伤脾，过度恐惧易伤肾，过度悲忧易伤肺。无形之痰属于无形的病理产物，它和六淫七情同属于无形但没有病毒的致病因素。

古代把"风、寒、暑、湿、燥、火"六种正常的自然界气候，称为"六元"。《素问·天元纪大论》云："寒暑燥湿风火，天之阴阳也，三阴三阳上奉之。……厥阴之上，风气主之；少阴之上，热气主之；太阴之上，湿气主之；少阳之上，相火主之；阳明之上，燥气主之；太阳之上，寒气主之。所谓本也，是谓六元。""六元"也称"六气"，六气的变化称为"六化"。这种正常的气候变化，是万物生、长、化、收、藏的必要条件，是人类赖以生存繁衍的自然条件。《素问·宝命全形论》云："人以天地之气生，四时之法成。"

六气的变化，决定了四季的不同。春天多风，夏天多暑热，长夏多潮湿，秋天多干燥，冬天多寒冷。人类在生产生活实践过程中，遵循四时气候变化的规律，在自然界风、寒、暑、湿、燥、火（热）周而复始的更替之中，逐步认识到六气变化的规律，通过自身的调节机制产生了一定的适应能力，从而使人体的生理活动与六气的变化相适应。所以，正常的六气一般不易使人发病。

当六气的变化超过了一定的限度,太过或者不及的六气被称作六淫,六淫也称六邪。如"非其时而有其气",如春行冬令、冬行夏令、六月飞雪等;如气候骤变,如暴冷、暴热等,使人体不能与之适应,就会导致疾病的发生。

以六元致病否为圆,以气候正常与否为横坐标,以正气足与不足为纵坐标,则有如图3-45所说的"六元致病否的四象圆图"。A象限为正气足者感受六元而不发病的情形,这个象限的六元称作六气。B象限为正气不足者(正气虚弱者)因感受六元得病的情形,这个时候,尽管六元正常(自然气候正常),对多数人而言,六元是六气,但对正气虚弱而发病的患者而言,六气就变成了六淫,因此,六淫和六气是个相对的概念。这个时候的六淫被称作正邪,一般来说,它致病较为轻浅。C象限为感受异常的六气(对大多数人而言,是六淫)而因机体正气强盛而没有发病的情形,处在C象限的人是正气足者,六淫对正气足者而言是六气。D象限为感受异常的六气而发病的情形,六元就是六淫,此时的六淫被称作虚邪。处在D象限的人,一般是正气不足者。

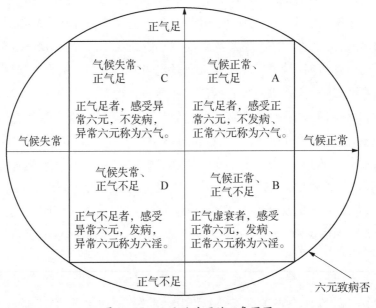

图3-45　六元致病否的四象圆图

六气能否成为致病因素,不仅与自然界气候的异常变化有关,而且与机体正气的强弱密不可分。人体正气不足,防御能力低下,不能适应正常的六气变化,也会导致机体发病。如气虚易受风、阳虚易感寒等,处在B象限。《灵枢·四时气》曰:"四时之气,各不同形,百病之起,皆有所生。"六气正常,但人体虚弱而发病,这时的六气称为正风或正邪。太过或不及的六气及疠气,侵袭人体而发病,它们被称为虚风或虚邪。虚邪、正邪、虚风、正风,均来自《黄帝内经》,尽管《黄帝内经》未给予明确的定义。《素问·八正神明论》将邪气分为"虚邪"和"正邪",《灵枢·刺节真邪》将邪气分为"虚风"和"正风"。

　　六淫中的"寒邪、湿邪"为阴邪,"风邪、暑邪、燥邪和火邪"为阳邪。六淫致病具有五大共同特点:外感性、季节性、地区性、相兼性和转化性。六淫或六邪与气象医学密切相关,六淫归属气温、气湿与气流的范畴。"寒暑火(热)"是对大气温度两极的定性描述,温度过高则为热(火)邪,温度过低则为寒邪。湿与燥是对大气水汽含量的定性概括,湿度过高则为湿邪,湿度过低则为燥邪。风是对由气温和气压变化引起的空气流动的描述,是由温差引起气压变化形成的自然界流动的气流。

　　以外感六邪为圆,以气温的高低为横坐标,以湿度(水汽)大小为纵坐标,则有如图3-46所示的"外感六邪的四象圆图"。

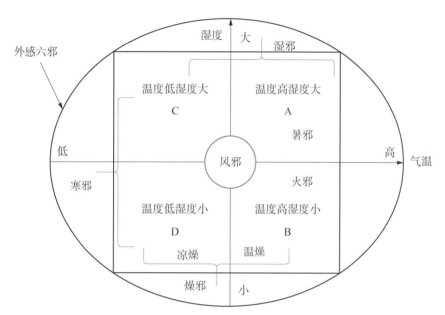

图3-46　外感六邪的四象圆图

　　风邪处在四象圆图的中心内圆,是指具有轻扬开泄、善动不居特性的外感病邪,多从人体肌表侵入而产生外风病证。风邪为阳邪,易袭阳位,主动数变,行无定处,为百病之长。《黄帝内经》在多个篇幅中对此均有记载。如:"伤于风者,上先受之""风者,善行而数变""风胜则动""风者,百病之始也""风者,百病之长也"。风邪容易合其他邪兼夹致病,如风寒、风湿、风燥、风热、暑风。

　　暑邪是指夏至之后,立秋之前,具有炎热、升散等特性的外感病因。暑邪致病有伤暑和中暑之别,前者发病缓慢,病情较轻;后者发病急迫,病情较重。严重的中暑为暑厥。暑邪为阳邪,多夹湿,故处在A象限。夏季的感冒,多属暑邪兼夹湿邪而致,治疗当用"湿去热孤法"。暑邪致病也有阴暑和阳暑之分,当值炎夏之时,气温高热,或暴晒烈日过久,或工作环境闷热而引起的暑病,属性偏阳,故称为阳暑;而暑热时节,贪凉露宿阴处或过食生冷食物,或冷浴过久所引起的暑病,属性偏阴,故称为阴暑。

　　火(热)邪,处在B象限,为阳邪,具有炎热、升发等特性,燔灼炎上,伤津耗气,生风动血,易扰心神,易致肿疡。如《素问·至真要大论》云:"诸逆冲上,皆属于火。""诸热瞀瘈,皆属于火""诸躁狂越,皆属于火。"又如《素问·举痛论》云:"炅则腠理开,荣卫通,汗大泄,故气泄。"如《温热论》云:"营分受热,则血液受劫,心神不安,夜甚无寐,或斑点隐隐。"如《灵枢·痈疽》云:"大热不止,热盛则肉腐,肉腐则为脓……故命曰痈。"如《医宗金鉴·外科心法要诀》云:"痈疽原是火毒生。"

燥邪,为阳邪,燥性干涩,易伤津、伤肺。如《素问·阴阳应象大论》云:"燥胜则干",清朝石寿棠《医原·百病提纲论》云:"久旱则燥气胜,干热、干冷则燥气亦胜。"《素问玄机原病式·燥类》云:"诸涩枯涸,干劲皴揭,皆属于燥。"温燥(也称阳燥)处在 B 象限,发生在初秋;凉燥(也称阴燥)处在 D 象限,发生在深秋。

寒邪,为阴邪,易伤阳气,具有痛、寒冷、凝结和收引等特性。《黄帝内经》有云:"阴盛则寒""寒气胜者为痛痹""痛者寒气多也,有寒故痛也"和"寒气客于脉外则脉寒,脉寒则缩蜷,缩蜷则脉细急,细急则外引小络,故卒然而痛。"等。

湿邪,为阴邪,具有重浊、黏滞和趋下等特性,易伤阳气,阻遏气机,易袭人体下部。湿为有形之邪,故易阻滞气的运动(气机)。易与风邪、寒邪、热邪、暑邪等邪相兼为病,使得病情复杂难治。《黄帝内经》有云:"因于湿,首如裹。""伤于湿者,下先受之"和"身半已下者,湿中之也。"

九、病机学说的四象圆图

病因学说是回答疾病"为什么发生",病机学说是回答疾病"怎么样发生发展"。中医病机学说是中医阐述疾病发生、发展、变化及转归的机理并揭示其规律的基础理论,包括病因、病性、病位、病势的变化及机制,主要有发病机理、病变机理、疾病演变机理等。"病机"一词,首见于《素问·至真要大论》的"审查病机,无失气宜""谨守病机,各司其属"。

(一) 正邪发病的四象圆图

中医学把所有致病因素称为邪气。正气,与邪气相对而言,是指人体内具有抗病、驱邪、调节、修复及对外环境适应等作用的一类细微物质。正气是否旺盛,取决于以下四个因素:①脏腑经络等组织器官结构的完好无损。②精、气、血、津液等生命物质的充沛。③各种机能活动正常及相互间的和谐有序。④个体精神状态、情志活动及生活方式等方面的健康。由于精、气、血、津液对正气的盛衰具有决定性作用,人们往往以精、气、血、津液的多少作为判断正气盛衰的重要依据。

正气和邪气是决定疾病能否发生的基本因素,邪正交争是疾病发生发展的基本原理。正气虚是发病的内在根据,而邪气是疾病形成的外在条件。邪之所客,必因正气之虚。正气虚,则邪乘虚而入;正气实,则邪无自入之理。正气取决于体质,体质强弱决定着正气的虚实。一般而言,体质强壮者,正气旺盛,抗病力强,邪气难以侵袭致病;体质虚弱者,正气不足,抗病力弱,邪气易侵袭致病。如脾阳素虚之人,稍进生冷物,便会发生泄泻;而脾胃强盛者,虽食生冷,却不发病。邪气在特定的条件下,对发病起到主导作用,如高温灼伤、枪弹杀伤、虫兽咬伤以及疠气之邪等,即使是正气强盛,也难免罹病。

当人体感伤邪气,有的当时不发病,有的当时就发病,有的过了一段时间才发病,有的过了很久才发病,有的过了很久也不发病。原因是什么呢?元代王履《医经溯洄集·四气所伤论》给出了答案,他说:"且夫伤于四气,有当时发病者,有过时发病者,有久而后发病者,有过时之久自消散,而不成病者,何哉?盖由邪气之传变聚散不常,及正气之虚实不等故也。"他认为发病类型之所以不同,是因为与正气强弱、感邪轻重、邪留的部位及邪正交争的态势有关。

以感伤邪气发病与否为圆,以感伤邪气的时间为横坐标,以发病与否为纵坐标,则就有如图3-47所示的"感邪发病与否的四象圆图"。感邪当时不发病的为A情形,有可能发展为C、D两种情形。C象限就是感邪过后也不发病的情形,这个象限的人,不仅仅感邪之时正气足,正气战胜了邪气,且感邪之后,正气也足,继续战胜了邪气。

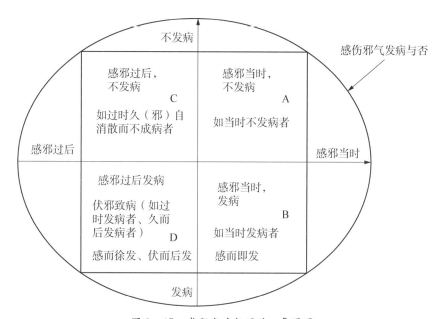

图3-47　感邪发病与否的四象圆图

D象限也称为伏邪致病情形,是伏邪学说所重视的象限。《黄帝内经》就记载了这种情形,如《素问·生气通天论》曰:"冬伤于寒,春必温病。"《伤寒论·平脉法》中明确提出了"伏气"这一概念是指人在感受邪气后,病邪在机体内潜伏一段时间,或在诱因作用下,过时而发病。主要原因有二:①感受的邪气不太强,或对疾病治疗不彻底,使余邪留而未尽,或邪气所伏部位特殊不易祛除而伏藏体内。②由于人体正气虽未能将病邪及时祛除,但是也不很虚弱,邪气不能立即导致人体发病而伏藏于体内。一旦气血失调,正气削弱或遇新感诱因即可发病。藏于体内而不立即发病的病邪谓之"伏邪",又称"伏气"。"感而徐发"和"伏而后发"都处在D象限。感而徐发,也称感而缓发,多见于内伤邪气致病和外感湿邪等。

B象限是感而即发的情形,也称感而卒发、感而顿发,主要有"感邪较甚""情志遽变""感受疬气""毒物所伤"和"急性外伤"等情形。

本书以邪正发病为圆,正气足否为横坐标,邪气足否为纵坐标,那就有"正邪发病的四象圆图",如图3-48所示。A象限是正邪两盛,D象限是正邪两虚,如果正邪相当,它们就处在正邪相持时期。处在B象限的"正气足而邪气不足",除了不得病,还有一种情形是:虽然得了病,但病会自愈。如伤寒之太阳病,患病七日以上而自愈者,正是因为太阳行经之期已尽,正气胜邪气之故。体质强壮或者其所受侵袭的邪气轻微,正能敌邪而病自愈。C象限是正气不足而邪气有余的情形,属于发病象限,正气不足以抵御邪气,是疾病发生的内在基础。正气不足有两种情形:①正气低于正常所需。②正气虽然正常但相对邪气来说不足。

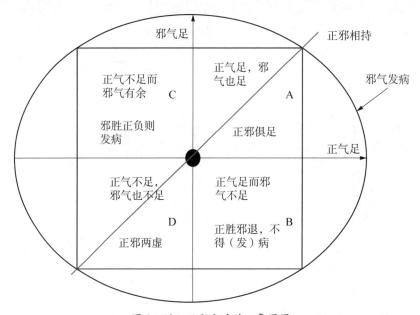

图3-48　正邪发病的四象圆图

有的两仪圆图是四象圆图的简化,比如,在前文绘制的"邪之内外的两仪圆图",也可以绘制成"邪之内外的四象圆图"。以邪为圆,内邪之有无为横坐标,外邪之有无为纵坐标,则有"邪之内外的四象圆图",如图3-49所示。内外合邪就是A情形,A情形发病,因所致疾病的病机繁杂,病程较长,易于复发,治疗难度大。B情形一般不表现出明显的症状和体征。

内外合邪的发病规律是外感邪气的阴阳属性常与内邪的寒热性质依类相从,当然也有少数其性相逆。以邪气为圆,内邪之寒热为横坐标,外邪之阴阳为纵坐标,那么就有"内外邪的属性四象圆图",如图3-50所示。A、D象限就是依类相从情形,A情形是阳热相从,内邪属热,受风、暑、火等阳邪引动;D情形是阴寒相从,内邪属寒,受寒湿等阴邪引动。B、C象限是相逆情形,B情形是寒包火证,内蕴伏热,外感风寒,发为表寒里热证;C情形是火包寒证,内有寒湿,外感暑火,发为表热里寒证。

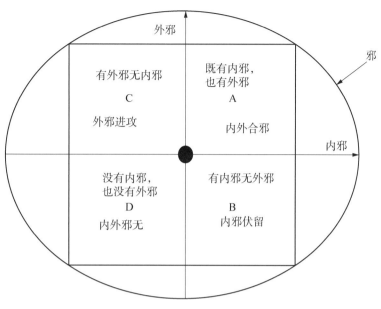

图 3-49 邪之内外的四象圆图

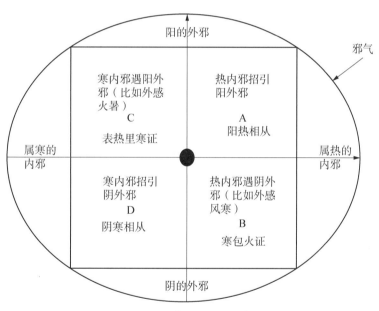

图 3-50 内外邪的属性四象圆图

（二）正邪病机的四象圆图

中医病机分为"基本病机""系统病机""类病病机""病证病机""症状病机"五种。基本病机，是指机体在致病因素作用下所产生的基本病理反应，是疾病变化的一般规律，亦是各脏腑、经络系统病机和具体病证病机的基础。不同的疾病均有其特殊的病理变化及规律，但是也有着某些共同的病理发展过程，存在着某些共同的规律。这些共性的病理变化规

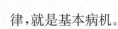

律,就是基本病机。

邪正盛衰,是指在疾病的发生、发展过程中,致病邪气与机体正气之间相互斗争所发生的盛衰变化。邪正斗争的盛衰变化不仅关系着疾病的发生、发展和转归,更重要的是决定着病机、病证的虚实变化。

以邪正盛衰病机为圆,以正气之盛衰为横坐标,以邪气之盛衰为纵坐标,那么就有"邪正盛衰病机的四象圆图",如图 3-51 所示。A 象限是正邪相争,其发展方向为 B、C、D 象限。

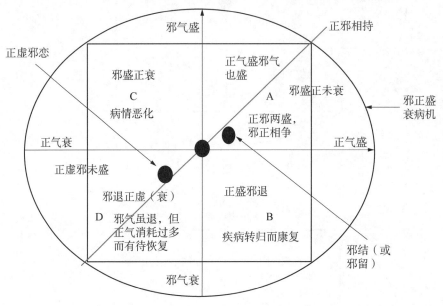

图 3-51 邪正盛衰病机的四象圆图

正盛邪退处在 B 象限,正盛邪退,要么不发病,要么疾病转归而康复。后者是指在疾病的发展变化过程中,正气日趋强盛或战胜邪气,邪气渐趋衰减或被驱除,而使病情好转或痊愈的一种结局,是许多疾病最常见的一种转归。这种转归是由于患者正气比较旺盛,抗邪能力较强,能较快地驱除病邪;或因及时治疗,使邪气难以进一步发展,而逐渐被驱除或消失,从而使脏腑经络、组织器官等的病理损伤逐渐得到康复,精、气、血、津液等精微物质的耗伤得到修复,处在正盛邪退情形(B 象限)的患者,疾病趋向好转和痊愈,机体的阴阳在新的基础上又获得了相对平衡。

邪盛正衰处在 C 象限,C 是邪盛正衰,正不敌邪,是发病象限,也是病情恶化乃至导致死亡的病理状态。它是指在疾病的发展变化过程中,邪气亢盛,正气虚衰,机体抗邪无力,使病情趋向恶化甚至趋向死亡的一种转归。此种转归多是由于邪气过于强盛,严重损伤机体正气或机体的正气逐渐衰弱,或失治、误治,导致机体抗御病邪的能力日趋低下,不能制止邪气的侵害作用。邪气步步深入,而机体受到的病理性损害逐渐加重,病势呈现由表入里,由阳入阴,由浅而深,由轻而重地传变与发展。病情加重,最终可导致五脏亏虚,元气衰败,若抢救不及时,则会导致死亡。如临床所见的"直中""内陷""气脱"等病机逆传情况。

外感病中的"亡阴""亡阳"是 C 象限的典型特例表现。

邪去正虚处在 D 象限,也称邪去正衰或邪去正虚,是邪气退却而正气大伤的病理状态,多见于重病的恢复期。它是指邪气虽被驱除或消失,但正气在疾病的发展变化过程中已被耗伤,而有待恢复的一种转归。此种转归多由于邪气亢盛,病势较剧,正气受到较重的损伤;或因治疗方法过于峻猛,病邪虽除而正气亦伤;或由于素体正虚,病后正气虚弱更甚等所致。一般由 A、C 情形转化而来。这种状态一般需经过一段时间的将息调养,待正气逐渐充盛,病理性损伤逐渐得到修复,疾病可告痊愈。但若由于调养不当,重感病邪,则易导致疾病复发。

正虚邪恋也处在 D 象限,指在疾病的发展变化过程中,正气已大虚,而余邪未尽,由于正气一时无力驱邪外出,邪气留恋不去,致使疾病处于缠绵难愈的一种病理状态。多见于疾病后期,且常是多种疾病由急性转为慢性,或慢性疾病经久不愈,或遗留某些后遗症的主要原因之一。疾病发展至正虚邪恋阶段,一般有两种发展趋势:①在积极的治疗调养下,正气增强,邪气渐散,疾病趋于好转,或痊愈。②治疗调养不当,正气无力驱除余邪,或病邪缠绵难驱而致正气难复,或邪气留恋而转为迁延性或慢性病证,或留下后遗症。

穿过原点,连接 A 象限右上角、D 象限左下角的线,属于正邪相持时期。邪正相持,是指邪正双方势均力敌,相持不下,发病或病势处于迁延状态的一种病理变化。在这条直线的上方,邪胜而发病;这条直线的下方,是正胜而不发病或者病转归向好转。有时候会出现邪气留结(位于 A 象限)和正虚邪恋(位于 D 象限)两种情形。正邪相搏的胜负,不仅仅决定了发病与不发病,还关系着病症的性质和疾病转归。

正邪相搏决定证候类型。正盛邪实,多形成实证,处在 B 象限;正虚邪衰,多形成虚证,处在 D 象限;邪盛正虚,多形成虚实夹杂证或危证,处在 C 象限。感邪轻而正气强,不易传变,病位表浅,病情轻,疗效和预后好,处在 B 象限;感邪重而正气弱,易于传变,病位较深,病情重,疗效和预后差,处在 C 象限。

以表里寒热病机为圆,以表寒热为横坐标,以里寒热为纵坐标,则就有如图 3 - 52 所示的"表里寒热病机的四象圆图"。A 象限为表里俱热,D 象限为表里俱寒,A 象限和 D 象限也称表里俱病。B 象限为表热里寒,C 象限为表寒里热。

在邪盛正虚的情形中,会出现两感,即表里两经同时感邪而病,病势较为严重,临床上常见于表里同病,如图中的 A、D 象限。

如果以表病与否为横坐标、里病与否为纵坐标,则就有四种情形:表里俱病、表病里无病,表无病但里有病,表里均无病。

(三) 阴阳病机的四象圆图

一般而言,邪正盛衰是虚实病证的机理,阴阳失调是寒热病证的机理。阴阳失调是指在疾病发生发展过程中,由于邪正双方的斗争,导致机体的阴阳双方失去相对的平衡而出现的病理变化,这些病理变化又加剧疾病的发生、发展、变化。阴阳失调也是中医的基本病

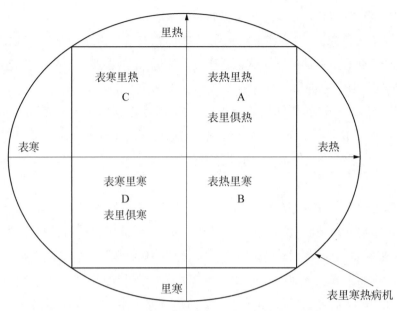

图 3 - 52　表里寒热病机四象圆图

机之一,是分析病机的总纲,是对机体各种复杂疾病的高度概括。阴阳失调包括阴阳盛衰、阴阳互损、阴阳格拒、阴阳转化和阴阳亡失等。

如《素问·阴阳应象大论》云:"阴胜则阳病,阳胜则阴病。阳胜则热,阴胜则寒。"病理状态的阴阳盛衰,一般可表现为四种情况:阴偏盛则损伤阳气(阴盛则寒,阴盛则阳病),阳偏盛则消耗阴液(阳盛则热,阳盛则阴病),阴偏衰(阴虚)则阳相对偏亢(阴虚则热,阴虚则阳亢),阳偏衰(阳虚)则阴相对偏盛(阳虚则寒,阳虚则阴盛)。运用四象圆思维解读中医病机阴阳失调,以阴阳病机为圆,以阴阳为横坐标,盛衰为纵坐标,则有"阴阳盛衰的四象圆图"。如图 3 - 53 所示。A 象限为阳偏盛,B 象限为阳偏衰,C 象限为阴偏盛,D 象限为阴偏衰。A 象限,阳盛则阴相对不足,如热象、实证的治疗为以寒制热,泻阳为主。B 象限,阳虚则阴相对有余,如寒象、虚证的治疗以热制寒,以补阳为主。C 象限,阴盛则阳相对不足,如寒象、实证的治疗以热制寒,以泻阴为主。D 象限,阴虚则阳相对有余,如热象、虚证的治疗以寒制热,以补阴为主。

阴阳偏盛,指由于阴邪或阳邪侵袭人体所致的、以邪气盛实为主的病理变化,属于"邪气实则实"的实性病变。阴阳偏胜包括 A 和 C 象限。

A 象限也称阳盛或阳胜,指机体在疾病过程中所表现的阳邪偏盛,脏腑、经络机能亢奋,邪热过胜的病理变化。形成阳偏盛的主要原因,多由于感受温热阳邪;或虽感受阴邪,但从阳化热;或由于情志内伤,五志过极而化火;或因气滞、血瘀、痰湿、食积、蕴毒等郁而化热所致。

一般而言,A 象限的病机特点多表现为阳盛而阴未衰的实热证。《素问·阴阳应象大论》云:"阳胜则热"。A 象限的临床表现以热、动、燥为其特点,可见壮热、烦渴、面红、目赤、

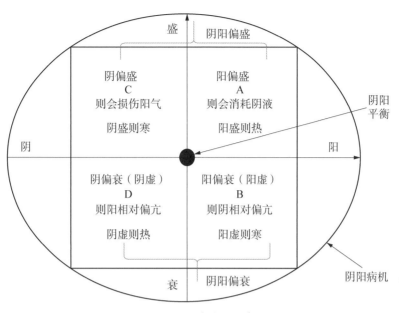

图 3-53　阴阳盛衰的四象圆图

尿黄、便干、苔黄、脉数等症。阳气亢盛对阴气和津液的制约太过,阳盛会耗伤阴气和津液。阳盛之初,对阴气和津液的损伤不明显,从而出现实热证。如果病情继续发展,阳盛明显耗伤机体阴气和津液,病情从实热证转化为实热兼阴虚津亏证;若阴气大伤,病由实转虚而发展为虚热证。这就是"阳胜则阴病"。

C 象限也称阴盛或阴胜,指机体在疾病过程中所表现的以阴寒偏盛,功能障碍或减退,产热不足,以及阴寒性病理产物积聚的病理变化。形成阴偏胜的原因多是感受阴寒邪气,或是过食生冷之物,或是阴寒性病理产物积聚,寒邪中阻,从而导致阳不制阴,阴寒内盛。

一般而言,C 象限的病机特点多表现为阴盛而阳未虚的实寒证。C 象限的临床表现以寒、静、湿等为特点,可见形寒、肢冷、喜暖、口淡不渴、腹痛、溲清、便溏、苔白、脉紧或迟等症。阴盛则伤阳,阴偏盛的病变会导致不同程度的阳气受损,出现面色苍白、小便清长、大便稀溏等寒胜伤阳的症状,但其矛盾的主要方面仍是以阴盛为主的实寒。如果病变进一步发展,机体的阳气严重受损,病变可由实转虚而发展为虚寒证。

阴阳偏衰,指人体阴阳双方中的一方虚衰不足的病理变化,属于"精气夺则虚"的虚性病证。阴阳偏衰包括 B 和 D 象限。

B 象限也称阳虚或阳衰,指机体阳气虚损,失于温煦,机能减退或衰弱,代谢减缓,产热不足的病理变化。形成阳偏衰的主要原因,多为先天禀赋不足,或后天失养,或劳倦内伤,或久病损伤阳气。

一般而言,其病机特点被称为"阳虚则寒",多表现为机体阳气不足,阳不制阴,阴寒相对偏盛的虚寒证。其临床表现可见面色㿠白、畏寒肢冷、舌淡、脉迟等寒象,以及喜静蜷卧、小便清长、下利清谷等虚寒之象。阳气不足,一般以心、脾、肾之阳虚为主,其中尤以肾阳不足为最。因为肾阳为人身诸阳之本,所以肾阳虚衰(命门之火不足)在阳偏衰的病机中占有极其重要的地位。由于阳气的虚衰,阳虚则不能制阴,阳气的温煦功能减弱,经络、脏腑等组织器官的某些功能活动也随之而减弱衰退,血和津液的运行迟缓,水液不化而阴寒内盛,亦即"阳虚则阴盛"。

D象限也称阴虚或阴衰,指机体精、血、津液等阴精物质不足,阴不制阳,导致阳气相对偏盛,功能虚性亢奋的病理变化。形成阴偏衰的主要原因,多为阳邪伤阴,或因五志过极而致化火伤阴,或因过服温燥之品耗伤阴液,或久病伤阴。

一般而言,其病机特点为"阴虚则热",多表现为阴液不足,阴不制阳,阳气相对偏盛的虚热证。其临床表现可见形体消瘦、潮热盗汗、心烦失眠、口干咽燥、两颧潮红、大便干硬、小便短少等。阴液不足,临床多见于心、肺、肝和肾,一般以肾阴亏虚为主。肾阴为诸阴之本,"五脏之阴气,非此不能滋",所以肾阴不足在阴偏衰的病机中占有极其重要的地位。阴偏衰时,主要表现为阴的滋润、抑制与宁静的功能减退。由于阴不制阳,阳气相对亢盛,从而形成虚热之象,如心烦、失眠、急躁易怒等,亦即"阴虚则阳亢"。

以阴阳失调为圆,以阳之虚盛为横坐标,以阴之虚盛为纵坐标,则有如图3-54所示的"阴阳之虚盛的四象圆图"。A象限为阴阳两盛,B象限为阳盛阴虚,如宋代韩祗和将伏气温病分为阳盛阴虚(B象限)和阴阳俱有余(A象限)两大证型。C象限为阴盛阳虚,D象限为阴阳两虚。B象限发展为D象限,称为阴损及阳。C象限发展为D象限,称为阳损及阴。

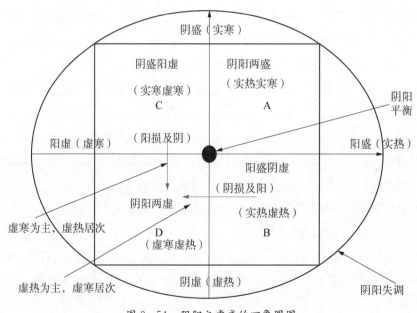

图3-54 阴阳之虚盛的四象圆图

阴阳亡失,是指机体的阴气或阳气突然大量亡失,而导致机体功能活动严重衰竭、生命垂危的一种病理变化。包括亡阴和亡阳两类。亡阴、亡阳是疾病的危重证候,辨别有误,或救治稍迟,死亡立见。亡阴会迅速导致亡阳,因为阴亡,阳无所依附而浮越。亡阳也会迅速导致亡阴,因为阳亡,阴液无以化生而耗竭。最终导致阴阳离决而生命终止。如图3-55所示。

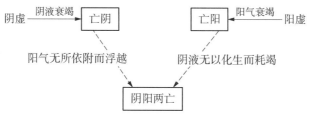

图3-55　阴阳亡失的示意图

　　亡阴、亡阳多在高热大汗,或感染中毒,或发汗太过,或吐泻过度,或失血过多,或久病不复而致正气耗竭等情况下出现,尤其是大汗淋漓,最易亡阴或亡阳。汗与血都是阴液,大汗、大出血,则阴随汗、血而消亡,而阳气也因失于依附而易散越。故亡阴者阳亦衰,亡阳者阴亦损。《医贯砭·阴阳论》曰:"阳根于阴,阴根于阳;无阳则阴无以生,无阴则阳无以化。"亡阴、亡阳的主次不同,治法有别,务须明辨。

　　亡阳是指机体的阳气发生突然大量脱失,而致机体属于阳的机能严重衰竭的一种病理变化。一般地说,亡阳多由邪气太盛,正不胜邪,阳气突然性脱失所致;或由素体阳虚,正气不足,疲劳过度,阳气消耗过多所致;或汗、吐、利无度,气随津泄,阳气外脱所致;亦可因慢性疾病,长期大量耗散阳气,终致阳气亏损殆尽,而出现亡阳。阳亡则机体所有属于阳的功能将会衰竭,尤以温煦、推动、兴奋、卫外等功能为著,故亡阳病变多出现大汗淋漓、肌肤手足逆冷、面色苍白、心悸气喘、精神萎靡、畏寒嗜卧及脉微欲绝等生命垂危之象。

　　亡阴是指阴液突然性大量耗损或丢失,而致机体属于阴的机能严重衰竭的一种病理变化。一般地说,亡阴多由于热邪炽盛,或邪热久留,而严重伤阴;或大吐、大汗、大泻等,直接消耗大量阴液;也可由于慢性疾病长期消耗阴液,日久导致亡阴。阴液亡失,则机体所有属于阴的功能将会衰竭,尤以宁静、滋润、内守等功能为著,多见手足虽温,但大汗不止、烦躁不安、心悸气喘、体倦无力、面红或紫、脉疾数躁动等危重征象。

　　以阴阳亡失为圆,以亡阳与否为横坐标,以亡阴与否为纵坐标,则就有如图3-56所示的"阴阳亡失的四象圆图"。A象限是亡阳也亡阴的情形,进入这个象限的人,其生命活动终止而亡。B象限是亡阳象限,由D象限发展而来。C象限是亡阴象限,也由D象限发展而来。如果对B象限的患者不采取有效治疗措施,B象限很快就会进入A象限;同样,对C象限的患者不采取有效治疗措施,C象限也将很快进入A象限。

　　对亡阴、亡阳的病机及其治疗,还需要重视以下三点:

　　1) 亡阴、亡阳都与气的耗损密切相关　阴与阳的功能都是在气的推动下进行的,随着气的耗损,以至消耗殆尽,这两种功能都可能衰竭。所以,气的耗损是其关键。加之有形之

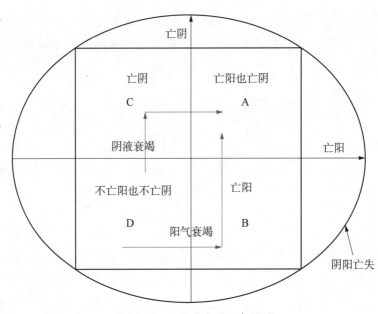

图 3-56　阴阳亡失的四象圆图

精血难以速生,无形之气所当急固,所以在救治亡阳、亡阴时,都要用大剂量的补气药,使气逐渐旺盛,以推动阴阳两类功能恢复正常。

2) 亡阳与亡阴都是功能衰竭　亡阳是机体属于阳的功能衰竭,如温煦、推动、兴奋、卫外功能的衰竭;亡阴则是机体属于阴的功能衰竭,如凉润、固摄、宁静、内守等功能的衰竭。所以临床治疗时,要用鼓舞功能的药物,亡阳用温阳药,亡阴用养阴药,以分别鼓舞即将衰亡的阴精与阳气的功能。

3) 大汗不止使亡阴与亡阳愈来愈恶化　亡阴者"内守"功能衰竭,则汗出不止;亡阳者"卫外"功能衰竭,则大汗淋漓。久之,则气随津脱,病情恶化。故临床必须重用固摄药,以阻止气与津的继续丢失。

以阴阳失调为圆,以阳亡到阳盛为横坐标,阴亡到阴盛为纵坐标,那就有如图 3-57 所示的"阴阳失调的四象圆图"。

(四) 精气血津病机的四象圆图

1) 精病机的四象圆图　张敬文等人认为,单纯的精、气、血、津液的失常,主要表现为两大类:①数量异常,多为数量减少,如精亏、气虚、血少、津液亏乏,此时表现为虚证。②运行输泄异常,如气机失调、血运失常、津液输布障碍、精施泄失常,此时可见实证或虚实错杂证。

精的失常,是指由于精的生成不足或消耗太过、生理功能减退及精的施泄失常所导致的病理变化。孙广仁等人认为精的失常主要包括精虚和精施泄失常两种情形。

精虚是肾精(主要为先天之精)和水谷之精不足,及其生理功能低下所产生的病理变化。或由于先天禀赋不足,或后天失养,或过劳伤肾,以及脏腑精亏不足,日久累及于肾等,均能导致肾精不足的病理变化。肾精不足有多方面的临床表现,如生长发育不良、女子不

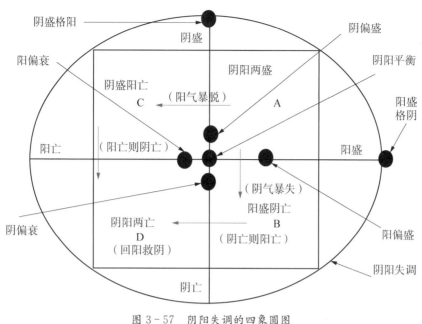

图 3-57 阴阳失调的四象圆图

孕、男子精少不育、精神委顿、耳鸣、健忘,以及体弱多病、未老先衰等。若因脾失健运,或饮食不当等,致使水谷之精乏源或生成不足,形成水谷之精匮乏的病理变化。水谷之精不足,可以出现面黄无华、肌肉瘦削、头昏目眩、疲倦乏力等虚弱状态。

水谷之精不足及肾精亏耗,皆可导致五脏六腑之精不足的病理变化,其临床表现复杂,随病变所在之脏腑而异。肾是藏精的主要脏器,所以精虚以肾精亏虚最为重要。脾是化生水谷之精的重要脏器,故精虚之源又在于脾。故有精虚以脾、肾两脏亏损为主之说。《清代名医医案精华·王旭高医案》云:"治先天当求精血之属,培后天当参谷食之方。"

精的施泄失常,如排泄过度或排泄障碍,则可出现失精或精瘀的病理变化。失精是指生殖之精和水谷之精大量丢失的病理变化。生殖之精大量施泄,必致肾精和水谷之精的大量损失而出现失精或精脱的病理变化。若房劳过度,耗伤肾气;或久病及肾,累及肾气;或过度劳累,伤及肾气,以致肾气虚衰,封藏失职,生殖之精因过度排泄而成失精或精脱。素体阳盛,性欲过旺,相火偏亢,内扰精室,肝气疏泄太过,也可致生殖之精排泄过度而成失精或精脱。营养物质长期随二便排泄出体外的疾病,如临床常见的蛋白尿、乳糜尿、慢性腹泻等,也可致水谷之精的大量丢失。这多由脾气虚衰,运化失常,或气虚失于固摄所致。

失精的临床表现有两类:一是生殖之精的大量丢失,表现为精液排泄过多,或兼有滑精、梦遗、早泄等症,并兼有精力不支、思维迟钝、失眠健忘、少气乏力、耳鸣目眩等症。治疗一般宜补肾气加填肾精,而偏实者当泻肝火兼滋肾阴。二是水谷之精大量丢失,表现为长期蛋白尿或乳糜尿,并兼有少气乏力、精力不支、面黄无华、肌肉瘦削、失眠健忘等,治疗当用补脾气以摄精。精脱为失精之重证。若精泄不止,则成精脱。精为气的化生本原,精脱必致气的大量损耗而致气脱。精脱的治疗以固气为要。

精瘀是指男子精滞精道而致排精障碍的病理变化。如果房劳过度、忍精不泄、少年手淫，或久旷不交，或惊恐伤肾，或瘀血、败热瘀阻，或手术所伤等，皆可导致精瘀而排泄不畅。若肾气虚而推动无力，或肝气郁结而疏泄失职，亦致精泄不畅而瘀。精瘀的主要临床表现是排精不畅或排精不能，可伴随精道疼痛、睾丸重坠、精索小核硬结如串珠、腰痛、头晕等症状。治疗则应审因论治，或补气，或疏肝，或活血化瘀，或祛痰利湿。

以精的病机为圆，以精虚与否为横坐标，以失精或精瘀为纵坐标，则有如图 3-58 所示的"精的病机的四象圆图"。A 象限是精虚和失精或精瘀共存的象限，精虚为 B 象限，失精或精瘀为 C 象限，处在 B、C 象限的患者，如果不及时治疗，那就很快会进入 A 象限。

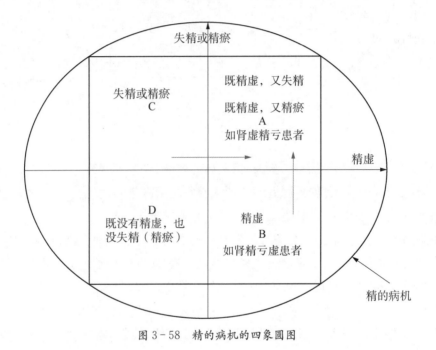

图 3-58　精的病机的四象圆图

2）气的病机四象圆图　气的失常，是指由于气的生成不足或耗散太过、生理功能减退及气的运行失常所导致的病理变化，主要包括气虚和气机失调两种情形。气机失调是指气的局部阻滞不畅或升降出入失常的病理变化，包括气滞和气的升降出入失常。

以气的病机为圆，以气虚与否为横坐标，以气机失调与否为纵坐标，则就有如图 3-60 所示的"气的病机四象圆图"。其中 D 象限是气及其功能正常象限，A、B、C 象限是气失常的象限，B 和 C 象限会发展进入 A 象限，A 象限是气虚和气机失调同时并存的情形。气脱、气陷属于 A 情形；气闭、气滞和气逆属于 C 情形。

气机失调在脏腑上的情形有：心的气机失常（如心火炽盛而上炎、心火下行而移热于小肠心阳虚损累及肾阳等）、肺的气机失常（如肺失宣降）、脾的气机失常（如脾气下陷）、胃的气机失常（如胃气上逆）、肾的气机失常（如肾不纳气）和肝的气机失常（如肝气郁结）。其余内容已经在气机失调两仪圆图中详细阐述了，这里只重点阐述气虚。

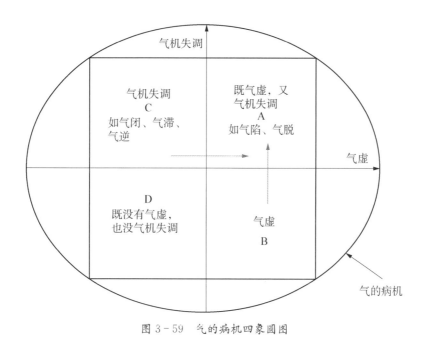

图 3-59 气的病机四象圆图

气虚是指由于气的不足或质的不佳,脏腑组织功能低下或衰退,抗病能力下降的病理变化。气血主要由于先天禀赋不足,或后天失养,或肺、脾、肾的功能失调而致气的生成不足;也可因劳伤过度、久病导致气耗散太过,或因年老体弱所致气的生理功能减退等。气虚多见于慢性疾病、老年、营养缺乏症、疾病恢复期以及体质衰弱等情况。其病变主要以气的功能减退为特征,如推动无力、固摄失职、气化失司等异常改变,临床常见神疲乏力、少气懒言、头晕目眩、面色苍白、舌淡脉虚等症状。其中尤以神疲乏力、少气懒言最为突出。病变进一步发展,还可造成血、津液的生成不足,或运行迟缓,或因失于气的固摄而流失等。若某一脏腑之气不足,则表现为该脏腑功能减退的虚证,如心气不足,则推动血液运行的功能减弱;脾气虚弱,可致运化功能减退。若偏于元气虚者,可见生长发育迟缓,生殖功能低下;偏于卫气虚者,可见防御外邪的能力下降等,临床上气虚证,多是指脾气虚、肺气虚。气虚与阳虚不同,阳虚是在气虚的基础上进一步发展的阳气虚少。气虚会发展为阳虚,气虚是虚但无明显寒象,阳虚是虚且有寒象。

升降出入是生命之气运行的基本形式,升与降、出与入、升降与出入之间是密切相关的,其关系具有三大特性:对立制约性、依赖关联性和消长转化性。从某个脏腑的局部生理特点来说,有所不同,如肝脾主升,肺胃主降,但从整个机体的生理活动来看,气的升降出入之间协调平衡,这样才能保证气的正常运动,各脏腑才能发挥正常的生理功能。气的升降出入失常,就意味着生病;一旦停息,就意味着生命活动的终止。如《素问·六微旨大论》云:"出入废则神机化灭,升降息则气立孤危。故非出入,则无以生长壮老已;非升降,则无以生长化收藏。是以升降出入,无器不有。"

气机的升降出入有一定规律,是脏腑经络组织进行功能活动的基础,阳降阴升,气机升降有序,阴阳才得以环抱。但由于各种病因的影响,而导致脏腑气机升降出入运动的紊乱,使人体阴阳气血升降失调,导致五脏六腑、表里内外、四肢九窍发生多种病理变化,称为升降失常。如心阳下降,则肾水得温,若心火不降而上炎,则舌尖红赤疼痛,口舌糜烂。肺失宣降,则胸闷咳喘。脾不生清,运化失职,则便溏泄泻,甚则清阳不升而脏气下陷。肝气下逆,则眩晕头胀,烦躁易怒,深则昏厥。肾不纳气,则呼吸困难,呼多吸少,气短息促。六腑以通降为顺,若腑气失降,在胆,则胆气上逆而口苦,黄疸;胃失和降,则不欲纳食,呃逆嗳气,恶心呕吐;大肠气机传导不行,则大便秘结,膀胱气化不行,则小便减少或尿闭,若阴阳气血逆乱,清窍被蒙,则昏仆倒地,不省人事。其他如心肾不交、水火不济,脾气不升、胃气不升、肺气不降、肾不纳气等,皆为升降失常的病理改变。

升降失常仅是气机升降出入失常的一个方面,出入失常则为其另一个方面,一般来说,内伤之病,多病于升降;外感之病,多病于出入,但升降与出入密切相关,在病理上亦相互影响,升降失常必然病于出入,出入失常亦必影响升降,故升降出入失常病机,在临床上具有普遍意义,不论内伤、外感,还是病、久病,都是存在气机升降出入失常。如《谈医随笔》云:"升降之病机,则亦累及出入矣;出入之病机,则亦累及升降矣。"又如因外感风寒而致咳喘者。风寒外来,肌腠郁闭,汗孔闭塞,卫气不能宣通,出入失常,则发热恶寒、无汗。肺合皮毛,表邪不解,内舍于肺,则肺失宣肃而咳嗽喘促。此为由出入失常而致升降失常,最终形成升降出入失常的病理状态。

以气的升降出入病机为圆,升降失常与否为横坐标,出入失常与否为纵坐标,则就有如图 3-60 所示的"气机升降出入病机的四象圆"。A 象限是气机升降出入都失常,B 象限是升降失常而出入正常,C 象限是升降正常而出入失常,D 象限是升降出入均正常。A、B、C 象限均称为气机失常或失调。

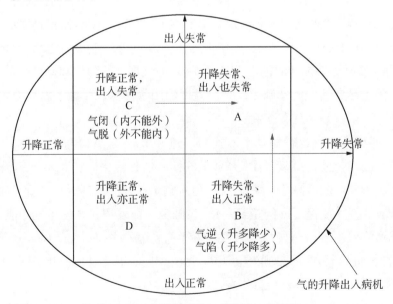

图 3-60　气机升降出入病机的四象圆图

以气的升降病机为圆，以当升与否为横坐标，以当降与否为纵坐标，则就有如图 3-61 所示的"气升降失常病机的四象圆图"。A 象限是气升降正常象限，B、C、D 象限是气升降失常象限，其中 D 象限属于升降不及。

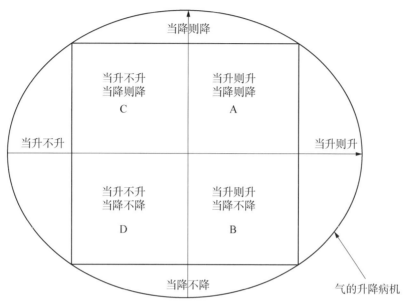

图 3-61　气升降失常病机的四象圆图

以气的升降病机为圆，以当升降者为横坐标，以升降为纵坐标，则就有如图 3-62 所示的"升降病机的四象圆图"。A、D 象限属于气升降正常情形，B、C 象限属于升降反作情形。

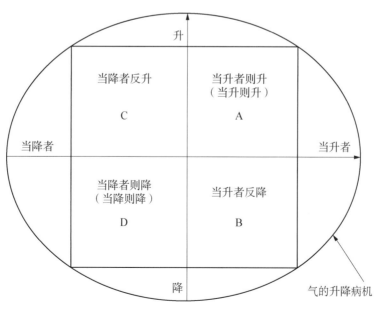

图 3-62　升降病机的四象圆图

升降失常的病理变化虽然很复杂,但基本病理表现有升降不及、升降太过和升降反作三类,它们是互相联系的。

(1) 升降不及:当升不升,当降不降。处在图 3-62 的 D 象限。如肝气升发不足而肝气郁结;肺气壅塞,失于清肃而胸闷痰喘。

(2) 升降太过:即升发之性超过了正常生理范围。如肝气升发太过而肝阳上亢,甚则肝风内动;胃肠传降太过而泄痢不止等。

(3) 升降反作:当升者反降,当降者反升。当升者反降,处在图 3-63 的 B 象限,当降者反升,处在图 3-63 的 C 象限。如脾气不发而下陷,胃气不降而上逆。如《素问·阴阳应象大论》云:"清气在下,则生飧泄;浊气在上,则生䐜胀。"

3) 血病机的四象圆图　血的失常,是指因血液生成不足、耗损太过或血液运行失常而导致的病理变化。包括血虚和血运失常两种情形。

以血病机为圆,以血虚有无为横坐标,以血运失常与否为纵坐标,则有如图 3-63 所示的"血病机的四象圆图"。其中 D 象限是血及其功能正常象限,A、B、C 象限是血失常的象限,B 和 C 象限会发展进入 A 象限,A 象限是血虚和血运失常同时并存的情形。

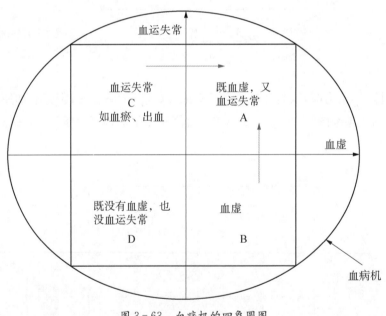

图 3-63　血病机的四象圆图

血虚是指血液不足或耗损过多,导致血的濡养功能减退的病理变化。主要有四个原因:①失血过多,如吐血、衄血、月经过多、外伤出血等,使体内血液大量丧失,而新血又不能及时生成和补充。②血液生化不足,脾胃为气血生化之源,脾胃虚弱,化源不足,或肾精亏损等,导致生成血液的物质减少,或心、肺、肝气化功能减退,化生血液的功能不足。③久病不愈,慢性消耗,或劳神过度等因素,而致营血暗耗。④瘀血阻滞,瘀血不去则新血不生等,最终导致全身血虚。血虚不等于阴虚,血虚是虚而无热象,阴虚是虚而有热象。

全身各脏腑、经络等组织器官,都依赖于血的濡养而维持其正常的生理功能,所以血虚病变主要是以濡养功能减退为特征,表现为全身或局部的失荣失养,功能活动逐渐衰退等虚弱证候。眩晕,面色不华,唇、舌、爪甲淡白等为血虚的临床典型症状。心主血、肝藏血,故临床以心肝血虚证为多见。心血不足常见惊悸怔忡、面白、舌淡、脉细涩或结代等症状,还可致神失其养,出现失眠多梦、健忘等;肝血亏虚常见两目干涩、视物昏花,或手足麻木、关节屈伸不利等症。若肝血不足,导致冲任失调,又可出现妇女经少,月经愆期,闭经诸症。

血运失常是指血液运行失常出现的病理变化,包括血瘀、血行疾迫、出血三种情形。

血瘀是指血液的运行迟缓,流行不畅,甚则血液停滞的病理变化。原因主要有:①气滞血行不畅而瘀阻。②气虚血行无力而迟缓。③寒邪入血,血寒而凝滞不行。④邪热入血,煎灼津液,血液黏稠而不行。⑤痰浊等阻于脉道,气血瘀阻不通,以及久病入络等影响血液正常运行而瘀滞。导致血瘀的病机主要有气滞、气虚、血寒、血热、痰浊。

血瘀与瘀血的概念不同,血瘀是指血液运行不畅,甚则停滞的病理状态,属于病机范畴;而瘀血则是指由于血行失常而导致的病理产物,可成为继发性的致病因素,属于病因范畴。

血寒是指血脉受寒,血流滞缓,乃至停止不行的病理状态。血行减慢,容易瘀血。多因外感寒邪,侵犯血分,形成血寒;亦可因阳气失于温煦所致。其临床表现,除见一般的寒性症状外,还可见血脉瘀阻而引起的疼痛,以及手足、爪甲、皮肤及舌色青紫等表现。若寒凝心脉,心脉血气痹阻,可发生真心痛;寒凝肝脉,肝经血气瘀滞,可见胁下、少腹、阴部冷痛,或妇女痛经、闭经等。寒阻肌肤血脉,则见冻伤等症。寒瘀互结酿毒于内,可生癥积。总之,随寒邪阻滞血分的不同部位,而见不同的临床表现。

血瘀的病理可以出现在脏腑、经络、形体、官窍的某一局部,亦可以是全身性病变。若血液运行郁滞不畅,或形成瘀积,使脏腑经络气机阻滞,不通则痛,故病变易见疼痛,且痛有定处,甚则局部形成癥瘕积聚;若全身血行不畅,还可见唇舌紫黯,舌有瘀点、瘀斑,皮肤红缕或青紫,肌肤甲错,面色黧黑等征象。

血行疾迫是指在致病因素的作用下,血液被迫运行加速,失去宁静的一种病机变化。血行加快,灼伤经络,容易出血。引起血行疾迫的原因多是外感阳热邪气;或情志郁结化火;或痰湿等阴邪郁久化热,热入血分所致。血液的正常运行,虽然要依赖阳气的温煦和推动,但是仍然以宁静安谧为本。由于血得温则行,故在血热的情况下,血液运行就加速,甚则灼伤脉络,迫血妄行,可见面红舌赤、妇女月经先期、脉数等临床表现。血热扰动心神则心烦不安、失眠多梦,甚至神志昏迷等。

出血是指血液不循常道而逸出血脉的病理变化。逸出血脉的血液,称为"离经之血"。若此离经之血不能及时消散或排出,蓄积于体内,则称为瘀血。瘀血停积体内,又可引起多种病理变化。若突然大量出血,可致气随血脱而引起全身机能衰竭。

导致出血的病机主要有血热、气虚无力、气血充逆、外伤及瘀血内阻等。

血热,即热入血脉之中,使血行加速,脉络扩张,或迫血妄行而致出血,及煎灼津液而导致血液黏稠而不行的病理变化。它既是血瘀的病机,也是出血的病机。血热多由于热入血分所致,如温邪、疠气入于血分,或其他外感病邪入里化热,伤及血分。另外,情志郁结,五志过极化火,内火炽盛郁于血分,或阴虚火旺,亦可导致血热。

血热病变,除见一般的热性症状外,血热炽盛,灼伤脉络,迫血妄行,还可引起各种出血,如吐血、衄血、尿血、皮肤斑疹、月经提前或量多等。由于血行加速,脉络扩张,可见面红目赤、肤色发红,舌色红绛,脉搏异常等症状。心主血脉而藏神,血热则心神不安,可见心烦,或躁扰不安,甚则出现神昏、谵语、发狂等症。血热的临床表现,以既有热象,又有动血为其特征。此外,由于血液主要由营气和津液组成,热入血脉不仅可以耗伤营气、津液而致血虚,而且可由热灼津伤,使其失去润泽流动之性,变得浓稠,乃至干涸不能充盈脉道,血液运行不畅而为瘀。

4)津液病机的四象圆图　津液失常是指津液生成、输布或排泄之间失去平衡,出现津液不足、耗散排泄过多,或输布排泄障碍,形成水液潴留、停阻、泛滥等病理现象,产生痰饮、水湿等病理变化。

津液不足,是指津液在数量上的亏少,可导致脏腑、孔窍、皮毛失于濡润、滋养,而产生一系列干燥枯涩的病理变化。原因有四方面:①热邪伤津,如外感燥热之邪,灼伤津液;或邪热内生,如阳亢生热、五志化火等耗伤津液。②丢失过多,如吐泻、大汗、多尿、失血,以及大面积烧伤等,均可损失大量津液。③生成不足或津液摄入严重不足。如体虚久病,脏腑机能减退,可见津液生成不足。④慢性疾病和过用辛燥之物等耗伤津液。

津液运行导致津液不足的病理变化,主要有伤津、脱液、伤津脱液并存三种情形。伤津主要是丧失水分。伤津容易耗散,也容易补充。如炎夏季节的多汗尿少,或高热的口渴引饮,气候干燥的口、鼻、皮肤干燥等,均属于伤津为主。临床上,伤津常见于吐、泻之后。如夏秋季节,多有饮食伤中而致呕吐、泄泻或吐泻交作,损失大量津液者,如不及时补充,可出现目陷、螺瘪、尿少、口干舌燥、皮肤干涩而失去弹性;甚则见目眶深陷、啼哭无泪、小便全无、精神委顿、转筋等症。严重者,因血中津少而失其滑润流动之性,气随津泄而推动无力,血液运行不畅,而见面色苍白、四肢不温、脉微欲绝的危象。

脱液具有不易耗损、一旦亏损则又不易迅速补充的特点。如热病后期,或久病伤阴,症见形瘦肉脱,肌肤毛发枯槁,或手足震颤、肌肉瞤动、唇裂、舌光红无苔或少苔等,均以脱液为主。

一般来说,伤津主要是丢失水分,临床以一系列干燥失润的症状,伤津未必脱液。脱液是水分和精微物质共同丢失,不但丧失水分,更损失精微营养物质,故脱液必兼津伤。临床上不仅有阴液干涸的症状,而且还可表现出虚风内动、虚热内生之象。从病情轻重而论,脱液重于伤津,可以说津伤乃液脱之渐,液脱乃津伤之甚。但津伤可暴急发生而突然陷于气随津泄,甚至气脱的重危证候,则又非脱液可比。

水湿停聚是津液输布失常和津液排泄障碍造成的病理变化。津液输布排泄障碍会导致津液在体内不正常的停滞,成为内生水湿痰饮等病理产物的根本原因。

津液的输布障碍是指津液得不到正常的转输和布散,导致津液在体内环流迟缓,或在体内某一局部发生滞留。因而津液不化,可致水湿内生,酿痰成饮的病理变化。脾失健运不但使津液的输布障碍，而且水液不归正化，变生痰湿为患。故《素问·至真要大论》云："诸湿肿满，皆属于脾。"

津液的排泄障碍是指津液转化为汗液和尿液的功能减退，而致水液贮留体内，外溢于肌肤而为水肿。津液化为汗液，有赖肺气的宣发功能；津液化为尿液，有赖肾气的蒸化功能。肺和肾的功能减弱，虽然均可引起水液贮留，发为水肿。津液的输布障碍和排泄障碍，相互影响，互为因果，导致湿浊困阻、痰饮凝聚、水液贮留等多种病变。湿浊困阻是指多因脾运失常，津液不能转输布散，聚为湿浊的病理现象。湿性重浊黏滞，易于阻遏中焦气机。临床常见胸闷、脘痞、呕恶、腹胀、便溏、苔腻等症。痰饮凝聚是指多因脾、肺等脏腑机能失调以致津液停而为饮和饮凝成痰的病理现象。痰随气升降，无处不到，病及脏腑经络，滞留于机体的不同部位。饮停之部位比较局限，如停于胸胁的"悬饮"，饮留于胸膈的"支饮"等。水液贮留是指多由肺、脾、肾、肝等脏腑机能失调而导致津液潴留体内的病理现象。气不行津，津液代谢障碍，潴留于肌肤或体内，发为水肿或腹水。正如《景岳全书·肿胀》说："盖水为至阴，故其本在肾；水化于气，故其标在肺；水惟畏土，故其制在脾。今肺虚则气不化精而化水，脾虚则土不制水而反克，肾虚则水无所主而妄行，水不归经则逆而上泛，故传入于脾而肌肉浮肿。"

以津液为圆，以津液不足与否为横坐标，以水湿停聚与否为纵坐标，则有如图 3-64 所示的"津液代谢失常病机的四象圆图"。A 象限是既有津液不足，也有津液输布排泄障碍造成的水湿停聚。B 象限是津液不足，会引起津亏血瘀、津枯血燥和气随津脱等。C 象限是水湿停聚，会导致津停气阻和津停血瘀等。D 象限为既没有津液不足，也没有水湿停聚。一般来说，D 象限为津液代谢正常象限。

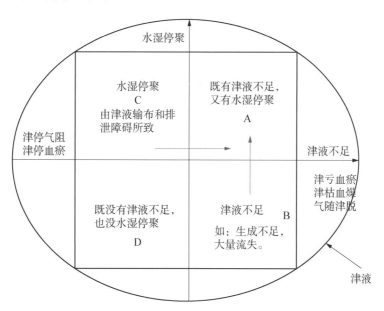

图 3-64 津液代谢失常病机的四象圆图

以津液病机为圆,以津失常与否为横坐标,以液失常与否为纵坐标,则就有"津液病机的四象圆图",如图 3-65 所示。B 象限为津失常,C 象限为液失常,如果不进行治疗,就会进入 A 象限。A 象限包括津液均失常和津液关系协调。

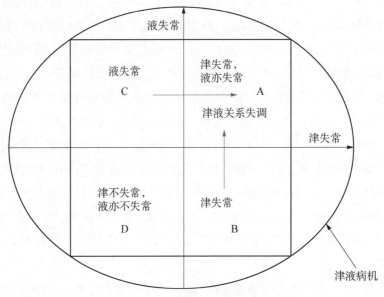

图 3-65　津液病机的四象圆图

津失常和液失常同时存在,以及津液关系失常,带来津与液之间的组合有 8 种情形。以津液正常为中心原点,以津液失常结果为圆,以津偏少到偏多为横坐标,以液偏少到偏多为纵坐标,那么就会演绎成如图 3-66 所示的"津液失常结果的四象圆图"。

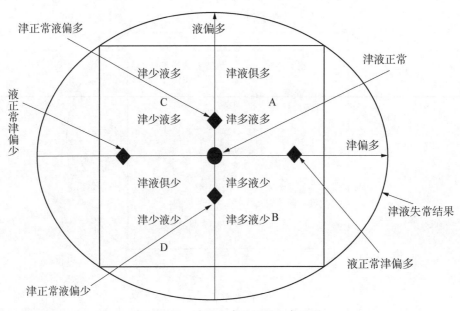

图 3-66　津液失常结果的四象圆图

　　津液在体内的代谢和排泄是一动态过程,其随时间、环境、气候及生理状态而变化,津液会出现"津液失常结果的四象圆图"中的"津液俱多、津液俱少、津多液少、津少液多"四种情形。相对正常人而言,A 象限是津液偏多,B、D 象限是津不足,C、D 象限是液不足,D 象限是津液都不足。水湿停聚属于 A 情形,津液输布失常和排泄障碍会导致水湿停聚。水湿停聚会形成湿浊困阻、痰饮凝聚和水液贮留等病理变化。B 情形是津相对有余而液不足,比如液的生成不足,而津的生成充足。C 情形是液相对有余而津不足,比如摄入的津不足,但液的生成暂时相对正常。伤津会导致 C、D 两种情形,脱液会导致 B、D 两种情形。津液损伤一般包括 B、C、D 象限,它是指人体津液(包括汗液、唾液、尿液等)大量流失而导致的身体损伤。津伤化(内)燥,全身脏腑组织功能因失于自然而失常。这些损伤可以表现为口渴、口干舌燥、尿少、乏力、皮肤干燥等症状。

(五) 精气血津关系病机的四象圆图

　　1) 精气病机的四象圆图　精气失常,主要是指精失常、气失常及其关系的失常。以精气病机为圆,以精失常与否为横坐标,以气失常与否为纵坐标,则有如图 3-67 所示的"精气病机的四象圆图"。A 象限是精失常和气失常同时存在的象限,也是精气关系失调的象限。精气两虚(精气亏损)、气虚精失和气滞精瘀处在 A 象限,气滞精瘀是气机失调、疏泄失司而导致精道瘀阻的病机变化。气滞精瘀以情志因素为多,阴部胀痛重坠明显。B 象限是精失常的象限,主要有精虚、失精和精瘀等,如果不进行治疗,将很快进入 A 象限,精虚及失精患者常伴有气虚的病理表现。C 象限是气失常的象限,主要有气虚、气机失调、气化失常等,如果不进行治疗,很快会发展进入 A 象限。气虚及升降失调,则不能化精而致精亏病症。气摄津失常则精失固摄而导致失精病症。对精亏和失精病症,临床上常常采用补气生精、补气固精的方法来治疗。

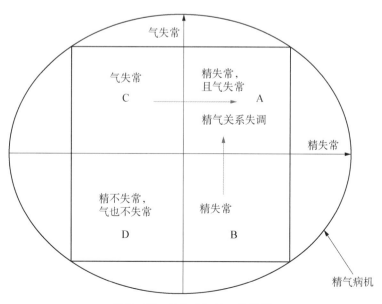

图 3-67　精气病机的四象圆图

精失常和气失常同时存在，以及精气关系失常，带来精与气之间的组合有8种情形。以精气正常为原点，精气病机为圆，精偏少到偏多为横坐标，以气偏少到偏多为纵坐标，那么就会演绎成如图3-68所示的"精气失常结果的四象圆图"。

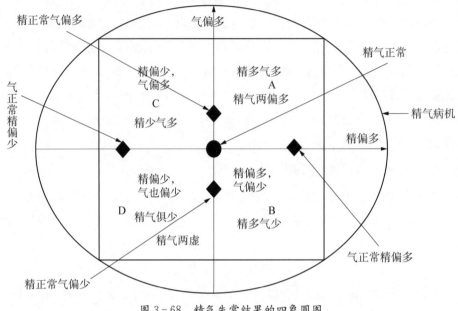

图3-68　精气失常结果的四象圆图

"精多气多"的A情形，精足气足，精气充足，精气俱足，他们在物质和精神上都很充实和丰富，具有很强的生命力和创造力，同时也可以享受各种精神和物质上的满足，他们是身心最健康的人。

当身体出现"精多气少"的B情形时，往往意味着身体的精比较充足，但气的生成和运行受到了影响，导致身体的气不足。在日常生活中，处在B象限的人可以通过一些方法来改善精多气少的情况，例如保持充足的睡眠、适当运动、保持良好的饮食习惯等。气滞精瘀为B象限，可以通过服用中药来进行调理和治疗。处在B象限的还有阳虚精瘀。

"精少气多"的C象限人，精不足但气有余，精少而气足。精损耗太过而气没有损耗之时，便有精少气相对有余。一般而言，处在C象限的人是由先天体质虚弱、情志不畅、久病损耗、性生活过于频繁、肾虚、营养不良等原因造成的。C情形其实在临床上很多见，可以理解为人体的本源的物质减少了，但是整体的人却表现为一种虚热状态。比如说脾气急躁、口干、喉咙痛、长痤疮、精神亢奋等虚热状态。因为精少往往会导致气也少，C象限的人会发展为"精少气少"的D象限的人。

处在D象限的人精气两虚，肾精亏虚，气虚不足。肾精亏虚是指人体缺少肾精，不能很好地充养脑髓，主要与先天发育不良、久病不愈等因素有关。肾精是维持身体活动的根本，如果体内肾精过少，身体的养分不足，就可能会导致患者出现精神不济、嗜睡等不适症状。气虚不足是指气不足以推动身体各器官的正常活动，患者可能会出现精神抑郁、沉闷、记忆力下降、智力下降、听力及视力等感官器官的能力有所下降和衰老的症状,还容易出现感染、面色没有光泽、各脏器的功能明显下降等。D象限的还可能表现为男性阳痿、早泄,女性宫冷、不孕等生殖功能障碍。处在D象限的还有阳精两虚、阴虚精失等。

2)精血病机的四象圆图 精血失常,主要是指精失常、血失常及其关系的失常。以精血病机为圆,以精失常与否为横坐标,以血失常与否为纵坐标,则有如图3-69所示的"精血病机的四象圆图"。A象限是精失常和血失常同时存在的象限,也是精血关系失调的象限。精血不足(精血两虚)、血瘀精阻处在A象限。血瘀精阻是精的疏泄失司和瘀血内阻而导致的病机变化。其临床可见血精、阴部小核硬节等瘀血表现。B象限是精失常象限,如果不进行治疗,将很快进入A象限。C象限是血失常象限,血失常主要有血虚、血瘀和出血等,如果不进行治疗,将很快进入A象限。

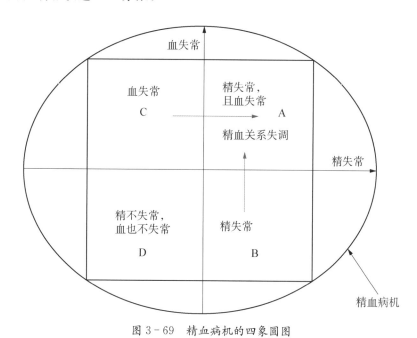

图3-69 精血病机的四象圆图

精失常和血失常同时存在,以及精血关系失常,带来精与血之间的组合有8种情形。以精血正常为原点,精血病机为圆,精偏少到偏多为横坐标,以血偏少到偏多为纵坐标,那么就会演绎成如图3-70所示的"精血失常结果的四象圆图"。一般而言,血虚则精衰,从B象限发展为D象限,临床上每见血虚之症往往有肾精亏损之症。肾精亏损可导致血虚,从C象限发展为D象限,同时也有头发枯槁脱落之症。目前治疗再生障碍性贫血,用补肾填精法,其理论依据是精可化血。临床常见肝血不足与肾精亏损,二者互相影响,表现为头晕眼花、耳鸣、耳聋等症。精血不足,属于D象限。

3)精津液病机的四象圆图 精津失常,主要是指精失常、津液失常及其关系的失常。精津液失常,主要是指水谷之精(包括自然界之清气)失常、津液失常及其关系失常。以精津病机为圆,以精失常与否为横坐标,以津液失常与否为纵坐标,则就有如图3-71所示的

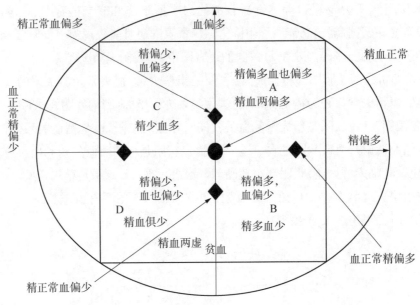

图 3-70　精血失常结果的四象圆图

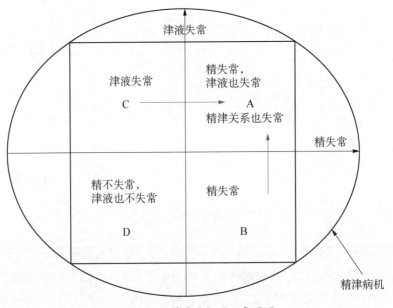

图 3-71　精津病机的四象圆图

"精津病机四象圆图"。A象限是精失常和津液失常并存的象限,也是精与津液关系失常的象限。B象限是精失常的象限,会发展进入A象限。C象限是津液失常的象限,如津液亏损不足、津液输布障碍、津液排泄障碍,也会发展进入A象限。

精与津液均属于阴,两者在生理上相互为用,病理上互为影响。具体表现在液能灌精和精为液本两个方面。精对津液的作用是精为液本。肾藏精而主水,如肾的阴精亏损,则阴液生化无源而亏虚。津液对精的作用是液能灌精。《灵枢·口问》云:"液者,所以灌精濡空窍者也。……液竭则精不灌。"中焦化生津液,通过三焦的气化作用,输布全身,濡养脏腑,其中浓稠部分入于肾中,成为肾精的一部分,所以津液枯竭必然影响精的生成。

精失常和津液失常同时存在,以及精与津液关系失常,带来精与津液之间的组合有8种情形。以精津正常为原点,以精津失常结果为圆,以精偏少到偏多为横坐标,以津液偏少到偏多为纵坐标,则就有如图3-72所示的"精津失常结果的四象圆图"。在病变情况下有精亏而伴有津液不足者,从C象限进入D象限;有津液不足而致精虚者,从B象限进入D象限。

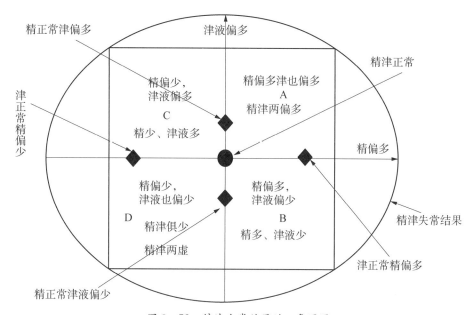

图3-72　精津失常结果的四象圆图

(六) 气血病机的四象圆

气血是构成人体的基本物质,也是人体各种生理活动的物质基础。因此,人体的气血失常,必然会影响到机体的各种生理功能,从而导致疾病的发生。

气血失常,同邪正盛衰、阴阳失调一样,是分析研究各种临床疾病病机的基础。气血失常是指在疾病过程中,由于邪正斗争的盛衰,或脏腑功能的失调,导致气、血等基本物质的不足、运行失常,或气血双方关系失调的病理变化。主要包括气失常、血失常和气血关系失调。气失常、血失常,前面已经论述,这里重点探讨气血关系失调,《素问·调经论》曰:"血气不和,百病乃变化而生。"

以气血病机为圆,以气不失常到气失常为横坐标,以血不失常到血失常为纵坐标,那么就有如图3-73所示的"气血病机的四象圆图"。A、B、C象限分别是气血均失常、气失常、血失常,其中A象限气血均失常,包括气血关系失调在内。D象限是气血两无失常,即气血健康状态。

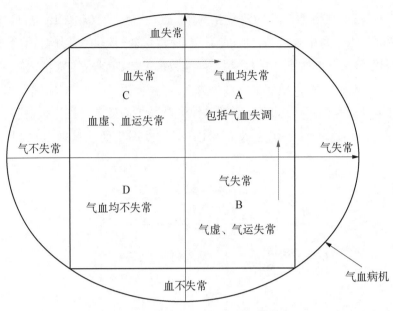

图 3-73　气血病机的四象圆图

气和血的关系极为密切,生理上相互依存,相互为用,病理上相互影响而常致气血同病。《难经本义》云:"气中有血,血中有气,气与血不可须臾相离"。气对血具有推动、温煦、化生、统摄的作用,故气的虚衰和升降出入异常,必然影响及血。血对气具有运载和营养的作用,故血的病变也必然累及到气。气血关系失常是气血失常的主要情形,也被称作气血关系失调,简称气血失调。气的亏少则无力推动血行,或气机郁滞不通则不能推动血行,都能够产生血瘀的病变。再者,气的运行发生逆乱,升降出入失常,也会影响血液的正常运行,出现血液妄行的病变,如气逆者血随气升,气陷者血随气下。所以临床上在治疗血液运行失常时,常常配合补气、行气、降气、升提的药物。

处在"气血病机的四象圆图"A象限的主要有:气滞血瘀、气虚血瘀、气不摄血、气随血脱、气血两虚等。

气滞血瘀是指气运行郁滞不畅,导致血液运行障碍,出现血瘀的病理变化。它多由气机阻滞而致血瘀,而血瘀又必将进一步加重气滞;或因闪挫外伤伤及气血,气滞血瘀同时发生。其病机以气滞、血瘀并存为特征。由于肝主疏泄气机而藏血,肝的疏泄在气机调畅中起着关键的作用,关系到全身气血的运行,因而气滞血瘀多与肝的功能异常密切相关。又由于心主血脉而行血,肺朝百脉,主司一身之气,所以心、肺两脏的功能失调,也可形成气滞血瘀的病机变化。其在临床上多见肋胀满疼痛、瘀斑及癥瘕积聚等症。

气虚血瘀是指气虚无力推动血行而致血瘀的病理变化。包括阳虚血瘀、阴虚血瘀等。其病机以气虚为主,兼有血瘀为特征。轻者气虚无力,血行迟缓;重者则因气虚较甚,血行障碍,局部失养,则见肢体软瘫不用,甚至萎缩等。亦可因年高体弱,气虚无力,不能运血于经络,血液瘀滞,肢体失养致半身瘫痪,或肌肤干燥、瘙痒、麻木不仁等气血不荣经脉的表现。

气不摄血是因气不足,固摄血液的功能减弱,血不循经,逸出脉外,导致各种出血的病理变化。脾主统血而为气血生化之源,所以气不摄血多由久病伤脾,脾气虚损而不能统血所致。由于脾气主升而主肌肉,所以脾虚不摄血而出血者,多见于尿血、便血、月经过多等下部出血,以及肌衄等失血之证候,且有血色淡、质地清稀的特点。并有形体消瘦、神疲食少、面色不华、倦怠乏力、舌淡脉虚无力等脾气虚的表现。其出血的病变,往往因出血而气亦随之耗伤,气愈虚而血亦虚,病情进一步发展,可形成气血两虚。

气随血脱是在大量出血的同时,气也随着血的流失而出现耗脱的病理变化。它以大量出血为前提,如外伤出血、妇女崩漏、产后大失血等。由于血为气母,血能载气,大量出血,则气无所依附,气也随之耗散而亡失。其病变的发展,轻则气血两虚,重则气血并脱。临床除大出血之外,还可见冷汗淋漓、面色苍白、四肢厥冷,甚者晕厥等气脱的临床表现。

气血两虚是气虚与血虚同时存在的病理变化。包括阳血两虚、阴血两虚等。多因久病消耗,渐致气血两伤;或先有失血,血虚不能养气;或先因气虚,血液生化无源而日渐衰少等。其病机以同时并见气虚和血虚的表现为特征。由于气虚而推动、固摄、温煦作用低下,加之血液亏虚,失于充养,故气血两虚常见症状有面色淡白无华、少气懒言、疲乏无力、自汗、形体消瘦等。对气血两虚的病机分析,应分清气虚、血的先后主次关系,以便指导临床施治。

针对"气血病机的四象圆图"中的 A 情形,以气血均失常为圆,以气运失常到气虚为横坐标,以血运失常到血虚为纵坐标,那么就会得到如图 3-74 所示的"气血均失常的四象圆图"。

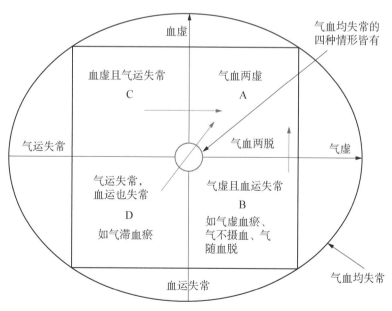

图 3-74　气血均失常的四象圆图

气滞血瘀,是指气机郁滞、血行不畅而导致的气滞与血瘀并存的一种病理变化,处在 D 象限。气滞可导致血瘀,血瘀必兼气滞,两者互为因果,多同时并存。如闪挫外伤等因素,会导致气滞与血瘀同时形成。气虚血瘀,是指因气虚而运血无力导致的血行瘀滞的病理变化,处在 B 象限。气随血脱是指因大量出血,气也随着血液的流失而散脱,处在 B 象限,很快会发展进入 A 象限。常由外伤失血、妇女崩漏或产后大出血等因素所致。

气失常和血失常同时存在,以及气血关系失常,带来气与血之间的组合有 8 种情形。以气血正常为中心原点,以气血失常结果为圆,以气偏少到偏多为横坐标,以血偏少到偏多为纵坐标,则就有如图 3-75 所示的"气血失常结果的四象圆图"。B 和 C 象限若不进行有效的治疗,都会发展为 D 象限。若脾气虚弱,失去统摄,血逸出脉外,从 C 象限进入 D 象限,出现各种出血病变,临床上称为"气不摄血"或"脾不统血"。治疗这些出血病变时,必须用健脾补气方法,益气以摄血。临床中发生大出血的危重证候时,用大剂补气药物以摄血。临床上血虚日久的患者,往往兼有气虚的表现,治疗时需补气与养血同时兼顾。《张氏医通·诸血门》云:"气不得血,则散而无统。"临床上大出血的患者,由于气无所依附,也随之大量丢失,可出现气随血脱的危重病症,从 B 象限进入 D 象限,治疗应采取益气固脱和止血补血的方法,以达到补气、固脱、止血之目的。

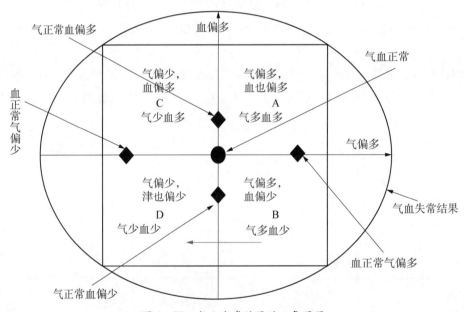

图 3-75　气血失常结果的四象圆图

(七) 气津病机的四象圆图

气津失常,主要是指气失常、津液失常及其关系的失常。以气津病机为圆,以气失常为横坐标,以津液失常为纵坐标,则就有如图 3-76 所示的"气津病机的四象圆图"。B 象限为气失常,C 象限为津液失常,如果进入 B、C 象限的患者,不进行治疗,他们将很快进入 A 象限,津停气阻、气随津脱、气津两虚、阳虚津停、阴虚津停等都处在 A 象限。

气的失常,会引起津液代谢的失常。从 B 象限进入 A 象限。气能生津,若脏腑之气虚

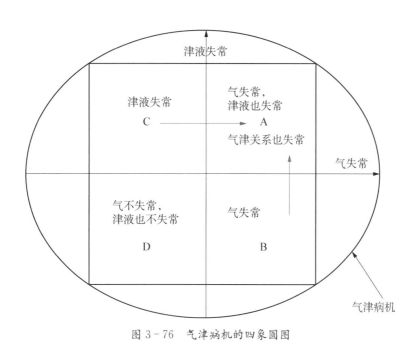

图 3-76　气津病机的四象圆图

亏,则气化生津液的力量减弱,从而导致津液不足的病变,治疗时往往采取补气生津法。气能行津,如若气虚,如气的升降出入和气化运动异常而导致气的推动和调控作用减弱,气化无力进行,或气机郁滞不畅,气化受阻,都可以引起津液的输布、排泄障碍。气虚、气滞可导致津液停滞,并形成痰、饮、水、湿等病理产物,称为"气不行水"或"气不化水"。

引起津液输布障碍的原因很多,如肺气宣发肃降失常,则通调水道失职,津液运行障碍,则会形成痰饮、水肿等病变。如脾失健运,则津液输布障碍,水液停聚,则导致水、湿、痰、饮等病变。如肾阳亏虚,则津液输布障碍,可导致水肿等病变。如肝失疏泄,气机郁滞,就会形成气滞津停的病理变化,导致痰饮、水肿,以及痰气互结的梅核气、瘿瘤、臌胀等病症。临床上要消除这些病理产物及其产生的病理影响,常常将利水湿、化痰饮的方法与补气、行气法同时并用,所谓"治痰先治气""治湿兼理脾"。气能摄津,若气虚衰,固摄力量减弱,则会出现诸如口角流涎、多汗、漏汗、多尿、遗尿、小便失禁等病理现象,临床上往往采取补气的方法以控制津液的过多外泄。

津液失常,从 C 象限进入 A 象限。津能生气,若津液亏耗不足,也会引起气的衰少。多汗、多尿、吐泻太过等所致的津液不足,会导致气虚之证。津能载气。若津液的丢失,那必定导致气的损耗。如暑热病证,不仅伤津耗液,而且气亦随汗液外泄,出现少气懒言、体倦乏力的气虚表现。而当大汗、大吐、大泻等津液大量丢失时,气亦随之大量外脱,称为"气随津脱"。清代尤在泾《金匮要略心典·痰饮》说:"吐下之余,定无完气"。可见汗、吐、下等失津液的同时,气必然遭到耗损。因此,临床中在使用汗法、下法和吐法时,必须做到有所节制,中病即止,勿过多使用而导致变证。当津液输布运行受到阻碍时,形成水湿痰饮,滞留体内,则会导致气机的郁滞不畅,谓之津停则气滞。"津停气滞"与前面所述"气不行水"的病理变化是互为因果的,二者之间互相影响,往往形成恶性循环,加重病情。因此,临床中为了提高疗效,常将利水药与行气药同时使用。故气津关系失调,会导致"水停气阻(津停气阻)""气随津脱(泄)""气滞津停"等病理变化。水饮阻肺、水饮凌心等都属于水停气阻的病变。

气失常和津液失常同时存在,以及气津液关系失常,带来气与津液之间的组合有8种情形。以气津液正常为中心原点,以气津液失常结果为圆,以气偏少到偏多为横坐标,以津液偏少到偏多为纵坐标,则就有如图3-77所示。B象限和C象限若不进行有效的治疗,都会发展为D象限。气随津脱,属于从B象限发展为D象限的情形。气随津脱是指津液大量丢失,气失其所依,随津液外泄而出现暴脱亡失的病理变化。血中津少而失其滑润流动之性,气随津泄而推动无力,血液运行不畅。

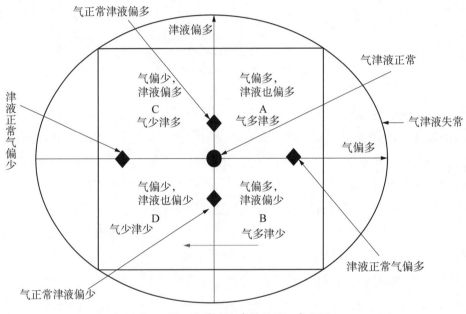

图3-77 气津液失常结果的四象圆图

(八) 血津病机的四象圆

血津失常,主要是指血失常、津液失常及其关系的失常。血和津液在生理上相互补充,在病理上相互影响。以血津病机为圆,以血失常为横坐标,以津液失常为纵坐标,则就有如图3-78所示的"血津液病机的四象圆图"。B象限为血失常,C象限为津液失常,如果进入B、C象限的患者,不进行治疗,他们将很快进入A象限。津枯血燥、津亏血瘀、血瘀津停都处在A象限。津枯血燥、津亏血瘀是从C象限发展到A象限,血瘀津停是从B象限发展到A象限。

如果血液亏耗,可导致津液枯少,如血液瘀结,津液无法濡养皮肤肌肉,肌肤干燥粗糙。失血过多时,脉中血少,不能化为津液,反而需要脉外津液进入脉中以维持血量,可引起津液的损耗,临床表现为血虚的同时,出现口干、咽燥、尿少、皮肤干燥等症状。故《灵枢·营

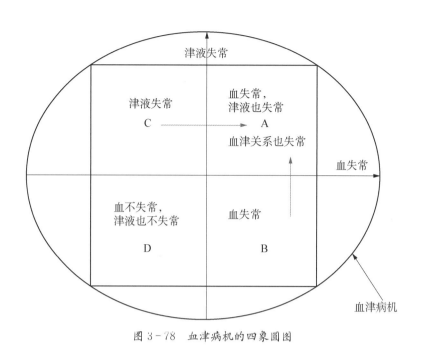

图 3-78 血津病机的四象圆图

卫生会》云:"夺血者无汗。"对于失血者,不宜再使用发汗、利尿等方法治疗,以防津液与血液进一步耗竭的恶性后果。《伤寒论·辨太阳病脉证并治》有"衄家,不可发汗""亡血家不可发汗"之诫。

当饮食水谷摄入不足,脾胃功能虚弱,或大汗、大吐、大泻,或严重烧烫伤时,脉外津液不足,不能进入脉内以补充化生血液,脉内的津液反而渗出脉外,以补充津液的亏耗。因而导致血液亏少,以及血液浓稠、流行不畅,从而形成血脉空虚、津枯血燥、血瘀等病变。对大汗、大吐、大泻等津液亏损较多的患者,不可再用破血逐瘀之峻剂,也不能使用放血疗法,以免进一步伤津耗血。

化源不足和耗损过多导致的津亏,会导致瘀血。五志化火,煎灼津液,津亏而致瘀血。津亏血瘀的常见症状有咽干口燥、两目干涩、胸闷气短、皮肤干燥、口渴喜饮、舌红苔黄等。它们在病理上也相互影响,血能病水,水能病血。水肿可导致血瘀,血瘀可以导致水肿。血和水还可以同时发病,例如妇女经闭水肿、外伤瘀血水肿等。

血失常和津失常同时存在,以及血津关系失常,带来血与津之间的组合有8种情形。以血津正常为中心原点,以血津失常结果为圆,以血偏少到偏多为横坐标,以津偏少到偏多为纵坐标,那么就会得到如图3-79所示的"血津失常结果的四象圆图"。

本书重点阐述津枯血燥、津亏血瘀和血瘀水停三种病理变化。

(1)津枯血燥主要指津液亏乏枯竭,导致血燥虚热内生或血燥生风的病理变化。津液是血液的重要组成部分,津血又同源于后天的水谷精微,若因高热伤津,或烧伤引起津液损耗,或阴虚痨热而致津液暗耗,均会导致津枯血燥,见心烦、鼻咽干燥、肌肉消瘦、皮肤干燥,或肌肤甲错、皮肤瘙痒或皮屑过多、舌红少津等临床表现。主要处在D象限。

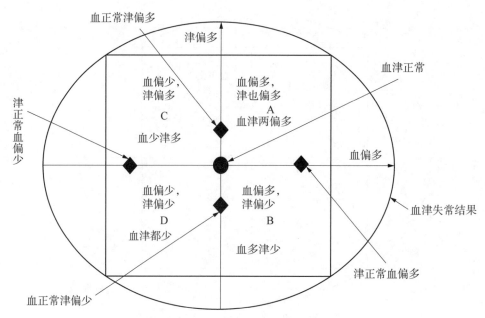

图3-79　血津失常结果的四象圆图

　　（2）津亏血瘀，主要指津液耗损导致血行瘀滞不畅的病理变化。津液充足是保持血脉充盈、血行通畅的重要条件。若因高热、烧伤，或吐泻、大汗等因素，致使津液大量亏耗，则血量减少，血液循行涩滞不畅，从而发生血瘀之病变。临床表现，除见原有津液不足的表现外，还出现舌质紫绛，或皮肤有瘀点、瘀斑，或见斑疹显露等症。《读医随笔·卷三》说："夫血犹舟也，津液水也。""津液为火灼竭，则血行愈滞。"此即说明了热灼津亏导致血瘀的机理。主要处在D象限。

　　（3）血瘀水停，也称血瘀津停，是指因血脉瘀阻导致津液输布障碍而水液停聚的病理变化，是血液瘀滞和津液停蓄同时并见的病理变化。血中有津，脉外之津液可渗入血中，血瘀则津液环流不利。另外，血瘀必致气滞，也导致津停为水，故血瘀常伴水停。如心气亏虚，运血无力，血脉瘀阻，可见心悸、气喘、口唇爪甲青紫、舌有瘀点或瘀斑，甚则胁下痞块等症，亦见下肢、面目浮肿。主要处在A象限。

（九）内生五邪病机的四象圆图

　　内生五邪是内伤病的病机，指疾病发展过程中，机体自身由于脏腑经络功能异常及精气血津液的功能失调而导致化风、化火、化寒、化燥和化湿的病理变化。

　　1）内生五邪的四象圆图　五邪可以用如图3-80所示的四象圆图来图解，以内生五邪为外圆，以内风邪为中心小圆，以温度从低到高为横坐标，以湿度从小到大为纵坐标。内火邪处在B象限，内燥邪处在B和D象限，内湿邪处在A和C象限，内寒邪处在C和D象限。

　　2）内风病机的四象圆图　内风，即风气内动，是指脏腑气血失调，体内阳气亢逆而致风动的病理变化。如《临证指南医案》云："内风，乃身中阳气之变动。"由于内风与肝的关系密

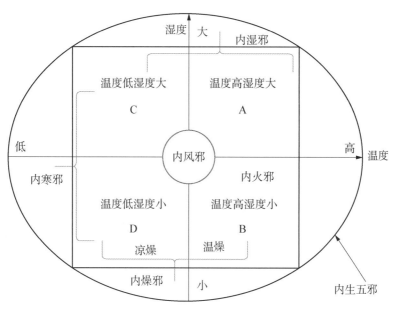

图 3-80 内生五邪的四象圆图

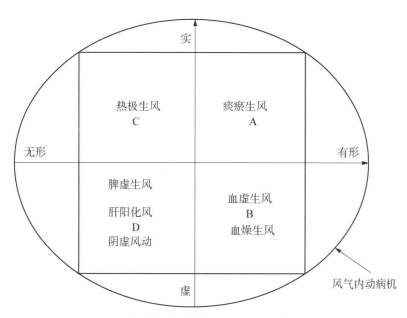

图 3-81 内风病机的四象圆图

切,故又称肝风、肝风内动。如《素问·至真要大论》云:"诸风掉眩,皆属于肝。"它有热极生风、肝阳化风、阴虚生风、血虚生风、血燥生风、痰瘀生风和脾虚生风等。以风气内动病机为圆,以无形到有形为横坐标,以虚实为纵坐标,那么就可以得到如图 3-81 所示的"内风病机的四象圆图"。脾虚生风、痰瘀生风属于 A 象限;血虚生风、血燥生风属于 B 象限;热极生风,也称热盛生风,属于 C 象限;脾虚生风、肝阳化风、阴虚风动属于 D 象限。

(1)痰瘀生风,多因嗜食肥甘,脾失健运,聚湿生痰,或形体肥胖,气虚而多痰多湿,痰湿阻络,瘀血阻滞,气血逆乱而致肝风内动,常发偏枯卒中。

（2）脾虚生风,又名慢惊风、慢脾风,以小儿常见。由于脾气虚弱,无以濡养血脉,以致风气内动,发为拘急、抽搐等症状。其病机特点,多由先天禀赋薄弱,脾胃虚弱,饮食不节,损伤脾胃所致。临床表现除了手足抽搐,常伴有神倦懒言,面色淡黄或青白相间,唇黯,四肢不温,昏睡露睛,大便色青或下利清谷等症状。

（3）血虚生风,常因生血不足或失血过多,或久病耗伤营血,肝血不足,筋脉失养,或血不荣格,虚风内动。多见于温热病末期,以及失血、贫血之疾患中。其病机特点是起病缓慢,风象轻浅。临床可见肢体麻木不仁,筋肉跳动,重者可有手足拘挛不伸。

（4）血燥生风,其病机是血少津枯,失润化燥,肌肤失于濡养,经脉气血失于和调,于是血燥而化风,风象更为轻浅。多由久病耗血,或年老精亏血少,或长期营养缺乏所致的生血不足,或瘀血内结所致的新血生化障碍引起。临床多见皮肤干燥、瘙痒、落屑,或肌肤甲错等症状。

（5）热极生风,是指火热炽盛,燔灼肝经,劫伤肝阴,筋脉失养,化而为风的病理变化。其病为实,多见于热性病的极期。病机特点乃邪热炽盛,伤及营血,燔灼肝经,筋脉失其柔顺之性,而致风动。临床以高热、痉厥、抽搐、目睛上吊等为常见症状,可伴有神昏、谵语的神志症状。

（6）肝阳化风,是指肝阳亢逆而化风的病理变化。多因情志内伤,肝气郁结,郁久化火而亢逆,或因操劳过度,耗伤肝肾之阴,阴虚不能制阳,抑或暴怒伤肝,肝气亢逆所致。病机特点为既有肝肾阴虚,阴不制阳的下虚,又有肝阳升发,风阳上扰之上实,兼有动风之象。临床表现有眩晕欲仆、筋惕肉𬇕、肢麻震颤,甚则口眼㖞斜、半身不遂。重者血随气逆可出现卒然厥仆。以中风病为多见。

（7）阴虚风动,病机特点是津液枯竭,阴气大伤,筋脉失于濡养,阴虚不能制阳,从而阳气相对亢盛,而致虚风内动。多见于大汗、大吐、大泄;或热病后期;或久病伤阴,导致阴气和津液大量亏损。临床可见手足蠕动、筋挛肉𬇕等动风之象,亦可见五心烦热、低热起伏、舌红少苔、脉细等症状。

3）内外风的四象圆图　孙广仁认为,内风主要由体内的阳气亢逆变动而生。如脑血管痉挛、脑出血、脑血栓、脑栓塞等引起的"中风"等。外风则是外在的风邪侵入而生。主要有伤风感冒、风疹（荨麻疹）、风痹（风湿性关节炎）、头风（头疼）和掉线风（周围性面神经麻痹）等。以感遇风邪为圆,以内生风邪与否为横坐标,以外感风邪与否为纵坐标,则就有如图 3-82 所示的"内外风邪病机的四象圆图"。

外风为六淫之首,四季皆能伤人,经口鼻或肌表而入。经口鼻而入者,多先侵袭肺系;经肌表而入者,多始于经络,且常兼挟其他外邪侵袭人体。其病因病机是外感风邪和肺卫失宣,处在 C 象限。临床表现有发热恶风、汗出、脉浮数等。正虚邪盛则内传脏腑,此两种途径又可同时兼有。"同时兼有"的情形处在 A 象限。

内风系自内而生,多由脏腑功能失调所致,与心、肝、脾、肾有关,尤其是与肝的关系最

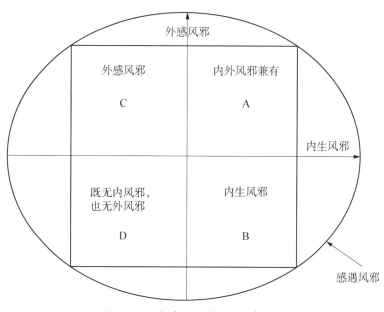

内生风邪

外感风邪

感遇风邪

| 外感风邪 C | 内外风邪兼有 A |
| 既无内风邪,也无外风邪 D | 内生风邪 B |

图 3-82　内外风邪病机的四象圆图

为密切。处在 B 象限。其临床表现以眩晕、肢麻、震颤、抽搐等症为主要特征。内风的病因病机有多种,如邪热炽盛和火毒灼肝经的热极生风,如肝肾阴亏和阳亢无制的肝阳化风,如阴液亏损和筋脉失养的阴虚风动,如阴血不足和血不养筋的血虚生风,如津枯血少和失润化燥的血燥生风,如气虚湿盛、聚湿生痰和痰瘀阻络的痰瘀生风。

4) 内外寒的四象圆图　内寒,也称寒从中生,是机体阳气虚衰(阳气不足),温煦气化功能减退(温煦失职),虚寒内生,或阴寒之气弥漫的病理变化。内寒多因先天禀赋不足,阳气素虚,或久病伤阳等损伤阳气,以致阳气虚衰。脾、肾阳虚是形成内寒的主要病机。如《素问·至真要大论》云:"诸寒收引,皆属于肾。"不同脏腑的内寒病变,其临床表现也各不相同。如心阳虚则心胸憋闷或绞痛,面青唇紫;脾阳虚则便溏泄泻;肾阳虚则腰膝冷痛,下利清谷,小便清长,男子阳痿,女子宫寒不孕等。

阳气虚衰,则气化功能减退或失司,水液代谢障碍,浊阴潴留,形成水湿痰饮等病理产物的停积。如《素问·至真要大论》云:"诸病水液,澄彻清冷,皆属于寒。"临床表现多为涕唾痰涎稀薄清冷、尿频清长,或身体浮肿、泄泻等症状。血得温则行,遇寒则凝。阳气虚衰,往往不能温煦血脉,血脉收缩挛急,血流涩滞不行,甚至血寒致瘀。临床可见筋脉拘挛,肢节痹痛,痛处固定,遇寒加重,得温痛减,脉涩、紧或迟等症状。

内寒,是机体阳虚阴盛所致,必有虚象,故与外感寒邪或恣食生冷所引起的寒证不同。内寒的临床特点主要是虚而有寒,以虚为主;外寒的临床特点则主要是以寒为主,且多与风、湿等邪相兼,或许亦可因寒邪伤阳而兼虚象,但仍以寒为主。另外,阳虚内寒病机发展到一定的阶段,有时还会出现真寒假热的病理表现,如面色反见潮红,但头汗出、脉虚大或沉微等。这是病变本质与临床表现不一致的反常现象,主要是由于元阳衰微,阴寒内盛,格

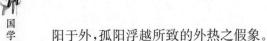
阳于外,孤阳浮越所致的外热之假象。

以遇寒邪否为圆,以内寒为横坐标,外寒为纵坐标,则有如图3-83所示的"内外寒病机的四象圆图"。A象限是内寒和外寒并存的情形,路志正称之为表里皆寒;B象限是内寒;C象限是外寒;D象限既没有内寒,也没有外寒。阳虚(内寒)易招寒邪袭,外寒邪伤阳致阳虚,B和C象限如果不及时治疗,各自都会发展进入A象限。如C象限的外寒邪侵犯人体,卫阳被束,伤及脾胃,升降失常,必然会损伤机体阳气,最终导致阳虚;而阳气素虚之体,温煦失职,气化失司,则又因抗御外邪的能力低下,易于外感风寒而致病,或外寒易于直中脏腑,引起内寒而发病。

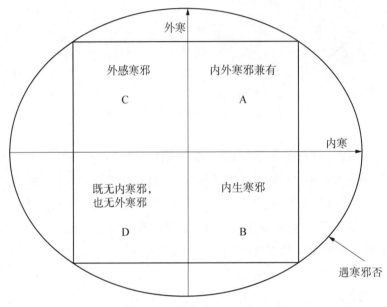

图 3-83　内外寒病机的四象圆图

5) 内外湿的四象圆图　内湿,也称湿浊内生,是指由于脾运化水湿的功能障碍,导致津液代谢失常,从而引起湿浊蓄积停滞的病理状态。内湿产生的关键是水液输化失司,而人体主持水液代谢的脏腑以肺、脾、肾为主,内湿的形成多因脾肾阳虚或脾运失常,不能运化精微以致水湿内聚,故称内湿为脾虚生湿。如《素问·至真要大论》云:"诸湿肿满,皆属于脾。"如《景岳全书·湿证》云:"湿从内生者,由水不化气,阴不从阳而然也,悉由脾肾之亏败。"

内湿多因过食肥甘,饮酒过度,恣食生冷,内伤脾胃;或素体肥胖,喜静少动,劳倦思虑等,终致气机不利,津液输布障碍,聚而成湿,甚至积而成水。其病机要点主要是脾胃气虚,水湿停聚。

脾主运化有赖于肾阳的温煦气化。脾阳不振,脾失健运,湿从中生。内湿不仅是脾阳虚致津液不化的病理产物,也是损伤脾阳、肾阳而致阳虚湿盛的病机。湿性重浊黏滞,易阻滞气机,故其临床症状多为头身困重,脘腹胀闷,分泌物和排泄物秽浊不清,苔滑腻等。且症状常随湿邪阻滞部位的不同而异。如,湿犯上焦,则胸闷咳嗽;湿阻中焦,则脘腹胀满、食欲不振、口中甜腻、舌苔厚腻;湿滞下焦,则腹胀便溏、小便不利;水湿泛溢于皮肤肌腠,则发为水肿;湿滞经脉,则见头重如裹,肢体重着或屈伸不利。《素问·至真要大论》云:"诸痉项强,皆属于湿。"

外湿多由气候潮湿、涉水淋雨、居住环境潮湿或水中作业等从外在环境中感受湿邪所致,其病因病机是湿伤肌表和湿滞关节。其临床表现可见恶风寒、发热、头身困重、四肢酸楚、关节重痛、伸屈不利等。而内湿则是湿从中生,脾虚生湿。

以有湿邪否为圆,以内湿为横坐标,外湿为纵坐标,则有如图3-84所示的"内外湿病机的四象圆图"。A象限是内外湿共存的象限,B象限是内湿,C象限是外湿,内湿者(脾气虚)易招外湿邪袭,外湿邪伤脾致气虚(内湿),处在B、C象限的患者,如果得不到及时治疗,就会发展进入A象限。外湿发病,必伤及脾,脾失健运,则湿浊内生,从C象限进入A象限。脾阳虚损,水湿不化,又易感于外湿,从B象限进入A象限。

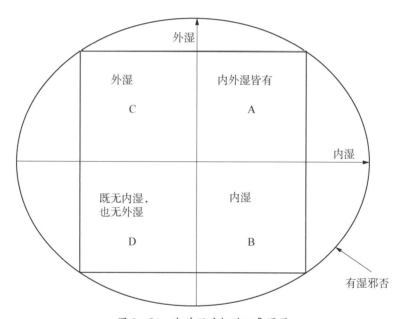

图3-84　内外湿病机的四象圆图

6)内外燥的四象圆图　内燥,也称津伤化燥,是指机体津液不足,人体各组织器官和孔窍失于濡润,而出现干燥枯涩的病理状态。内燥之起,多因久病伤津耗液,或汗、吐、下太过,或亡血失精导致津液亏少,或热性病过程中的热盛伤津所致。《素问·阴阳应象大论》云:"燥胜则干。"临床常见干燥不润的症状,如肌肤干燥不泽,起皮脱屑,甚则皲裂,毛发焦枯,口唇燥裂,舌红少津,鼻干目涩,大便燥结,小便短少等。《素问玄机原病式·六气为病》云:"诸涩枯涸,干劲皲揭,皆属于燥。"

内燥病变可发生于各脏腑组织,以肺、胃、大肠尤为多见。如燥伤肺气,可兼见干咳无痰,甚则咯血等;如以胃燥为主,可兼见食少、舌红少苔等;如以肾燥为主,则兼见形体消瘦,发脱齿槁等;若津枯肠燥,可兼见大便燥结等症。

以有燥邪否为圆,以内燥为横坐标,外燥为纵坐标,则有如图 3-85 所示的"内外燥病机的四象圆图"。A 象限是内外燥共存的象限;B 象限是内燥,由于全身脏腑经络组织功能失常,津液减少所致。可以发生在各脏腑组织,以肺、胃、大肠常见;C 象限是外燥,多见于秋季,故称秋燥,多易伤肺。处在 B、C 象限的患者,如果得不到及时治疗,就会发展进入 A 象限。外燥发病,必伤及肺,肺卫失宣,则津伤化燥,从 C 象限进入 A 象限。津液亏损,精血下夺,又易感于外燥,从 B 象限进入 A 象限。

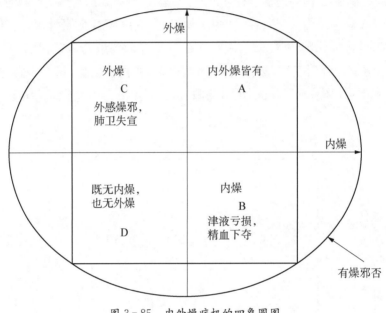

图 3-85　内外燥病机的四象圆图

7) 内火病机的四象圆图　内火,也称内热、火热内生,是指脏腑阴阳失调,或由于邪气郁结而产生的火热内扰、机能亢奋的病理变化。其病机主要有阳盛化火、邪郁化火、五志化火和阴虚火旺。

火有正邪之分。人身之阳气,在正常情况下,有养神柔筋、温煦脏腑经络等作用,为生理之火,中医称为"少火"。"少火"有利于人的健康,为正气之火。但阳盛化的火,中医学称为"壮火"。"壮火"伤害人的健康,称为邪气之火,如《素问·阴阳应象大论》云:"壮火食气"。阳盛化火,又称"阳气过盛为火",是指体内阳的功能过于亢奋,以致代谢旺盛,产热增多,呈现出一火热之象的病理状态。阳气过盛,机能亢奋,必然使物质的消耗增加,从而耗伤人体正气。

邪郁化火包括两方面的内容:①外感六淫病邪,在疾病过程中,皆可郁滞而从阳化热化火,如寒郁化热、湿郁化火等。②体内的病理性代谢产物(如痰湿、瘀血、结石等)和食积、虫积等,都能郁而化火。邪郁化火的机理,主要是由于这些因素导致人体之气的郁滞,气郁则生热化火。

五志化火,又称为"五志过极化火",常指情志刺激影响脏腑精气阴阳的协调平衡,造成气机郁结或亢逆。气郁日久则化热、化火。如情志内伤,抑郁不畅,则常引起肝郁气滞,气郁化火,发为肝火;或思虑气结,气结日久,生热化火。

阴虚火旺,此属虚火。多因阴气大伤,阴不能制阳,阳气相对亢盛,阳亢化热化火,虚热虚火内生。常见于热病后期,伤及肾阴,或久病虚劳等,导致阴虚内热、水亏火旺。一般而言,阴虚火旺多集中在机体上部出现火热征象,如虚火上炎所致的齿衄、牙痛、咽痛等;而阴虚内热多出现全身性的虚热征象,如骨蒸潮热、五心烦热、面部烘热、盗汗、咽干口燥、舌红少苔、脉细数无力等。

以内热病机为圆,以无形到有形为横坐标,以虚实为纵坐标,那就有如图3-86所示的"内热病机的四象圆图"。属于A象限的有邪郁化火,属于C象限的阳气过盛化火、五志过极化火,属于D象限的阴虚火旺。

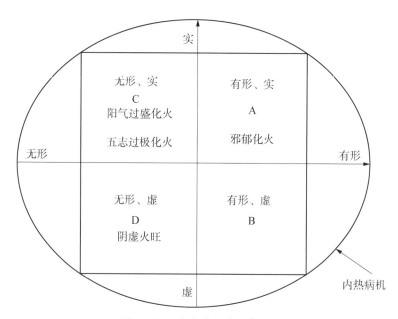

图3-86　内热病机的四象圆图

8) 内外火病机的四象圆图　火热邪气的主要特点有:为阳邪,易耗气伤津,其性炎上,易生风动血,易扰心神,易致肿疡等。火热伤人有三个关键点:热、干、乏力。热代表热盛、干代表伤津、乏力代表耗气。其治疗原则是清热、生津、益气。

外火,也称阳火,从外感受的火邪,有向上、向外的特点,多由感受温热之邪或风、寒、暑、湿、燥五气化火,临床上有比较明显的外感病演变过程。内火,也称阴火,内生而来的火邪,多为脏腑阴阳气血失调或五志化火而致,通过各脏腑的病理变化反映出来。以内外火病机为圆,以内火为横坐标,以外火为纵坐标,则就有如图3-87所示的"内外火病机的四象圆图"。A象限是内火和外火兼而有之的象限,B象限是内火象限,C象限是外火象限,如果不及时治疗的话,B、C象限均会发展为A象限。

外火和内火相互影响,内生之火可招致外火,内火也可因体内阴虚而招致火邪(热邪)

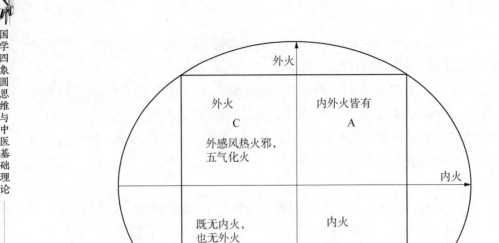

图 3-87 内外火病机的四象圆图

侵入,从 B 象限进入 A 象限;而外火亦可引动内火,外火通过损伤人体之阴而引起内热虚证,从 C 象限进入 A 象限。

9)内五邪外六淫的四象圆图 以遇感淫邪否为圆,以内生五邪为横坐标,以外感六淫为纵坐标,则就有如图 3-88 所示的"内五邪外六淫的四象圆图"。A 象限是内生五邪和外感六淫兼有的象限,B 象限是内生五邪的象限,C 象限是外感六淫的象限。如果不及时治疗的话,B、C 象限均会发展为 A 象限。

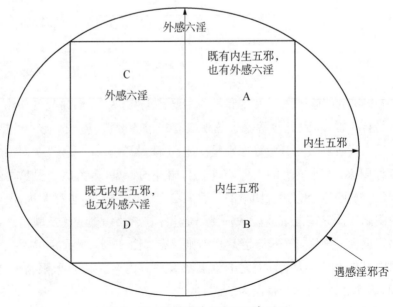

图 3-88 内五邪外六淫的四象圆图

内生五邪属于内伤病的病机,不是致病因素。而外感六淫属于外感病的病因。内生五邪由脏腑及精气血津液功能失常产生,六淫由自然界气候变化失常而产生。内生五邪病机所致的病证,多为里证、虚证或虚实夹杂证,而外感六淫病因所致的病证,多为表证和实证。

(十) 脏腑病机的四象圆图

现代中医学认为脏腑病机在中医病机学说中占有及其重要的地位。脏腑病机是指脏腑病变发生、发展、变化及相互影响的病理机制。外感、内伤等病因所导致的疾病,都是以脏腑阴阳气血失调为基本病理变化。脏腑病机可分为五脏病机、六腑病机、奇恒之腑病机及其相互关系病机等。五脏阴阳气血失调中,各脏之阴、阳、气、血的病变,因各脏功能特点不同,分别有所侧重,并各自有其不同的病机特点。六腑的共同病机特点是通降功能失常。本书用国学四象圆思维解读脏腑病机。

1) 心病机的四象圆图　心病机,除了心脏、血管等器质性病变外,还有血脉异常、血脉失常等。中医的心病机是指以心主血脉功能失调的病理变化。心主血脉功能失调主要体现在心气不足、心血不足和脉道不通等方面。心气分为心阳气和心阴气,心阳气加速心脏的搏动,心阴气则减缓心脏的搏动,两者的作用协调,维持心脏的稳定搏动。心脏病机主要有心的阳气失调(心阳偏盛、心阳偏衰)、心的阴血失调(阴血不足、心血瘀阻)。心气不足,则心脏搏动无力;若心阴不足,心阳相对亢盛,可致心脏搏动过快而无力,伴有手足心热等征象;若心阳不足,可见心脏搏动迟缓而无力,伴有手足发凉等征象。心气虚、心阳虚、心阴虚,均可导致心脏搏动异常,从而引起血液的运行失常。

以心病机为圆,以阴证、阳证为横坐标,以虚证、实证为纵坐标,那就有如图 3-89 所示的"心病机的四象圆图"。

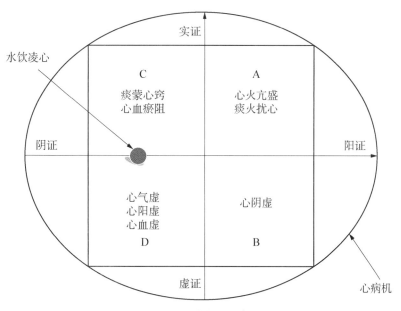

图 3-89　心病机的四象圆图

心火亢盛和痰火扰心处在 A 象限。心火亢盛是指心的阳热偏盛，机能亢奋的病理变化，热扰心神、心火扰神、热闭心包、热迫血脉、上炎下移（心火上炎、下移小肠）等属于心火亢盛。痰火扰心是指火热痰浊扰乱心神导致的病理变化，其病机特点是痰浊火热内盛。

心阴虚处在 B 象限，其病机在于失于滋养，虚热内生。心阴不足，失于凉润宁静，可致血行加速，精神虚性亢奋。主要包括心神失调、心脉失养、虚热内生、心阴暴脱等。心烦不寐是心阴虚的特征表现，心阴虚的进一步发展，可引起心的阴阳两虚、心的气阴两虚和心肾不交等。

心血瘀阻和痰蒙心窍处在 C 象限。心血瘀阻又称心脉痹阻，是指血液运行不畅，痹阻心脉的病理变化。痰蒙心窍是痰浊蒙蔽心窍，引起神志障碍的病理变化。有湿浊酿痰或情志不遂而气郁生痰所致。

心气虚、心阳虚和心血虚处在 D 象限。李德新等人认为，心脉失运、血脉失充、气虚血瘀、心神失养、神气不足、宗气衰少等属于心气虚，气短、惊恐是心气虚的特征表现。心气虚的进一步发展，可引起心的阳气虚衰、气血两虚、气阴两虚和心肺气虚等。

心阳虚的病机本质在于阳气不足，虚寒内生。心阳不足，失于温煦鼓动，既可导致血液运行迟缓，瘀滞不畅，又可引起精神萎靡，神志恍惚。主要包括心神失养、心阳暴脱、血脉失温、寒凝血瘀、水停津阻等。嘴唇发白、健忘神疲是心血虚的表现，大汗、神志不清是心阳虚的症状。心阳虚的发展趋势复杂多变，常可引起心的阴阳两虚、心脾阳虚、心肺阳虚、心肾阳虚和心阳暴脱等。

心血虚的病机在于心血不足、心神失调和心脉失养，进一步发展，可引起心肝血虚、心气血两虚、阴血两虚等。

2）肺病机的四象圆图　肺精是指一身之精分藏于肺的部分，由发育过程中分藏于肺的先天之精与脾转输到肺的水谷之精组成。肺津是指由脾转输至肺的津液。若肺津亏虚，不仅肺得不到滋养，呼吸失常，且大肠、皮肤、毛发和鼻喉亦失其滋养而异常。肺气是指一身之气分布于肺的部分，也可以说是由肺精、肺津化生，并与宗气中上息道司呼吸的部分相合而成。包括肺阳气和肺阴气。

肺病机，除了肺、气管等器质性病变外，虽然复杂多变，但最基本的是气化失调和津液代谢障碍。以肺病机为圆，以阴证、阳证为横坐标，以虚证、实证为纵坐标，则就有如图 3-90 所示的"肺病机的四象圆图"。

肺实病机主要包括：肺失宣发、肺失肃降和肺失宣降。上窍失宣（肺气不通、津气不布、发音受阻和瘀结上窍）、肺卫失宣（卫气遏郁、腠理失调、经气不利、津少失濡、水汽泛滥）属于肺失宣发。肺气上逆、肃降失职和上窍闭塞属于肺失肃降。肺气闭郁、肺气上逆（热邪犯肺、寒邪犯肺、痰浊犯肺、燥邪犯肺）、津液不布（水气内停、湿浊上泛）和气血郁滞属于肺失宣降。

肺虚病机是指肺功能虚衰所表现的病机变化。李德新认为肺虚病机主要包括肺气虚、肺阳虚和肺阴虚。呼吸无力、卫外不固、津液不行、上不制下、宗气衰少（发音困难、气不行血

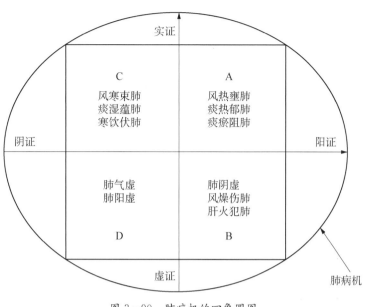

图 3-90 肺病机的四象圆图

和大气下陷)和肺气欲脱属于肺气虚,肺气虚的进一步发展,可引起肺的气阳两虚、肺的气阴两虚、肺心气虚、肺脾气虚和肺肾气虚等。肺气虚则是由肺气不足,或者肺气虚弱等原因引起。肺寒失温、肺寒津停、肺寒血凝和肺寒失制属于肺阳虚。肺气虚和肺阳虚均处在 D 象限。

阴虚失养、阴虚失制、阴虚火炎属于肺阴虚,肺阴虚进一步发展,可引起肺胃阴虚、肺肾阴虚等。肺阴虚多由肺阴不足,虚热内蕴引起。肺阴虚处在 B 象限。

3) 脾病机的四象圆图　脾病机复杂多变。以脾病机为圆,以阴证、阳证为横坐标,以虚证、实证为纵坐标,则就有如图 3-91 所示的"脾病机的四象圆图"。

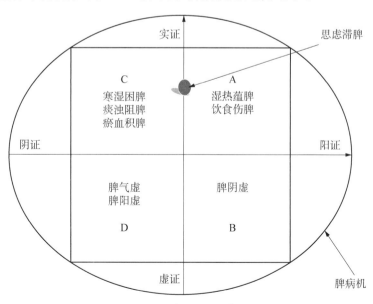

图 3-91 脾病机的四象圆图

从理论分析,脾实之中或多或少包含脾虚,少见单纯的脾实,脾实与脾虚的病机不可截然分开。但从临床实践而言,只要是以邪实为主,脾虚为辅,脾实为矛盾的主要方面,那就可视为脾实病机。脾实病机主要有脾气郁滞和脾火亢盛。思虑滞脾、寒湿困脾、痰浊阻脾、饮食伤脾和瘀血积脾都属于脾气郁滞。脾经实火、湿热蕴脾(脾失健运、土壅木郁和湿热郁蒸)属于脾火亢盛。脾火亢盛进一步发展,可引起脾胃阴虚、脾肝不调和脾胃湿热等。其中寒湿困脾、痰浊阻脾和瘀血积脾处在 C 象限,而湿热蕴脾和饮食伤脾处在 A 象限。思虑滞脾属于实证,且无阴证、阳证之分,处在实证的坐标轴上。

脾虚主要包括脾气虚、脾阳虚和脾阴虚。脾气虚主要有脾虚失运、脾气不升、脾不统血、脾气不荣和脾虚发热。水谷失运、水湿不化(脾虚湿停、脾虚生痰和脾虚水肿)属于脾虚失运。清阳不升、气滞于中、脾气下陷属于脾气不升。脾气虚的进一步发展,可引起脾胃气虚、心脾两虚、脾肺气虚、肝郁脾虚和脾肾气虚等。

脾阳虚,是脾气虚进一步发展的结果,主要包括水谷失运、水湿不化、温煦失职。脾阳虚进一步发展,可引起脾肾阳虚、寒湿困脾和寒凝血瘀。它和脾气虚一样,处在 D 象限。

脾阴虚主要包括运化失职、失于滋养和虚热内生,处在 B 象限。脾阴虚常和脾气虚的病机共存,称为脾的气阴两虚。脾阴虚和胃阴虚常同时发生,称为脾胃阴虚。脾阴虚和肺阴虚、心阴虚可以互为因果,相互影响。

4) 肝病机的四象圆图　　肝的病机特点主要有体用失调、气血失和、干犯他脏。以肝病机为圆,以阴证、阳证为横坐标,以虚证、实证为纵坐标,则就有如图 3-92 所示的"肝病机的四象圆图"。

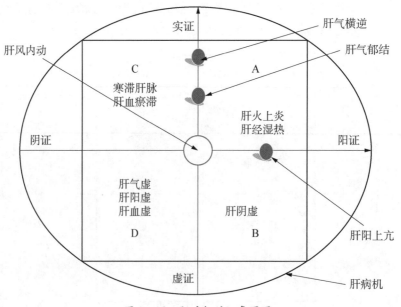

图 3-92　肝病机的四象圆图

肝气郁结(肝郁气滞)、肝气横逆为实证,既有阳证也有阴证,处在实证坐标轴上。肝火上炎、肝经湿热处在 A 象限。肝阴虚,也称肝阴不足,是指肝的阴血不足,筋脉失养、虚热内生的病理表现,处在 B 象限。寒滞肝脉、肝血瘀滞处在 C 象限。肝气虚、肝血虚、肝阳虚处在 D 象限。肝气虚是指肝气不足,肝的升发、疏泄功能减退的病理表现。肝血虚是指肝藏血不足,机体失于荣养而功能减退的病理表现。肝阳虚,又称肝虚寒、肝虚冷,是肝阳气不足,升发、温煦功能减退的病理表现。

肝阳上亢,处在阳证的坐标轴上。多因肝肾阴虚,阴不涵阳,以致肝阳升动太过;或因郁怒焦虑,气郁化火,耗伤阴血,阴不制阳而成。

肝风内动,处在肝病机四象圆图的中心原点。多因年老肾亏,房室劳倦,七情所伤,饮食失调;或因温邪直入下焦,耗伤阴液等导致阴血亏虚,肝脉失养,肝阳暴张,化燥生风。

肝风内动的病位在肝及肝脉所及之处,且与心、肾两脏密切相关。肝风内动可分为肝阳化风(阴虚阳亢)、肝热生风(热极生风)、阴虚风动、血虚生风和痰瘀生风等。热盛动风、营热风动和血热风动属于肝热生风。血虚生风属于肝血虚。以肝风内动病机为圆,以阴证、阳证为横坐标,以虚证、实证为纵坐标,则就有如图 3 - 93 所示的"肝风内动病机的四象圆图"。热极生风是指邪热炽盛和燔灼肝经引起的病理变化,处在 A 象限。肝阳化风是指肝肾阴亏和阳亢无制引起的病理变化,处在 B 象限。阴虚风动是指阴液亏损和筋脉失养引起的病理变化,也处在 B 象限。痰瘀生风是指气虚生痰和痰瘀阻络引起的病理变化,处在 C 象限。血虚生风是指阴血不足和血不养筋引起的病理变化,处在 D 象限。

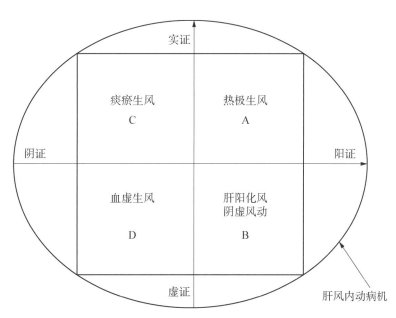

图 3 - 93　肝风内动病机的四象圆图

5) 肾病机的四象圆图　肾病机以虚为多,但并非纯虚无实,在邪气方盛、正气未虚的情形下,肾实的病机是存在的。肾阳有余(相火妄动)、风邪袭肾、寒湿着肾、湿热蕴肾和瘀血阻肾都属于肾实病机。肾虚病机主要有肾气虚、肾阳虚、肾阴虚和肾精亏损。以肾病机为圆，以阴证、阳证为横坐标，以虚证、实证为纵坐标，则就有如图 3-94 所示的"肾病机的四象圆图"。

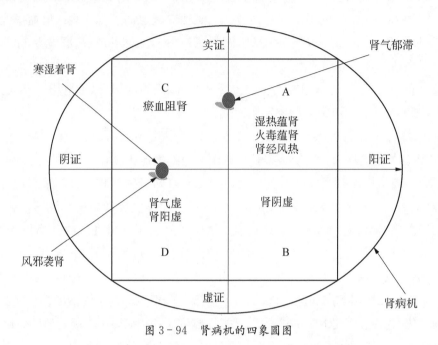

图 3-94　肾病机的四象圆图

湿热蕴肾、火毒蕴肾和肾经风热等处在 A 象限，瘀血阻肾处在 C 象限。

肾阴虚，又称肾水不足，处在 B 象限。肾阴虚是肾中阴液亏损，失于滋润濡养，导致虚火内生、虚火上炎的病理变化，可引起生殖功能异常、滋养障碍、虚火内生和累及他脏等病理变化。

肾气虚和肾阳虚处在 D 象限。肾气虚是指肾中元气虚衰而出现的肾功能减退为主要症状的病理变化，包括肾气不固和肾不纳气。肾阳虚，又称命门火衰，是肾阳不足，温煦和气化失职所致的病理变化。其病机特点是既虚又寒，可引起寒从内生、生殖功能异常、水失所主和累及他脏等病理变化。

6）胃病机的四象圆图　作为腑，胃病机也分虚实，以胃病机为圆，以阴证、阳证为横坐标，以虚证、实证为纵坐标，则就有如图 3-95 所示的"胃病机的四象圆图"。胃热炽盛、胃脘积滞和胃络瘀阻属于胃实病机。胃脘积滞是指饮食物停滞于胃脘而阻碍其纳腐功能的病机，胃络瘀阻是指胃中脉络瘀滞而致疼痛或出血的病机。其中胃热炽盛、胃脘积滞（食滞胃脘）处在 A 象限。胃阴虚处在 B 象限，是指胃的阴液枯涸，受纳和腐熟水谷的功能严重减退的病机。寒凝胃腑处在 C 象限，是指多因腹部受凉，过食生冷，或劳倦伤中，复感寒邪所致的病理变化。

胃气虚，即胃气虚弱，是指胃气本身的受纳饮食、腐熟水谷功能减退。胃阳虚，即胃阳不足，是胃阳虚弱，失于温煦，阴寒内盛，纳腐失职的病机。胃气虚和胃阳虚处在 D 象限。

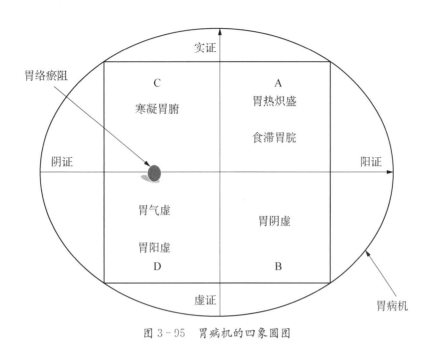

图 3-95　胃病机的四象圆图

7）大肠病机的四象圆图　大肠的病机特点是传导功能失调而致大便异常,其基本病理变化是因燥热内结、湿热积滞、虚寒内生、津液亏虚等而出现排便异常及粪便外观的改变。以大肠病机为圆,阴证、阳证为横坐标,虚证、实证为纵坐标,则就有如图 3-96 所示的"大肠病机的四象圆图"。

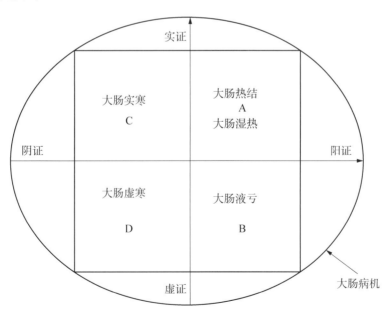

图 3-96　大肠病机的四象圆图

大肠热结和大肠湿热处在 A 象限。大肠热结是指邪热与燥屎相结于大肠,传导失职的病理变化。邪热炽盛,汗出过多;或误用发汗,耗伤津液;或因肺移热于大肠,以致肠道干燥失润。其病机特点为邪热与肠中糟粕相结,燥结成实,腑气不通。症状表现为腹胀、腹痛、大便秘结等。若燥屎内踞,邪热迫津下泄,热结旁流,则便下稀水恶臭。

大肠湿热是指湿热蕴结大肠而致传导失职的病理变化。多因夏秋之季感受暑湿邪气,或饮食不洁,或湿热秽浊之邪侵犯肠道所致。其病机特点为湿热内蕴大肠,阻滞气机,损及肠络,传导失常。可见大便泄泻、痢下赤白等。若湿热阻滞肠络,气滞血瘀,又可产生痔疮等。

大肠液亏处在 B 象限,是指大肠阴津不足,失于濡润,传导失常的病理变化。多因热病、汗出过多、剧烈吐泻等,津液耗伤,失血、产后、久病,阴液不足,或老年精血亏虚所致。其病机特点为津液不足,大肠失润,传导失常。可见大便干结难解。

大肠实寒处在 C 象限,包括寒湿泄、寒泄及冷秘。其中寒湿泄和寒泄是由外受寒邪,内犯大肠,大肠传化不及,水谷糟粕不分,传导失常,在肠内难以停留,而发生泄泻。冷秘则以阳虚阴寒内生,聚于肠胃,阻碍阳气畅达,使大肠传导乏力为主要病机。

大肠虚寒处在 D 象限,是指大肠阳气虚衰、虚寒内生而引起传导失常的病理变化。其病机特点为大肠阳气不足,虚而有寒,或阴寒凝滞,传导功能失常。临床上多与脾肾阳虚有关,以泄泻滑脱或大便秘结为主要表现。

8) 心肺病机的四象圆图　心肺同居上焦,心主血,肺主气;心主行血,肺主呼吸。心肺关系是气和血相互依存、相互为用的关系。心主心脉,上朝于肺;肺主宗气,贯通血脉,两者相互配合,保证气血的正常运行,维持机体各脏腑组织的新陈代谢。血的运行虽为心所主,但必须依赖肺气的推动。积于肺部的宗气,必须贯通心脉,得到血的运载,才能敷布全身。心肺关系主要表现在气血互助和心肺协调。

以心肺病机为圆,以心失常与否为横坐标,以肺失常而否为纵坐标,则就有如图 3-97

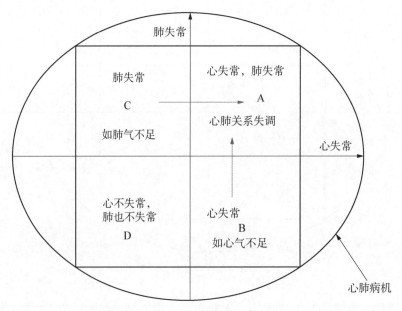

图 3-97　心肺病机的四象圆图

所示的"心肺病机的四象圆图"。A象限为心失常，肺也失常的情形，也包括气和血的失调。B象限为心失常，C象限为肺失常，D象限是心肺均不失常。处在B、C象限的患者，如果不及时治疗，很快就会发展进入A象限。

心失常，除了心脏器质性病变外，还包括心气不足和血脉运行失常。血行无力、血气上冲、血气失养、血行不畅、心血瘀滞和血脉寒凝等都属于血脉运行失常。

肺失常，除了肺的器质性病变外，还包括呼吸功能失调、主气功能异常(肺气虚损、肺气壅滞)、肺失宣发肃降(肺气不宣、肺失清肃、肺失宣肃)、卫外功能不固、肺主行水失调(肺燥失润、肺津不布、痰饮阻肺)等。

心与肺在病理上的相互影响，常表现为气血的失和。如心气不足，心阳不振，行血无力，心脉瘀阻，导致肺气壅滞，气失宣降，从B象限进入A象限，表现为咳嗽喘促、胸闷气短等。肺气虚弱、宗气不足或肺气壅塞，则血运行无力，导致心血瘀阻；或肺失宣降，气机不畅，使血行受阻，从C象限进入A象限，表现为心悸心痛、胸闷气短等。

9)心脾病机的四象圆图　心主血脉，推动血行；脾能生血，统摄血液。心脾关系主要表现在血液的生成和运行方面。血液充盈是心主血脉功能正常的前提，脾主运化为气血生化之源，脾气健运，则血液化生充足，而心有所主。心气推动血液运行全身，则脾得其养，而维持运化功能。心火温煦脾阳，对脾运化水谷，生成气血亦有重要的作用。所以，心行血，脾生血，相互为用，维持血液的生成。心气为血行的动力，脾气为血行的约束，二者相反相成，使血在脉中畅行而不溢出，维持血行的正常。

以心脾病机为圆，以心失常与否为横坐标，以脾失常与否为纵坐标，则就有如图3-98所示的"心脾病机的四象圆图"。脾失常，除了脾的器质性病变外，还包括脾主运化失常(脾

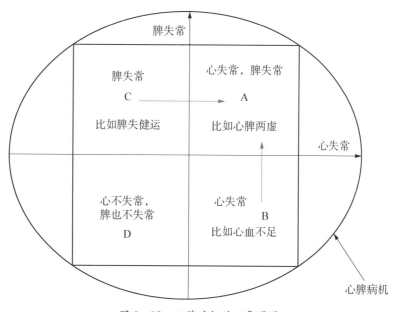

图3-98　心脾病机的四象圆图

失健运、脾化气血不足、脾虚湿困)、脾主升清失常(脾不升清、中气下陷)、脾主统血失常和卫外功能不固等。A象限的主要表现为心血不足、心神不宁、脾虚气弱、运化失司,并常伴有气血两虚。

心与脾在病理上的相互影响,可表现在血的生成、运行方面。脾失健运,气血化生不足或统血失权,血溢脉外,均可导致血虚而心失所养,从C象限进入A象限。心血不足,心脉空虚,脾失血养;或心阳不足,不能温煦脾土,运化失职,最终导致心脾两虚,从B象限进入A象限,症见食少腹胀,面色无华,心悸,失眠多梦,大便稀溏等。

10)心肝病机的四象圆图　心主血,肝藏血。本书探讨在血液方面的心肝关系。心主血脉,推动血行,则肝有所藏。肝藏血,调节血量,防止出血;肝主疏泄,调畅气机,促进血行,使心主血脉功能正常。它们共同维持着血液的正常运行。

以心肝病机为圆,以心失常与否为横坐标,以肝失常与否为纵坐标,则就有如图3-99所示的"心肝病机的四象圆图"。肝失常,除了肝的器质性病变外,还包括肝失疏泄(肝气郁结、肝气亢逆)、肝藏血失职(肝血亏虚、肝不藏血、肝血瘀滞)、体用失调(如肝阴不足、肝阳上亢)等。A象限的主要表现为血液亏虚、精神意志改变等。

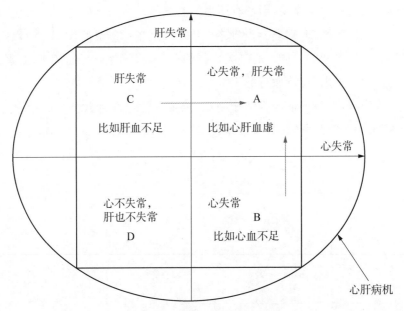

图3-99　心肝病机的四象圆图

心与肝在病理上的相互影响,表现为血液运行和神志方面异常。如心血不足,肝血亦亏,致心肝血虚而出现头晕、目眩、心悸、失眠、多梦等;心火亢盛,殃及肝经,导致心肝火旺,从B象限进入A象限,可见心烦易怒,或狂躁妄动等。肝失疏泄,气滞血瘀,致心脉瘀阻,从C象限进入A象限;心瘀血阻可累及肝,肝血瘀阻可累及心,最终导致心肝血瘀的病理变化,进入A象限。

11)心肾病机的四象圆图　心居上焦,为阳脏,五行属火;肾居下焦,为阴脏,主藏精,五行属水。心肾关系主要表现为阴阳水火互济。心位于上,上者主降,故心火下降,以资肾阳,温煦肾水,使肾水不寒;肾居于下,下者主升,故肾水上济,以滋心阴,制约心阳,使心阳不亢。心火下降,肾水上升,水火互济,维持阴阳和合状态。称作"心肾相交"或"水火既济"。

以心肾病机为圆,以心失常与否为横坐标,以肾失常与否为纵坐标,则就有如图3-100所示的"心肾病机的四象圆图"。肾失常,除了肾的器质性病变外,还包括肾藏精失常(如肾精亏虚、肾气不固)、肾主纳气失常(如肾不纳气)和阴阳失调(如肾阴亏虚、肾阳不足)等。肾失常造成的肾病,具有虚多实少的特点,即使有实邪,也多是本虚标实。

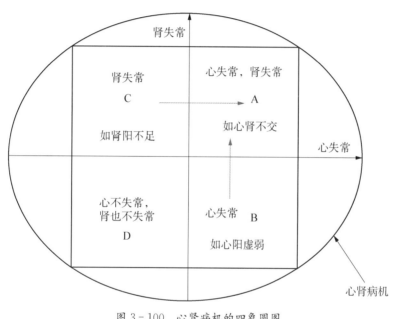

图3-100 心肾病机的四象圆图

若心火独亢于上(B象限),不能下降于肾;或肾水亏虚于下(C象限),不能上济于心,水火分离,阴阳失和,则导致心肾不交(A象限),可表现为心悸心烦,失眠多梦,男子遗精,女子梦交等。心阳虚弱及肾阳不足(A象限),气化无力,水气凌心,则出现心悸、怔忡、畏寒、水肿,甚则不能平卧。肾阴亏虚进而致心阴不足,出现虚阳亢盛之象(A象限),表现为心肾阴虚阳亢等。

12) 肺脾病机的四象圆图 肺主一身之气,主治节,通调水道;脾为生气之源,以升为健,运化水液。所以肺脾关系主要表现在宗气的生成、气机的升降,以及津液的输布方面。肺气虚,导致宗气生成不足;若脾气虚,不能化生精微上滋于肺,日久累及肺气亦虚,出现少气、神疲、乏力、懒言、声低息微等肺脾气虚表现。在津液的输布过程中,脾上输津液至肺,通过肺气宣发肃降而布达全身。肺主通调水道,使水上升下达,内外布散,赖脾为之转输。肺与脾相互促进,共同维持津液的正常输布。

以肺脾病机为圆,以肺失常与否为横坐标,以脾失常与否为纵坐标,则就有如图3-101所示的"肺脾病机的四象圆图"。A象限的主要表现为宗气的生成不足和水液代谢失常等。

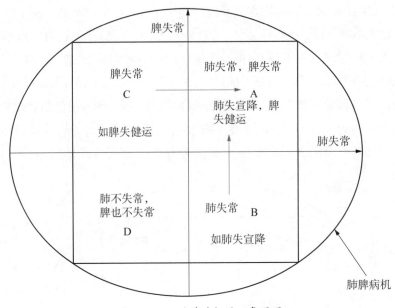

图 3-101　肺脾病机的四象圆图

脾失健运（C 象限），津液停聚，影响肺气宣降，进入 A 象限；肺失宣降（B 象限），水道不畅，水湿困脾，进入 A 象限。两脏病变及相互影响，均导致津液输布失常，形成痰饮、水肿等。所以说"脾为生痰之源，肺为贮痰之器"。肺气虚累及脾（子病犯母），脾气虚影响肺（母病及子），终致肺脾两虚，进入 A 象限。

13）肺肝病机的四象圆图　肺主一身之气，其气主降；肝主疏泄，调畅全身气机，其气主升。肺与肝的关系主要体现为调节气机升降和气血运行。肺为五脏六腑之华盖，其气以清肃下行为顺。肺气降则有利于全身气机升降的协调，有利于肝气上升并防止其升发太过。肝主少阳，春生之气，其气以升发为宜。肝气的升发条达，调畅全身气机，促进肺气宣发，使肺气肃降如常。两脏气机一升一降，相辅相成，共同维持全身气机的升降运动。

以肺肝病机为圆，以肺失常与否为横坐标，以肝失常与否为纵坐标，则就有如图 3-102 所示的"肺肝病机的四象圆图"。A 象限的主要表现为气机升降出入运动失调。

肺肝病理上相互影响，导致气机升降失调。如肝失疏泄（C 象限），影响肺的宣降，进入 A 象限，出现咳嗽气急、咳引胁痛等。肺失清肃（B 象限），则肝气上逆，进入 A 象限，出现眩晕头痛、胸胁胀满等。

14）肺肾病机的四象圆图　肺主呼吸，为气之本；肾主纳气，为气之根。肺主行水，肾为水脏。肺与肾的关系主要表现在呼吸运动、津液代谢和阴液互资（金水相生）方面。肺主司呼吸，吸入的清气，须经肾气的正常摄纳，以维持呼吸调匀，气道通畅。肾不纳气，则出现气喘、呼吸困难、呼多吸少等。肺主宣降，通调水道。宣发津液外出腠理为汗，肃降水液下行至下焦。肾气蒸腾，升清降浊，清者上达于肺，浊者输入膀胱；膀胱开阖有度，使津液排出体外。肺肾两脏，相辅相成，共同完成津液的输布与排泄，所以说"肺为水之上源，肾为水之下源"。

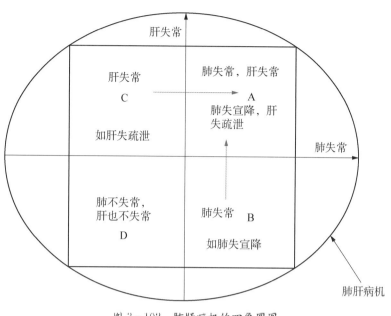

图 3 - 102　肺肝病机的四象圆图

以肺肾病机为圆,以肺失常与否为横坐标,以肾失常与否为纵坐标,则就有如图 3 - 103 所示的"肺肾病机的四象圆图"。A 象限的主要表现为呼吸运动异常、水液代谢失调和肺肾阴液亏损等。

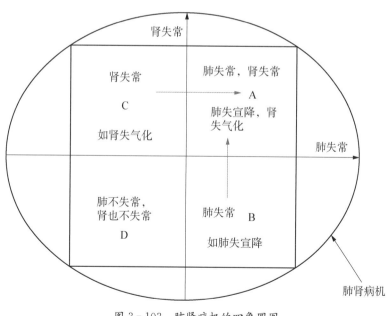

图 3 - 103　肺肾病机的四象圆图

肺宣降失职或肾失气化,均可致津液代谢失常,聚水而成痰饮,或发为水肿、尿少等。肺阴依赖肾阴的不断补益而充盛,肾阴亦赖肺阴不断充养。肾阴不足,不能上滋肺阴;或肺阴亏虚,久虚及肾,进入A象限,均可出现潮热、五心烦热、颧红盗汗、腰酸耳鸣、干咳少痰、声音嘶哑等肺肾阴虚病证。

15) 肝脾病机的四象圆图 肝主疏泄,藏血;脾主运化,生血统血。肝与脾的关系以疏泄运化互用,共同调节血液的生成、贮藏和运行。在消化方面,气血化生。脾主运化水谷,为气血生化之源。脾气健旺,运化水谷,散精于肝,利于肝的疏泄;肝主疏泄,调畅脏腑气机,促进脾的运化功能,助血液的生成。在血液运行方面,肝脾共同调节血液运行。脾主运化生血,血足则肝有所藏;肝主疏泄促进脾运化,助血液化生。肝藏血以调节血量,血液藏泻有度;脾统血防止血溢脉外,能保障血液运行。肝与脾在调节血液生成、运行等方面相互协调,维持血液的生理功能。

以肝脾病机为圆,以肝失常与否为横坐标,以脾失常与否为纵坐标,则就有如图3-104所示的"肝脾病机的四象圆图"。A象限的病机特点主要是消化吸收障碍和血液运行异常。

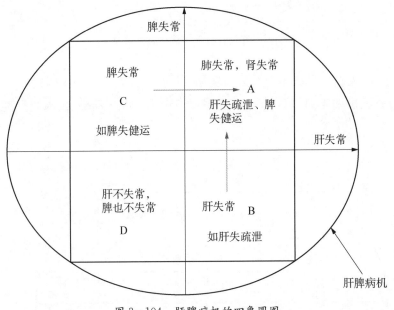

图 3-104 肝脾病机的四象圆图

肝脾疾病,常影响血液生成及运行,导致血虚或失血诸证。肝失疏泄,气机郁滞,则脾失健运;脾土壅滞,则肝气疏泄不利,进入A象限,均可致肝脾不和,影响饮食物的消化吸收,出现纳呆腹胀、肠鸣泄泻之症,久则可致血液化生乏源而血虚。脾虚生湿化热,湿热郁蒸肝胆,胆热液泄,则可形成黄疸,进入A象限。肝不藏血与脾不统血同时并见,处在A象限,临床称为"藏统失司"。

16) 肝肾病机的四象圆图 肝藏血,肾藏精;肝主疏泄,肾主封藏。肝肾关系主要体现于精血同源、藏泄互用和阴阳互资(肾水涵木)三方面。精血同源,肝藏血,肾藏精,又称"肝肾同源";肝属乙木,肾属癸水,所以也称"乙癸同源"。肝血充足能滋养肾精,使肾精盈满;肾藏五脏六腑之精,可化血藏于肝以养肝。藏泄互用是指肾主封藏和肝主疏泄之间具有相互制约、相互为用的关系。肾中精气充盛,天癸产生,则女子月经来潮,男子精气溢泻。肝气疏泄作用,促进女子行经、男子泄精;肾气固摄防止精气妄泄。所以,女子行经和男子排精是肾闭藏功能与肝疏泄功能相互协调的结果。阴阳互资是指肾阴充盛滋养肝阴,肝阴充足能补充肾阴。肝肾之阴充盈,可防止肝阳过亢,保持肝肾阴阳协调平衡。肾阳资助肝阳,温煦肝脉,可防肝脉寒滞。

以肝肾病机为圆,以肝失常与否为横坐标,以肾失常与否为纵坐标,则就有如图 3 - 105 所示的"肝肾病机的四象圆图"。A 象限的主要表现为阴阳失调、精血亏虚和藏泄失司等。

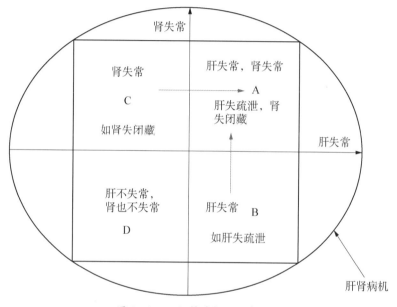

图 3 - 105　肝肾病机的四象圆图

肝肾在病理上相互影响,肾精亏虚或肝血不足,均可导致精血两亏,进入 A 象限,出现腰酸耳鸣、头晕目眩、男子精少、女子经闭等。肝疏泄失职和肾失闭藏均可出现女子月经经期紊乱、经量过多或闭经,男子遗精、滑泄、排精不畅等症,影响生殖功能。当肝阴不足累及肾阴,或肾阴虚不能养肝,进入 A 象限,可导致肝肾阴虚、肝阳上亢之证。肾阳虚衰可累及肝阳,进入 A 象限,导致肝脉寒滞、少腹冷痛、阳痿精冷、宫寒不孕等症。

17) 脾肾病机的四象圆图　肾为先天之本,脾为后天之本;肾为主水之脏,脾主运化水液。脾肾关系主要体现在气的生成(先后天互助)及水液代谢方面。肾藏先天之精,脾化生后天之精,不断输送至肾,充养先天之精使之生化不息。肾阳为脏腑阳气根本,脾阳根于肾阳,行温煦四末、运化水谷之职。肾主持调节全身水液代谢,肾之气化促进脾气运化水液。脾输布津液,使肾升清降浊得以实现,防止水停下焦。脾肾协调,与其他相关脏腑共同维持水液代谢的平衡。

以脾肾病机为圆,以脾失常与否为横坐标,以肾失常与否为纵坐标,则就有如图 3 - 106 所示的"脾肾病机的四象圆图"。脾肾阳虚处在 A 象限,其主要特点是脾肾阳气不足,消化吸收障碍,水液代谢失调。

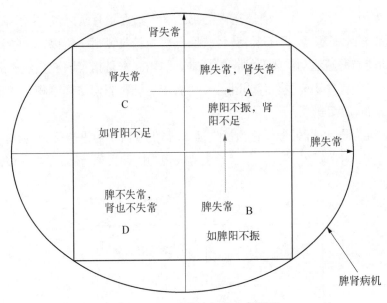

图 3-106　脾肾病机的四象圆图

　　脾与肾之间存在"先天生后天,后天养先天"的关系。若脾虚后天之精乏源,不能充养先天,可见生长发育迟缓或早衰,或生殖功能异常等肾精亏虚的病症;肾精不足,元气虚衰,脾气无以为化,后天之本不固。肾阳不足,脾阳不振,进入 A 象限,则水湿泛滥,可导致尿少、水肿等。肾阳虚,不能温助脾阳;或脾阳虚,累及肾阳,均可致脾肾阳虚,进入 A 象限,见肢冷畏寒、腹部冷痛、面色苍白,或下利清谷、五更泄泻等。

　　18）脾胃病机的四象圆图　以脾胃病机为圆,以脾失常与否为横坐标,以胃失常与否为纵坐标,则就有如图 3-107 所示的"脾胃病机的四象圆图"。

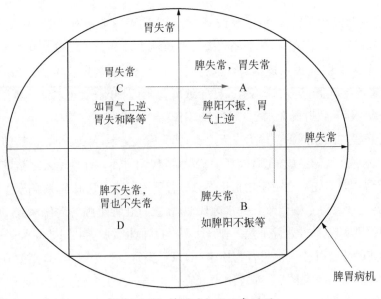

图 3-107　脾胃病机的四象圆图

脾胃在病理上相互影响,主要病机特点表现为纳运失调、升降失常和燥湿失济等,处在A象限。

处在C象限的胃失常,除了胃的器质性病变外,还有受纳与腐熟功能异常(减退或亢进)、胃的通降失常(如胃气上逆、胃失和降)等。其病变表现为寒热失常、气阴亏虚、受纳异常等。

寒失常是指过食生冷,或过用寒凉药物,损伤胃阳,或素体中寒等寒邪侵犯胃脘,而导致胃中实寒,胃失和降,腐熟消化能力异常的病理变化。寒性收引、凝滞,寒邪犯胃,凝阻气机,胃气失和,可见胃脘冷痛、痛势较剧、恶心呕吐等症状。寒为阴邪,易伤阳气,胃阳被伤,则腐熟消化能力异常,饮食不化,可见口泛清水、腹泻清稀等症状。

热失常是指过食辛辣温燥之品,或邪热入里犯胃,或情志过极化火可导致胃中火热炽盛,胃失和降,以及受纳腐熟功能亢进的实性病理变化。多表现为口臭、恶心、呕吐。热能消谷,胃火亢盛,则消谷善饥。火热之邪,耗伤津液,则口渴引饮,大便秘结。若胃火循经上炎,则为齿龈肿痛,或见衄血。火热炽盛,则灼伤胃络,出现呕血等症状。

气阴亏虚是指饮食不节,损伤胃气;或素体虚弱,久病胃气不复等均可导致胃气不足,受纳腐熟功能减退的病理变化。表现为胃纳不佳,饮食乏味,甚则不思饮食。胃气失和,浊阴不降,则脘腹胀满,隐隐作痛,甚则胃气上逆,可见嗳气、呃逆、恶心、呕吐等。临床常与脾气虚并见,形成脾胃气虚的病变(进入图中A象限)。由胃热胃火,灼伤胃阴;或过食辛辣温燥之品,耗伤胃阴;或久病不复,消耗阴液可导致胃的阴液亏虚,功能失调的病理变化。胃阴虚(处在图中的C象限)的主要病机特点是胃中阴亏失润,虚而有热,受纳腐熟功能减退,胃失和降,胃气上逆。胃中阴液不足,失于濡润,虚热内生,则口舌干燥,小便短少,大便秘结,舌光红少苔,脉细数。胃阴不足,受纳腐熟功能减退,则不思饮食,或食后饱胀,脘闷不舒,泛恶干呕。胃阴虚常与脾阴虚兼见,形成脾胃阴虚的病变(处在A象限)。

(十一) 经络病机的四象圆图

经络病机,是指致病因素直接或间接作用于经络系统而引起疾病及其生理功能出现失调的病理表现。常见经络气血的虚实、滞留、逆乱等病变,甚而终致经气竭绝而死亡。经络的基本病机主要有经络气血偏盛偏衰、经络气血运行不畅、经络气血逆乱与经络气血衰竭。本书把经络气血运行不畅、逆乱归为经络气血运行失常,气血衰竭是气血偏衰的严重情形。

以经络病机为圆,以经络气血的偏衰偏盛为横坐标,以经络气血运行失常与否为纵坐标,则就有如图3-108所示的"经络病机的四象圆图"。经络的气血运行失常包括气血运行不畅和气血逆乱。

经络中气血偏盛或偏衰,会影响经络所联系的脏腑、形体、九窍,使其气血阴阳失去平衡,生理功能发生异常,导致疾病发生。经络气血偏盛是由于气盛有余,温煦推动过度异常,表现出热盛与病理性功能亢奋的现象。经络气血偏衰是气虚不足,温煦推动无力,表现出虚寒征象。经络气血衰竭是偏衰的严重情形,经络气血的衰竭必然会导致全身气血的衰

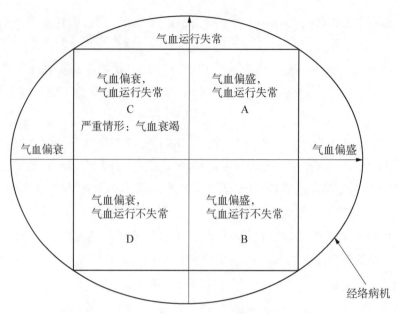

图 3 - 108　经络病机的四象圆图

竭,如手足太阳经气血衰竭时,经脉所过之处皆失于滋养,以致头顶部、腰部、下肢外侧后缘与上肢外侧后缘的经脉挛急,引起两目上视,角弓反张,四肢抽搐。待到太阳经气血衰竭发展到全身气血衰竭时,血竭则色白,气竭则汗大出而死。经络气血衰竭是一种由病危发展到死亡的生命临终过程。

经络气血运行不畅是指由于外邪侵袭,或情志内伤,或痰浊阻络,引起经络中气血流行不畅,而形成气滞血瘀的病理变化。经络中气血阻滞,运行不畅,常累及其所属的脏腑与其所循行部位的形体与诸窍。如外感风寒,束于肌表,使机体浅表的络脉中气血阻滞不通,不通则痛,症见头痛、周身酸痛等。经络中气血运行不畅,往往气滞在先,血瘀在后。

经络气血逆乱是指经络中气血不按正常规律运行,该升不升,该降不降,运行方向、速度发生紊乱等的病理变化。包括:厥逆、上逆、陷下、经脉气血郁滞等。《素问·厥论》中论述经络气血逆乱所致的"六经脉之厥状病能",包括太阳、阳明、少阳、太阴、少阴、厥阴之"厥"和"厥逆",就是气血逆乱之意。如足太阳经经气逆乱,气血运行不循常规,循经上涌,则气血壅滞于头部,而下部气血空虚,故患者头部肿胀沉重,下肢无力,不能行走,甚则眩晕跌仆。说明经络气血逆乱,不但影响其所过之处的形体器官,而且亦引起其所络属脏腑的功能紊乱。

十、四象圆图与养生学说

生老病死是人体生命过程的必然规律,健康与长寿是有史以来人类普遍渴求的愿望。医学的任务不仅仅在于有效地治疗各种疾病、救死扶伤,还要指导人们养生强体,预防疾病的发生发展,促进延年益寿。"养生"一词,首见于《庄子·养生主》:"得养生焉"。中医养生的目的在于以良好的健康状态和最佳的生活质量而"尽天年"。中医学认为，人类的"天年"（自然寿命）限度一般为120年左右。如《尚书·洪范》云："寿，百二十岁也。"如三国时期魏国嵇康《养生论》云："上寿百二十，古今所同"。

衰老是指随着年龄增长，机体各脏腑组织器官功能全面地逐渐降低的过程。衰和老，虽有直接的关系，但不能等同。以机体功能减退为圆，以未衰到衰为横坐标，以未老到老为纵坐标，那就有如图3-109所示的"机体功能减退的四象圆图"。A象限为衰老，既衰也老，既老也衰。B象限为未老先衰。正因为有B象限的存在，所以有"衰者多老"而没有"衰者必老"之说。C象限为老而未衰，"老而益壮"是说C情形。正因为有C象限的存在，所以有"老年易衰"而没有"老年必衰"之说。D象限为未衰未老的情形。

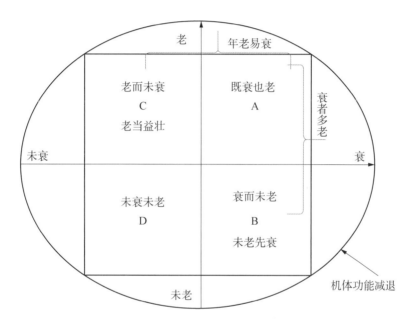

图3-109　机体功能减退的四象圆图

衰老的发生发展机制主要有"阴阳失调""脏腑虚衰""精气衰竭"。衰老的发生有早迟之别，衰老的发展有快慢之分，衰老的发生发展有内外原因，但取决于内因，包括体质。如果以衰老发生发展为圆，以发生早迟为横坐标，以发展快慢为纵坐标，那就有如图3-110所示的"衰老发生发展的四象圆图"。衰老发生迟发展慢是A情形，衰老发生迟但发展快为B情形，衰老发生早但发展慢为C情形，衰老发生早且发展快为D情形。人们最希望进入A象限，最不喜欢D象限。

十一、中医防治的四象圆图

未雨绸缪，预防在先。预防医学在我国源远流长，《黄帝内经》就明确提出"预防为主"的医学观点。"治未病"一词首见于《黄帝内经》。现代"治未病"主要包括未病先防、欲病救萌、既病防变和愈后防复。

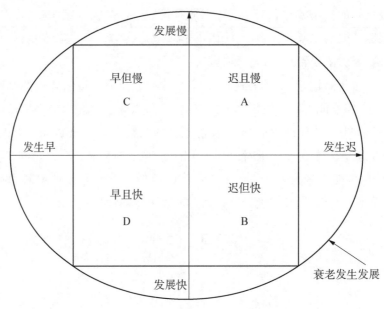

图 3-110　衰老发生发展的四象圆图

1. 疾病防治的四象圆

以疾病的防治观为圆,以治已病否为横坐标,以治未病否为纵坐标,那就有如图 3-111 所示的"疾病防治的四象圆图"。A 象限是既治已病也治未病,B 象限是治已病但不治未病,C 象限是治未病但不治已病,D 象限是既不治已病也不治未病。A 象限的人,既重视治病也重视防病;B 象限的人,则重于治病,得病就求医,得病就去治疗;C 象限的人,重视预防养生,重视保健,但忌讳就医。D 象限的人,要么忌医,要么放任自己。

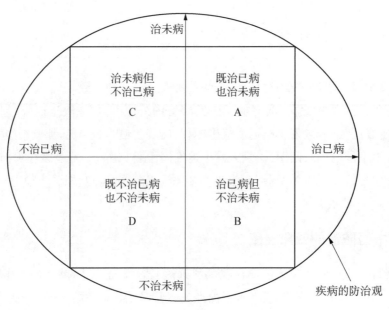

图 3-111　疾病防治的四象圆图

2. 中医防治的四象圆图

以中医防治为圆,以未病先防为横坐标,以既病防变为纵坐标,那就如图3-112所示的"中医防治的四象圆图"。A象限为未病先防和既病防变一起抓,两手都要硬,两个都要的情形。B象限为重点抓或者重视或者做到未病先防。C象限是重点抓既病防变,比如防止传变、病后防复等。D象限是既不重视未病先防,又不重视既病防变。

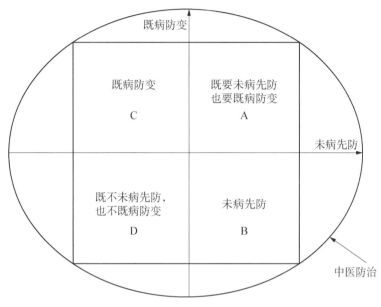

图 3-112　中医防治的四象圆图

既病防变,不仅要阻截病传途径,也要先安未受邪之地。

（1）阻截病传途径。各种疾病的传变是有其一定的规律和途径的。如伤寒病的六经传变,病初多在肌表的太阳经,病变发展则易往他经传变。因此,太阳病阶段就是伤寒病早期诊治的关键,在此阶段进行正确有效的治疗,是防止伤寒病病势发展的最好措施。又如温病多始于卫分证,因此,卫分证阶段就是温病早期诊治的关键。据此可知,邪气侵犯人体后,根据其传变规律,早期诊治,阻截其病传途径,可以防止疾病的深化与恶化。

（2）先安未受邪之地。由于人体"五脏相通,移皆有次,五脏有病,则多传其所胜"。因此,在临床诊病中,不但要对病位之所进行诊治,而且还应该根据疾病发展传变规律,对尚未受邪而可能即将被传及之处,事先予以调养、充实,阻止病变传至该处,达到中断其发展的目的,即所谓"先安未受邪之地"。在具体运用中,可以根据五行的生克乘侮规律、五脏的整体规律、经络相传规律等为指导,采取相应措施进行防治。如《金匮要略·脏腑经络先后病脉证》说:"见肝之病,知肝传脾,当先实脾。"故临床上在治疗肝病的同时,常配以调理脾胃的药物,使脾气旺盛而不受邪。又如温热病发展过程中伤及胃阴时,其病变发展趋势将耗及肾阴。清代医家叶天士在甘寒以养胃阴的方药中,加入"咸寒"以滋养肾阴的药物,以防止肾阴的耗损。

3. 中医预防的四象圆

中医预防,主要是未病先防,即在未病之前,采取各种预防措施,做好预防工作,以防止疾病发生。其要旨是扶助机体正气,提高抗病能力,防止病邪侵袭。如《素问·评热病论》云:"邪之所凑,其气必虚。"如《景岳全书·脾胃》云:"凡先天之有不足者,但得后天培养之力,则补天之功,亦可居其强半。"如《素问·上古天真论》云:"虚邪贼风,避之有时。"

以中医预防为圆,以避邪、扶正为横坐标,以无形、有形为纵坐标,那就有如图 3-113 所示的"中医预防的四象圆图"。各种中医预防方法被归纳为四大象限:A 象限扶正且有形、B 象限扶正且无形、C 象限避邪且有形、D 象限避邪且无形。

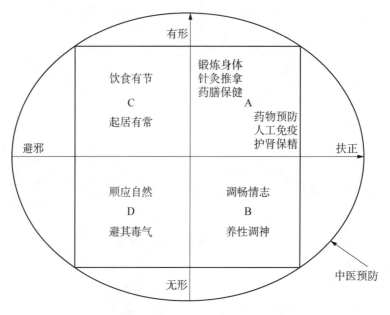

图 3-113　中医预防的四象圆图

4. 四象圆图图解中医治疗

1) 中医治疗的四象圆图　中医治疗学的指导思想和核心内容是治病求本,包括中医治则和中医治法。治则是治疗疾病所必须遵守的基本原则,是治疗疾病时指导治法的总原则(或根本原则或基本原则),有较强的原则性。治法是在治则指导下制订的治疗疾病的方法和措施,有一定的灵活性和操作性。比如,从邪正关系来探讨疾病,不外乎邪正盛衰,因而扶正祛邪就成为治则。在扶正祛邪治则的指导下,根据不同的虚证而采取的益气、养血、滋阴、扶阳等治法及相应的治疗手段就是扶正这一治则的具体体现;而在不同的实证中,发汗、清热、活血、涌吐、泻下等治法及相应的治疗手段就是祛邪这一治则的具体体现。

以中医治疗为圆,以中医治则为横坐标,以中医治法为纵坐标,则就有如图 3-114 所示的"中医治疗的四象圆图"。A 象限是既有治则也有治法,或者既遵守治则也遵守治法的情形,治则和治法并举。B 象限是有治则但没有治法,或者遵守治则但不遵守治法的情形,只

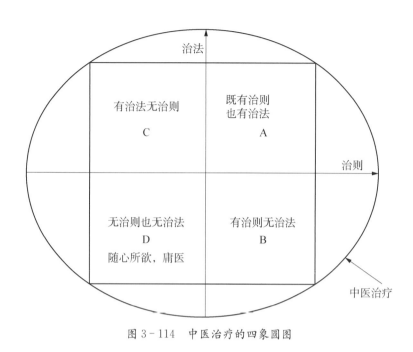

图 3 - 114　中医治疗的四象圆图

重视治则,不重视治法。C 象限是有治法但无治则,或遵守治法但不遵守治则的情形,只重视治法,不重视治则。D 象限既不遵守治则,也不遵守治法。治则没有,治法也没有。

中医治则主要有:正治反治、治标治本、扶正祛邪、调整阴阳、调理精气血津液和三因制宜等。治法中的大法有"治疗八法"。

2) 扶正祛邪治则的四象圆图　正邪是疾病过程中自始至终存在着的一对基本矛盾,扶正祛邪是中医治疗的基本法则。扶正是扶持助长正气,从而增强体质,提高机体的抗邪及康复能力,达到战胜疾病和恢复健康目的的治则。祛邪是祛除邪气,消除病邪的侵袭和损害,抑制亢奋有余的病理反应,以促进疾病痊愈的治则。

扶正和祛邪是两种相反的治则,前者针对正气不足,通过扶正达到"正胜邪自去"。后者排除病邪对机体的侵害和干扰,达到"邪去正自安"。扶正一般用于正虚,祛邪用于邪实。但它们可以相互为用,相辅相成,同时运用。

以扶正祛邪为圆,以扶正与否为横坐标,以祛邪与否为纵坐标,那就有如图 3 - 115 所示的"扶正祛邪的四象圆图"。A 象限是既扶正也祛邪,包括同时运用和先后兼施。B 象限是扶正,C 象限是祛邪,D 象限既不扶正也不祛邪。从 B 象限到 A 象限是先扶正后祛邪,从 C 象限到 A 象限是先祛邪后扶正。

扶正祛邪在运用上要遵守三原则:①攻补应合理,扶正用于虚证,祛邪用于实证。②把握先后主次,对虚实错杂证,应根据虚实的主次和缓急,决定扶正祛邪的先后和主次。③扶正不留邪,祛邪不伤正。具体运用上有三种情形:单独运用(B 象限、C 象限)、先后运用(从 B 象限到 A 象限和从 C 象限到 A 象限)、同时运用(A 象限)。扶正祛邪的同时运用称为扶正祛邪兼施,这一治则适用于虚实夹杂证。

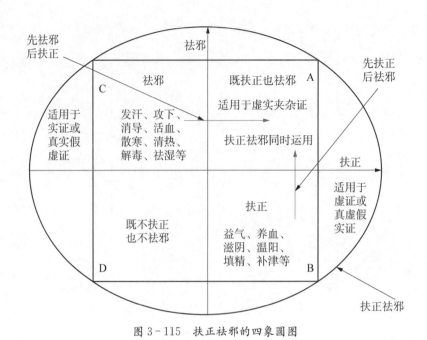

图 3-115　扶正祛邪的四象圆图

单独运用扶正(B象限),要注意以下三点:①分辨虚的属性。如属气虚、阳虚者,宜采用补气、温阳的方法;而阴虚、血虚者,宜采用滋阴、养血的方法。②分清虚损的部位。是一脏一腑之虚,还是数脏数腑之虚。③审查虚损程度。根据虚损程度决定峻补还是缓补、重补、轻补、平补。

单独运用祛邪(C象限),要注意以下四点:①辨清病邪的性质。是六淫还是疠气、水湿痰饮、气滞瘀血、食积、虫积。②分辨病邪所在部位。根据病邪所在部位的位置不同,就近祛邪,决定是采用涌吐还是消导理气、泻下、发汗等。③审查病邪侵害程度。根据侵害程度,以确定方药的轻重缓急。④中病则止。邪去七八,即宜兼顾正气,以免用药太过而伤正气。

扶正祛邪并举处在A象限,针对虚实夹杂的患者,同时运用扶正与祛邪。如气虚感冒,症见发热恶寒、精神疲乏、少气寡言。邪实与正虚并存,若单扶正,则易恋邪;单纯祛邪,则易伤正。故采取攻补并施,可用益气解表治法。

扶正祛邪,不仅存在同时运用的情形,还存在先后运用的情形:先攻后补和先补后攻。先攻后补是指先祛邪后扶正(从C象限到A象限),适用于两种情形:一是邪盛为主,先扶正反会助邪;二是正虚不甚,邪势方张,正气尚能耐攻者。先补后攻是指先扶正后祛邪(从B象限到A象限),适用于正虚为主而机体不能耐受攻伐者。

3) 调阴阳治则的四象圆图　疾病的发生,就其本质而言,均是机体的阴阳失调所致,调整其阴阳,使其达到新的相对平衡,就是中医治疗的基本原则。具体来讲有损其有余和补其不足两大治则。

损其有余主要有抑其阳盛和损其阴盛。补其不足主要有阴阳互制之调补阴阳(互制补虚)、阴阳互济之调补阴阳(互根补虚)、阴阳并补、回阳救阴。

以调整阴阳为圆,以阴阳平衡为圆心,以阳虚、阳盛为横坐标,以阴虚、阴盛为纵坐标,那就有如图3-116所示的"调整阴阳的四象圆图"。对于处在D象限的患者,可采取阴阳并补的治则,也称阴阳双补。在运用这一治则时,要分清主次,阳损及阴者,以阳虚为主,在补阳的基础上辅以滋阴;阴损及阳者,以阴虚为主,在滋阴的基础上辅以补阳。在治疗时要注意调理脾胃以健中气,中气健则化源足,使气血旺盛,阴阳调和则虚损易于恢复。

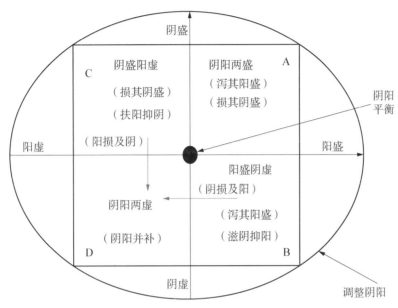

图3-116　调整阴阳的四象圆图

处在A象限的患者,宜采用双损治法,即抑其阳盛、损其阴盛。处在B、C象限的患者,可以采用损补兼用治法,B象限是抑其阳盛、补阴不足;C象限是损其阴盛,补阳不足。处在D象限的患者,宜采用阴阳并补的治则。阳盛,其治疗以清热为主;阴盛,其治疗以散寒为主,清热或散寒属于泻其有余。阳虚,其治疗以温阳为主;阴虚,其治疗以补阴为主,温阳或补阴属于补其不足。

4)调精气血津液治则的四象圆图　精气血津液是构成人体和维持人体生命活动的基本物质,调理精气血津液是中医防治的基本治则。具体有调精、调气、调血、调津液四种。它们之间的任何两调的组合有六种情形:调理精气、调理精血、调理精津、调理气血、调理气津、调理血津。

以调理精气为圆,调精为横坐标,调气为纵坐标,那就有如图3-117所示的"调理精气的四象圆图"。A象限为双调,调精和调气兼施,同时调理精气关系。调理精气关系主要包括疏利精气和补气填精。B象限为调精,包括精亏宜补(补精)、精瘀当疏(疏精)和精脱宜固(固精)。C象限为调气,包括气虚宜补(补气)和调理气机(调气)。调理气机,除了图中所示外,还包括顺应脏腑气机的升降规律而选择应用的方法,如肝气宜疏、脾气宜升、胃气宜降等。D象限为精气双不调,不可取。

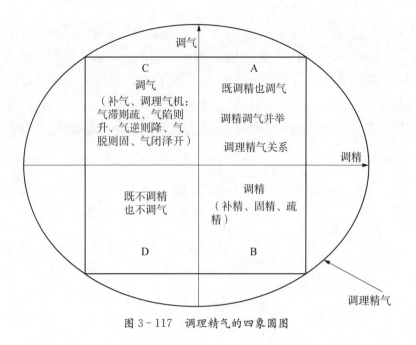

图 3-117　调理精气的四象圆图

以调理精血为圆,调精为横坐标,调血为纵坐标,那就有如图 3-118 所示的"调理精血的四象圆图"。A 象限为双调,调精和调血兼施,精血同源,故治疗精亏,在填精的同时可佐以补血;治疗血虚,在补血的同时可佐以填精。B 象限为调精。C 象限为调血,包括血虚宜补(补血)和调理血运。血运失常主要有血瘀、出血两种病理状态。对血瘀证的治疗,当在活血祛瘀的基础上,根据不同的病因,分别配以补气、理气、温经、清热等治法。对出血病证的治疗,应针对出血病因病机的不同,而予以祛瘀止血、温经止血、滋阴止血、益气摄血、收涩止血、凉血止血等治法。D 象限为精血双不调,不可取。

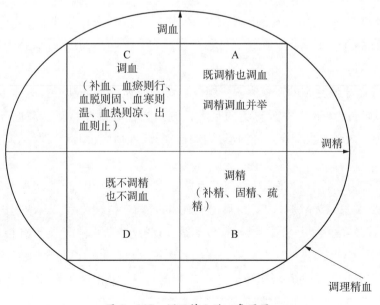

图 3-118　调理精血的四象圆图

以调理气血为圆,调气为横坐标,调血为纵坐标,那就有如图3-119所示的"调理气血的四象圆图"。A象限为双调,调气和调血兼施,也称气血同治。气非血不和,血非气不运。气和血在病理上相互影响,常有气病及血、血病及气、气血同病的病变。气病可以治血,血病可以治气。调理气血关系,主要有补气生血、调气行血、益气摄血、补血养气、养血益气和"益气固脱、止血补血"等。B象限为调气,如补气和调理气机。C象限为调血,如补血和调理血运。D象限为气血双不调,不可取。

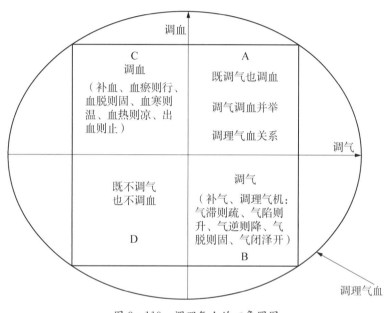

图3-119　调理气血的四象圆图

以调理气津为圆,调气为横坐标,调津为纵坐标,那就有如图3-120所示的"调理气津的四象圆图"。A象限为双调,调气和调津兼施,气与津液在生理上相互为用,病理上互相影响。治疗时需要调理两者关系的失常。气虚而致津液不足者,当补气生津;气不行津者,当补气、行气以行津;气不摄津者,当补气摄津;气随津脱者,当补气以固脱,辅以补精;津停而致气滞者,宜在治疗水湿痰饮的同时辅以行气导滞。B象限为调气,C象限为调津,调津主要包括津液不足宜滋补和水湿痰饮宜祛除,前者主要有滋阴生津、滋补阴液和敛液救阴等,针对造成津液亏虚的原因采取相应的治法,如清热止呕、固表止泻等。D象限为气津双不调,不可取。

以调理血津为圆,调血为横坐标,调津为纵坐标,那就有如图3-121所示的"调理血津的四象圆图"。A象限为双调,调血和调津兼施,血和津液可相互转化,称为津血同源。临床上常有津血同病而见津血亏少或津枯血燥等病理改变,治疗当补血养津或养血润燥之法。B象限为调血,C象限为调津。D象限为血津双不调,不可取。

5)调脏腑治则的四象圆图　人体是以五脏为中心的有机整体,脏与脏、脏与腑、腑与腑之间,在生理上相互协调、相互为用,在病理上也相互影响。因此,在治疗脏腑病变时,既要考虑一脏一腑阴阳气血的失调,又要注意调整各脏腑之间的关系,使之重新恢复平衡状态,

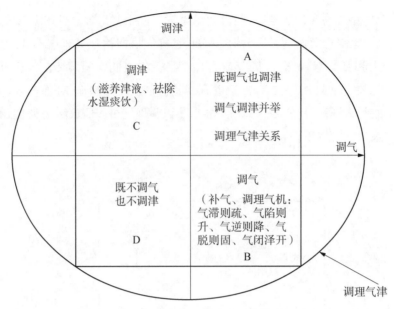

图 3 - 120　调理气津的四象圆图

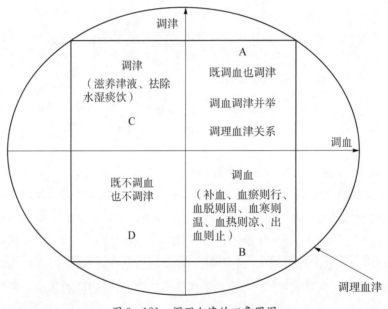

图 3 - 121　调理血津的四象圆图

这就是调理脏腑的基本原则。

　　以调理脏腑为圆,以调理脏腑本身为横坐标,以调理脏腑间关系为纵坐标,则就有如图3-122所示的"调理脏腑的四象圆图"。A象限是既调理脏腑本身,也调理脏腑间的关系。B是调理脏腑本身,C是调理脏腑间关系,D是脏腑本身和脏腑间的关系都不调。

　　调理脏腑本身主要有顺应脏腑生理特性和调理脏腑阴阳气血两个治则,顺应脏腑生理特性又有两个途径:①顺应脏腑气机特性进行调理。就脏腑气机而言,如肝喜条达而恶抑

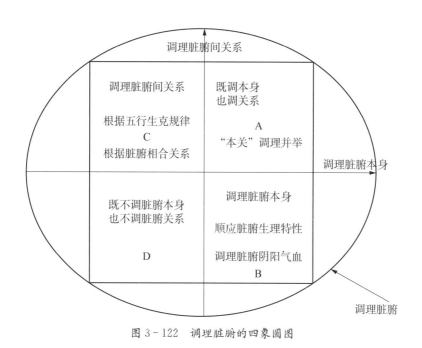

图 3-122　调理脏腑的四象圆图

郁,故治疗肝病重在疏肝解郁以畅其性,兼柔其体;如肺主宣发肃降,凡导致肺失宣降而出现的咳喘、胸闷时,治疗则应宣肺散邪、降气宽胸;如脾宜升则健,胃宜降则和,其病变多表现为升降反作,故脾病之治重在益气升提,以遂脾升之性,而胃病之治当以和胃降逆为主。如六腑之特性,大多以通为顺、以降为和,通降受阻则成病态,而顺畅其性,以通为用。②顺应脏腑喜恶特性进行调理。古代医家用喜恶来概括脏腑的生理特性。脾喜燥恶湿,故对脾病的治疗,无论温阳益气,还是芳香化湿及燥湿、淡渗等,用药宜温燥以顺其性,即使阴虚之证,补阴亦须甘润气轻之品,慎用阴柔滋腻之药。胃喜润恶燥,故对胃病的治疗宜用甘润之品以顺畅其性,而忌过用温燥之剂,以免有碍其性。

调理脏腑阴阳气血,根据脏腑病机变化,虚实寒热,予以虚则补之、实则泻之、寒者热之、热者寒之的治疗。如肝藏血而主疏泄,以血为体,以气为用,性主升发,宜条达舒畅。其病机特点为肝气、肝阳常有余,肝阴、肝血常不足等。其病变主要有气和血两个方面,气有气郁、气逆,血有血虚、血瘀等。故治疗肝病重在调气、补血、和血,结合病因予以清肝、滋肝、平肝。

调理脏腑间关系主要有以五行生克规律为依据的调理和以脏腑相合关系为依据的调理,前者主要有补母泻子和抑强扶弱两种治则;后者主要有脏病治腑、腑病治脏、脏腑同治、虚则补脏、实则泻腑。

根据五行母子关系和五脏相关理论,治疗上有"虚则补其母,实则泻其子"的方法。当五脏中任何一脏发生病变时,通过补其母或泻其子的方法,达到间接补泻本脏的目的。对五脏虚证,虚则补其母,如滋水涵木法(滋肾养肝法)、益火补土法(温肾健脾法)、培土生金法(健脾补肺法)、金水相生法(滋养肺肾法)、益木生火法(补肝养心法)等;对五脏实证,实则泻其子,如肝实写心、心实泻胃等。清朝医家徐大椿在《难经经释》中说:"《内经》补泻之法,或取本经,或杂取他经,或先泻后补,或先补后泻,或专补不泻,或专泻不补,或取一经,或取三四经,其说俱在,不可胜举。则补母泻子之法,亦其中一端。若竟以为补泻之道尽如此,则不然也。"

以补母泻子为圆,以补母与否为横坐标,以泻子与否为纵坐标,则就有如图3-123所示的"补母泻子治则的四象圆图"。

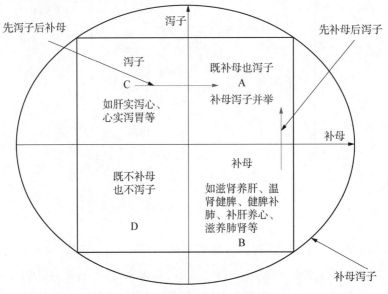

图3-123 补母泻子治则的四象圆图

同理,以抑强扶弱为圆,以抑强与否为横坐标,以扶弱与否为纵坐标,则就有如图3-124所示的"抑强扶弱治则的四象圆图"。抑木扶土、泻火润金、培土制水、佐金平木和泻南补北等都处在A象限。

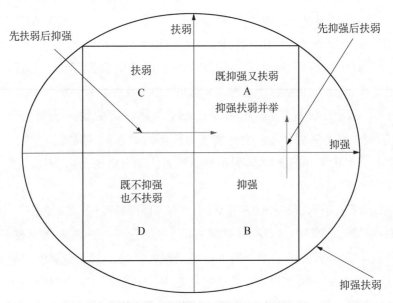

图3-124 抑强扶弱治则的四象圆图

第三节　国学四象圆思维在中医体质学中的运用

　　中医体质学说,是以中医理论为指导,研究体质的概念、构成、特征、分类、差异规律及其对疾病发生、发展、演变过程的影响,并以此指导对疾病的诊断、防治和康复的理论。因为体质与病因、发病、病机、辨证、治疗、康复及养生预防有着密切的关系,所以体质的分类是体质学的基础和关键性的内容,它是认识和掌握体质差异性的重要手段,对中医临床实践具有重要的指导意义。不同的医家根据中医学说对体质的理解,从不同的角度对体质进行阐述并分类,他们在历来医著的基础上不断完善和发展中医体质分类理论。较有代表性的分类方法有三分法、四分法、五分法、六分法、七分法、八分法、九分法、十二分法、十三分法等。

　　气质的概念包容在体质范围之内,属于体质"心理"部分的范畴。在欧洲,心理学家已经用四象限思维解读古希腊的气质学说。如德国心理学家冯特(实验心理学的创始人和近代心理学的奠基者)运用四象限思维对希波克拉底的气质学说进行了创造性解读。他以神经系统对外界反应的快慢为横坐标,以意志力的强弱为纵坐标,从而有四种情形:反应速度快且意志力强、反应速度快但意志力弱、反应速度慢但意志力强和反应速度慢且意志力弱。他认为胆汁质对应反应速度快且意志力强象限,多血质对应反应快但意志力弱象限,黏液质对应反应速度慢但意志力强象限,抑郁质对应反应速度慢且意志力弱象限。他为气质四型分类找到了两个关键要素,让气质分型更具客观性和直观性。如本书绘制的冯特解读四型气质的四象限(图3-125)。唯一缺陷就是没有外加圆,把圆定义为气质,从整体性和系统性来理解四型气质及其变化。运用国学四象圆思维解读冯特关于气质分型的探究,就可以得到如图3-126所示的"希-冯"四型气质的四象圆图。

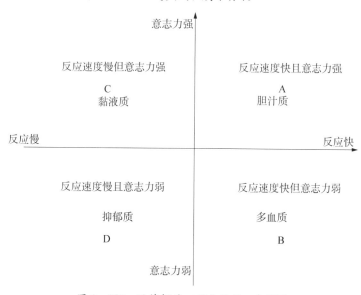

图3-125　冯特解读四型气质的四象限图

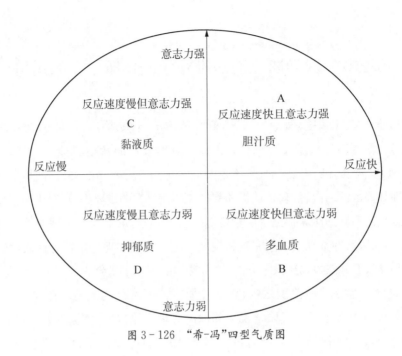

图 3-126 "希-冯"四型气质图

本书运用国学四象圆思维解读我国几种著名的体质分型,并以四象圆图进行图示之。

一、体质四分法的四象圆图

清代医家章楠以阴阳量的盛、旺、虚、弱将人的体质划分为"阳旺阴虚、阴阳俱盛、阴盛阳虚、阴阳两弱"四种类型,属于体质的四分法。章氏在其著《医门棒喝·人身阴阳体用论》中说:"故人禀质,各有偏胜强弱之殊,或有阳盛阴弱者,或有阴盛于阳者,或有阴阳两弱者,或有阴阳俱盛者"。

他还说:"治病之要,首当察人体质之阴阳强弱……假如形瘦色苍,中气足而脉多弦,目有精彩,饮食不多,却能任劳,此阳旺阴虚之质也。每病多火,须用滋阴清火。若更兼体丰肌厚,脉盛皮粗,食啖倍多,此阴阳俱盛之质。平时少病,每病多重,以邪蓄深久故也。须用重药,如大黄、芒硝、干姜、桂、附之类,寒热之药,彼俱能受,以禀厚能任削伐,若用轻药,反不能效也。如体丰色白,皮嫩肌松,脉大而软,食啖虽多,每生痰涎,此阴盛阳虚之质。目有精彩,尚可无妨,如无精彩,寿多不永,或未到中年,而得中风之病。每病虽热邪,药不可过寒,更伤其阳,阳微则防其脱。热退须用温补扶阳。若更兼形瘦脉弱,食饮不多,此阴阳两弱之质。倘目有精彩,耳轮肉厚端正,其先天尚强,神清智朗者,反为大贵。若目无彩,神气昏庸,必多贪夭。凡阴阳俱弱之质,常多病,却不甚重,亦不能受大补、大泻、大寒、大热之药,但宜和平之味,缓缓调之,此大略也。"

本研究以国学四象圆思维解读章氏四型体质,以体质为圆,以阳之弱(虚)旺(盛)为横坐标,以阴之虚盛为纵坐标,得出章氏四型体质的四象圆图,如图 3-127 所示。

民国医家陆晋笙在《景景室医稿杂存》中著有《论人身体气实分四种》,所论四种体质类

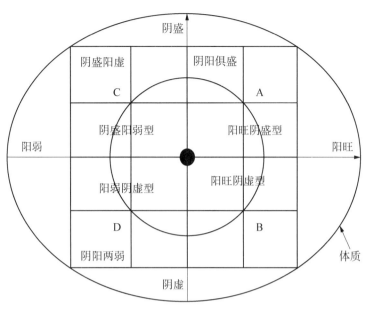

图 3-127 章氏四型体质的四象圆图

型特征为："湿热体气,平者无病,太过则病,偏胜亦病。其状面色深黄,润而有光,唇色红紫而不枯燥,舌质红,舌液多,舌苔厚腻而黄,或罩深黑色于上,大便时溏时结,而深黄气臭,小便黄,此其据也。若湿从热化,偏于燥热之体气,其状,面色干苍有光,唇色深红,或紫而燥,舌质深红,扪之糙,舌形瘦,舌涎少,舌苔色深黄而薄,或带红,大便干燥,色深黄气臭,小便短赤,此其据也。若热从湿化,偏于寒湿之体气,其状面色㿠白,或晦黄,唇色淡白,或带淡黑,舌质淡,舌形胖,舌涎多,舌苔薄而润,或罩淡黑色于上,大便溏薄,色淡黄气腥腐,小便清长,此其据也。若燥热而阴损及阳,寒湿而阳损及阴,则变为寒燥体气,其状面色痿白而发干,唇色淡白而枯燥,舌质淡,扪之涩,舌形瘦,舌涎少,舌苔薄白而不润,大便干结而色淡,气不臭,小便清而短少,此其据也。"

　　陆先生从湿、燥、寒、热分四型论述体质,他依据病邪的从化规律,从病性的湿、燥、寒、热角度,将体质划分为湿热、燥热、寒湿、寒燥四种类型。本研究以国学四象圆思维解读陆氏四型体质,以体质为圆,以湿燥为横坐标,以寒热为纵坐标,得出陆氏四型体质的四象圆图,如图 3-128 所示。

　　王大鹏采取阴阳分型法,将体质分为阳性体质、阴性体质、阴虚体质和阳虚体质,其各自的特征如下:

　　1) 阳性体质　强壮的、声高气粗的、好动的素体阴盛,其不易患病,一经患病,多为急性病、暴发病,病理变化多为实证,阳盛又易患实热火毒证。若患外感病往往病在三阳经,若患温病,即使邪入营血亦多见热证。在治疗上以攻逐祛邪清热为主。

　　2) 阴性体质　柔弱的、声低气怯的、沉静的。容易患病,一经患病多为慢性病、渐发病、病理变化多属虚证。阴盛者亦可属此,可见寒实证。患外感病时往往病邪直中三阴经。在

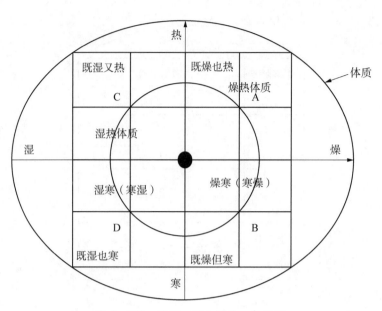

图 3-128　陆氏四型体质的四象圆图

治疗上以扶正固本或扶正兼祛邪为主。

3）阴虚体质　平素多有面色潮红、口渴咽干、喜冷饮、烦热、怕热、多汗、舌偏红、脉偏数等表现。一旦患病，容易出现更明显的虚热症状，治宜"壮水之主，以制阳光"。

4）阳虚体质　平素多有面色㿠白、喜热饮热食、手足发凉、怕冷喜暖、舌偏淡、脉偏迟等表现，一旦患病，容易出现更明显的虚寒症状，治宜"益火之源以消阴翳"。

以体质为圆，以阴证、阳证为横坐标，虚证、实证为纵坐标，则就有如图 3-129 所示的"王氏四型体质的四象圆图"。

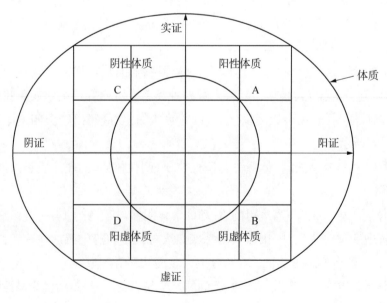

图 3-129　王氏四型体质的四象圆图

二、体质五分法的四象圆图

王琦等当代中医家认为《灵枢·通天》的"五态人",是以阴阳量的多少不同的体质分类法。这五种体质分别是:多阴而无阳的太阴型、多阴而少阳的少阴型、多阳而无阴的太阳型、多阳而少阴的少阳型、阴阳平和型。李德新、吴丽丽等当代中医家认为,这里的"多""少"是相对而言的,"无"不是绝对没有,是形容"极少"而已。以下的"五态人"具体特质均来自《灵枢·通天》原文。

1. 太阴型

1）生理特性　其阴血浊,其卫气涩,阴阳不和,缓筋而厚皮。

2）心理特征　贪而不仁,下齐湛湛,好内而恶出,心和而不发,不务于时,动而后之。

3）行为特征　黮黮然黑色,念然下意,临临然长大,腘然未偻。

2. 少阴型

1）生理特性　小胃而大肠,六腑不调。其阳明脉小;而太阳脉大。

2）心理特征　小贪而贼心,见人有亡,常若有得,好伤好害,见人有荣,乃反愠怒,心疾而无恩。

3）行为特征　清然窃然,固以阴贼,立而躁崄,行而似伏。

3. 太阳型

1）生理特性　无。

2）心理特征　居处于于,好言大事,无能而虚说,志发乎四野,举措不顾是非,为事如常自用,事虽败,而常无悔。

3）行为特征　轩轩储储,反身折腘。

4. 少阳型

1）生理特性　经小而络大,血在中而气在外,实阴而虚阳。

2）心理特征　諟谛好自贵,有小小官,则高自宜,好为外交,而不内附。

3）行为特征　立则好仰,行则好摇,其两臂两肘则常出于背。

5. 阴阳平和型

1）生理特性　其阴阳之气和,血脉调。

2）心理特征　居处安静,无为惧惧,无为欣欣,婉然从物,或与不争,与时变化,尊则谦谦,谭而不治,是谓至治。

3）行为特征　委委然,随随然,颙颙然,愉愉然,暶暶然,豆豆然。

本书以阴阳体质为圆,以阳从无到多为横坐标,以阴从无到多为纵坐标,则就有如图3-130所示的"《黄帝内经》五态人的四象圆图"。

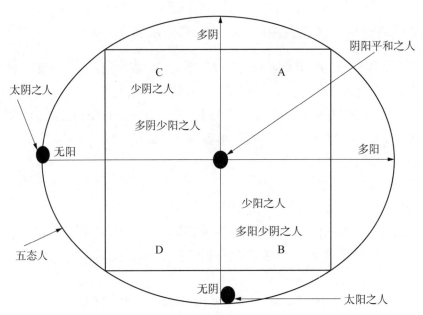

多阴

阴阳平和之人

太阴之人

C
少阴之人

多阴少阳之人

无阳 · 多阳

少阳之人

多阳少阴之人

五态人

D B

无阴

太阳之人

图 3-130 《黄帝内经》五态人的四象圆图

三、体质六分法的四象圆图

1. 叶氏六型体质的四象圆图

现代医家黄煌根据《临证指南医案》中对临床各种不同体质现象的论述,归纳总结出叶桂医案中所论的六种体质类型。

1)木火质 体质特点是色苍赤,形瘦而肌肉坚实,善怒喜动,能食,咽痛声嘶,易咳逆咯红,脉实。多见于少壮之人。易动火生风、伤阴。

2)湿热质 体质特点是形盛体丰,面垢油亮,眼筋红黄,痰黏浊,大便燥结。多见平素喜食甘肥厚味、酒肉者。多发痈疽、痔疡,或肢末易有疮疾。

3)肝郁质 体质特点是情志不畅,脘闷胁痛,不思纳谷,善嗳噫,月经不调,或经来即病,痛经,乳胀痛,怒则腹痛,平素喜择辛酸爽口之食,脉涩。多见于妇女及长期精神抑郁者。

4)阴虚质 体质特点是形瘦,脉虚细或左脉坚搏,口燥咽干,手足心热,暮夜火升,口糜,梦遗,舌红赤,春夏病甚。多有纵欲伤精或失血史。

5)阳虚质 体质特点是形躯丰溢,色柔白,肌腠疏松,脉微小,畏寒怯冷,大便滑泄,腰脊疼痛。

6)脾虚质 体质特点是形瘦,色黄而枯,疲惫倦怠,胃弱少纳,膨胀便溏,气短自汗,浮肿,脉弱。多见于过劳、失血、饮食淡泊不堪者。

以国学四象圆思维解读黄煌归纳的叶氏六分体质,以体质为圆,以阴证、阳证为横坐标,以虚证、实证为纵坐标,那就如图 3-131 所示的"叶氏六型体质的四象圆图"。

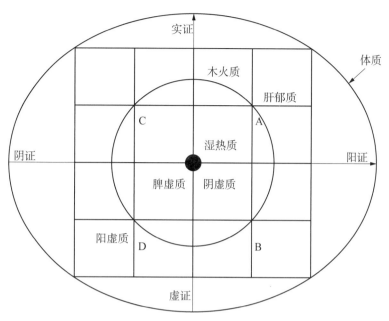

图 3 - 131　叶氏六型体质的四象圆图

2. 匡氏六型体质的四象圆图

匡调元认为,体质与病理体质是每个人在先天遗传的基础上,在后天环境的影响下形成的特殊状态,这种状态可按传统中医学所用的两纲(阴阳)八要(气、血、寒、热、虚、实、燥、湿)来辨识,结合临床将体质分为正常质、病理体质(晦涩质、腻滞质、燥红质、迟冷质和倦㿠质)。病理体质,也称亚健康体质。匡氏六分法的体质,不含心理特征,故本书只能用四象圆思维解读它,无法用黄氏"TOPK"进行关联性探索。

1) 正常质　阴阳无明显的偏盛偏衰,对致病刺激的反应无过亢与不及,禀赋特厚,体壮力强,面色润泽,胃纳佳,能耐寒暑,口微干,二便调,脉有力。平素少病,一旦得病则多属外感,暴病则多见阳明腑实等实热之证,多见于力劳动者,亦可见于青春期前后发育正常的健康男女。

2) 晦涩质　常见肤色晦滞,口唇色紫,眼眶黯黑,爪甲枯槁,肌肤甲错,脉沉涩弦紧,舌质瘀。发病后多见痞闷作胀,痛有定处,或时有出血,或癥瘕积聚,或午后潮热。其病机是阳不足、实、气血瘀滞,中医临床所见气血易阻者常属此种体质类型。

3) 腻滞质　常见体形肥胖,口甜而黏,身重如裹,口干不饮,大便不实,脉或濡或滑,舌苔多腻。可见于好饮酒者。发病后常见中脘痞满,胸满头眩,肢节疼痛,带浊淋漓,往往延绵难清。其病机是阳不足、湿、实、虚,中医临床所见痰湿易盛者常属此种体质类型。

4) 燥红质　常见形弱消瘦,面颊潮红,口燥咽干,内热便秘,男性遗精,尿黄短少,喜凉饮而饮不解渴,少眠心烦,五心烦热,耳鸣耳聋,脉细弦数,舌红少苔或无苔。发病后常见内热炽盛,易入里化热,伤津液。其病机是阴不足、燥、热、虚,中医临床所见阴易亏者常属此种体质类型。

5) 迟冷质　常见形体白胖,形寒怕冷,唇淡口和,四肢倦怠,肌冷自汗,面色不华,大便稀溏,毛发易落,夜尿频频而清长,喜热饮,脉沉迟无力,舌淡胖嫩见齿痕。发病后常见外寒较甚,易从寒化而伤阳气。其病机是阳不足、虚、寒,中医临床所见阳易衰者常属此种体质类型。

6) 倦㿠质　常见面色㿠白,气短懒言,乏力眩晕,心悸健忘,动辄汗出,子宫下坠感,脱肛感,手易麻,月经淡少,舌淡,脉细弱无力。发病后抗病能力往往差,常易虚脱,非扶正不足以御外邪。其病机是阴阳两虚、气血两虚、虚、寒,中医临床所见气血易虚者常属此种体质类型。匡调元在其书《匡调元医论——人体新系猜想》中有一幅病理体质图,以虚实为横坐标,以寒热为纵坐标,配置两个四边形。本书以体质为圆,以虚实为横坐标,以寒热为纵坐标,则有如图3-132所示的"匡氏六型体质的四象圆图"。

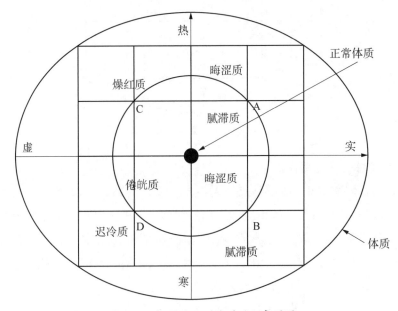

图3-132　匡氏六型体质的四象圆图

3. 何氏六型体质的四象圆图

何裕民等根据临床观察,将患者的体质类型分为六大类,其各自特征如下:

1) 正常质　阴阳无明显偏盛衰,平素少病,得病多为外感实热证。胃纳佳、睡眠安、能耐寒暑、二便调,无明显不适。体壮力强、面色泽润、脉和缓有力等。

2) 阴虚质　易于精血亏耗,阴液不足,或内热证象或无内热证象,头晕目花,耳鸣心悸,五心烦热、咽燥口干、失眠、盗汗、急躁易怒。面色萎黄或㿠白,脉细弱无力或脉细数等。

3) 阳虚质　平素偏于气虚,机能多见不足者,常有明显寒象。头晕,神疲乏力,气短懒言,目眩,形寒肢冷,内脏下垂,腹痛喜暖喜按,便溏,面色无华或㿠白,舌淡胖,脉虚无力或脉沉或脉微等。

4) 阴阳两虚质　兼有阴虚和阳虚的某些主要特点,阴虚和阳虚证中各见若干项等。

5) 痰湿质　易为湿困或痰阻,或易于热化或见诸热象,或易于寒化。胸闷痰多,身重困倦,头重纳呆,痰稠黄,带腥臭,口黏腻或甜,大便燥结或黏滞,舌苔腻厚,脉或濡或滑等。

6）瘀滞质　气血运行不畅,易于瘀滞,疼痛痞闷作胀,肤色晦滞,口唇紫黯,肌肤甲错,舌暗脉涩等。

以体质为圆,以阴证、阳证为横坐标,以虚证、实证为纵坐标,则就有如图 3－133 所示的"何氏六型体质的四象圆图"。

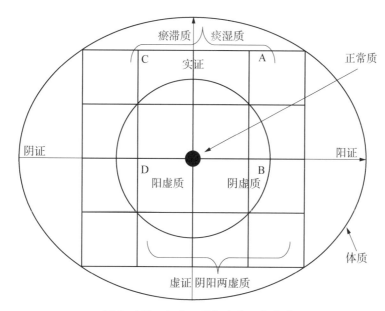

图 3－133　何氏六型体质的四象圆图

四、体质七分法的四象圆图

1. 杨氏七型体质的四象圆图

杨常青根据中医学脏腑经络、阴阳气血津液理论,结合临床病例的观察分析,对体质的生理形态与功能状态进行了临床分型,将体质分为七大类:和平质、阴弱质、阳弱质、阴盛质、阳盛质、湿腻质、瘀滞质。

1）和平质　形体强壮,精力旺盛,体力充沛,面色润泽含蓄,饮食甘美,夜卧则安,能耐寒暑,二便调和,无明显不适。平素少病,舌淡红,苔薄白,脉和缓均匀。

2）阴弱质　可分为两型。①阴弱偏血虚:体多瘦弱,面色淡白或无华,皮肤干燥,毛发不荣或枯脆,或可见眩晕,倦怠少力,有血虚诸病史,舌质正常或偏淡,脉正常或偏细。②阴弱偏阴虚:身体瘦长,手足心热,喜凉饮食,口易干,大便易干,小便溲或黄,有阴虚诸病史,舌质正常或偏红,脉正常或偏细。

3）阳弱质　可分为两型。①阳弱偏气虚:精神不振,面色㿠白,不耐劳累,易患外感,有气虚诸病史,舌质正常或偏淡,脉正常或偏弱。②阳弱偏阳虚:精神不振,面色㿠白,手足发凉,不耐寒凉,喜热饮食,大便易溏,小便或清,有阳虚诸病史,舌质正常或偏淡、脉正常或偏弱。

4）阴盛质　身体盛实,面色多青,喜暖,或有腹冷痛拘急诸阴寒内盛病史,舌质正常或偏暗,脉正常或偏沉实。

5) 阳盛质 体多壮实,喜冷饮食,口多干,或时觉口臭,大便易干,或见尿黄,面或赤,易生疔肿,有火热之证病史,舌质正常或偏红、脉正常或见滑象。

6) 湿腻质 形体肥胖,精神不爽,易因倦而多卧,或见面色晦滞,或见头重,肢体重滞,有湿浊为患诸病史,舌苔或见腻象,脉正常或见缓象。

7) 瘀滞质 或见胀闷,面色暗或唇、眼眶色暗,皮肤干燥不荣,或脱屑,有气滞血瘀病史,舌质正常或偏暗,脉正常或见实象。

以国学四象圆思维解读杨氏七型体质,以体质为圆,以阴阳为横坐标,以盛弱为纵坐标,那就可以得到杨氏七型体质的四象圆图,如图 3 - 134 所示。

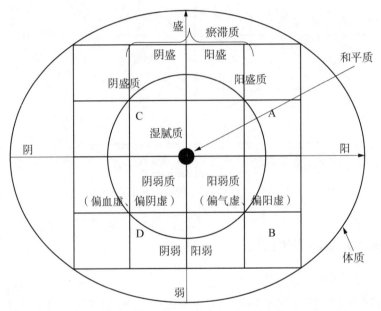

图 3 - 134 杨氏七型体质的四象圆图

2. 庞氏七型体质的四象圆图

庞万敏根据临床实践,结合历代医家对体质的有关论述,将体质划分为七种。

1) 正常体质 体强力壮,精神充沛,面色润泽,胃纳佳良,二便调匀,舌淡红,苔薄白,脉象从容均匀,和缓有力。即所谓阴阳和平之人。

2) 实热体质 面红目赤,烦躁不宁,口渴喜冷饮,小便短赤,大便秘结,舌质红苔黄,脉数实。

3) 气滞血瘀体质 胸胁胀满,走窜疼痛,性情急躁,兼见痞块刺痛拒按,舌质紫黯,有或瘀斑,妇女可见月经闭止,乳房胀痛等。

4) 痰湿体质 形体肥胖,眩晕目昏,脘腹胀满,口干不欲饮,食凉便溏,纳呆食少,舌苔白腻,脉濡或滑。

5) 虚寒体质 面色不华,四肢厥冷,恶寒怕冷,喜热饮食,大便溏泄,小便清长,舌淡胖有齿痕,脉迟缓无力。

6）气血两虚体质　少气懒言,乏力自汗,面色苍白或萎黄,心悸失眠,舌淡而嫩,脉细弱。

7）阴虚体质　形体消瘦,口干咽燥,眩晕失眠,五心烦热,潮热盗汗,腰膝酸软,舌红少苔、脉细数。

用国学四象圆思维解读以上内容,以体质为圆,以热寒为横坐标,以虚实为纵坐标,则就可得到如图3-135所示的"庞氏七型体质的四象圆图"。

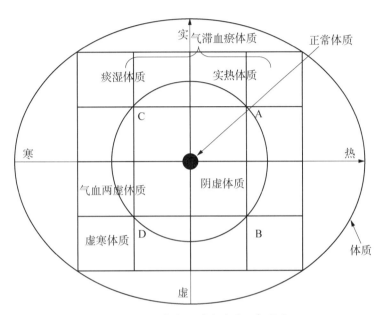

图 3-135　庞氏七型体质的四象圆图

3. 赵氏七型体质的四象圆图

赵志付根据临床观察,将体质划分为七种。用国学四象圆思维解读这七种体质的具体特征,以体质为圆,以阴证、阳证为横坐标,以虚证、实证为纵坐标,则就可得到如图3-136所示的"赵氏七型体质的四象圆图"。

1）阴阳平衡质　体壮力强,面色润泽,胃纳佳,耐寒暑,口微干,二便调,脉有力,舌质、舌苔正常。

2）阴虚质　形弱消瘦,口燥咽干,内热便秘,尿黄短少,饮不解渴,少眠心烦,喜冷饮,耳鸣,脉细弦数,舌红少苔或无苔。

3）阳虚质　形体白胖,面色不华,形寒怕冷,唇淡口和,四肢冷,肌冷自汗,大便稀溏,夜尿清长,毛发易落,耳鸣聋,喜热饮,脉沉无力,舌淡胖嫩有齿痕。

4）气血虚质　面色白气短懒言,乏力眩晕,心悸健忘,脱肛感,动辄出汗,子宫坠感,手易麻,月经淡少,脉细无力,舌淡。

5）气血瘀滞质　肤色晦滞,口唇色黯,眼眶黯黑,肌肤甲错,痞闷作胀,脉沉涩缓,舌质青紫。

6）痰湿质　体型肥胖,中脘痞满,口甜黏,身重如裹,大便实,口甘不饮,胸满昏眩,脉濡滑,舌苔多腻。

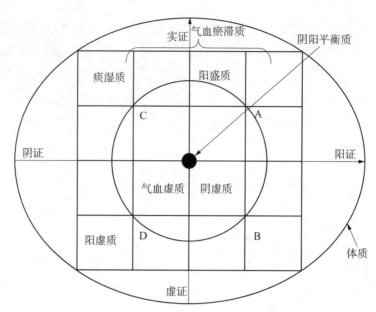

图 3-136　赵氏七型体质的四象圆图

7）阳盛质　体型强壮,面色红,耐寒不耐热,口干欲饮冷,面部口唇易生疮疹,大便常干,舌红苔薄黄,脉滑数。

五、体质九分法的四象圆图

1. 王氏九型体质的四象圆图

王琦根据中医理论的有关论述,在临床体质调研的基础上,综合参考了国内医家的体质分类方法,从形体特征、生理特征、心理特征、发病倾向、对外界环境适应能力5个方面形成了人类个体差异的描述,提出了中医体质的九分法:平和质、痰湿质、湿热质、阴虚质、阳虚质、气虚质、特禀质、气郁质、血瘀质,简称"中医九型体质"。以王琦为组长的"基于因人制宜思想的中医体质理论基础研究"课题组,编制了《中医体质量表》。在大样本流行病学调查基础上,最终确认了王琦院士的中医九种类型。以此为基础制订的《中医体质分类判定标准》,被中华中医药学会确定为学会标准得到广泛推广应用。2009年中华中医药学会编制了《中医体质分类与判定》,根据个体的形体特征、常见表现、心理特征、发病倾向和对外界环境的适应能力等,将常见体质划分为九种类型,简称"中医九型体质"。由于是以王琦的九型体质为基础,因此本书也称为"王氏九型体质"。

1）平和质（A型）　该型体质阴阳气血调和,体型匀称健壮,肤色润泽,目光有神,唇色红润,不易疲劳,精力充沛,耐受寒热,睡眠良好。性格随和开朗。平素患病较少。对自然环境和社会环境适应能力较强。

2）气虚质（B型）　该型体质元气不足,肌肉松软不实。平素语音低弱,气短懒言,容易疲乏,精神不振,易出汗。性格内向,不喜冒险。易患感冒、内脏下垂等病,病后康复缓慢。

3）阳虚质（C型）　该型体质阳气不足,平素畏冷,手足不温,喜热饮食,精神不振,舌淡胖嫩。性格多沉静、内向。易患痰饮、肿胀、泄泻等病,感邪易从寒化。

4)阴虚质(D型) 该型体质阴液亏少,体形偏瘦。常手足心热,口燥咽干,喜冷饮食,大便干燥。性情易急躁,外向好动。感邪易从热化,不耐受暑、热、燥邪。

5)痰湿质(E型) 该型体质痰湿凝聚,体形肥胖,腹部肥满松软。面部皮肤油脂较多,多汗且黏,胸闷,痰多,口黏腻或甜。性格温和、稳重,善于忍耐。对梅雨季节及潮湿环境适应能力差。

6)湿热质(F型) 该型体质湿热内蕴,常面垢油光,易生痤疮,口苦口干,身重困倦,大便黏滞不畅或燥结,小便短黄。易患疮疖、黄疸、热淋等病,男性易阴囊潮湿,女性易带下增多。

7)血瘀质(G型) 该型体质血行不畅,肤色晦暗,易出现瘀斑,口唇黯淡,舌黯或有瘀点,舌下络脉紫黯或增粗,脉涩,易烦,健忘。易患癥瘕及痛证、血证等。

8)气郁质(H型) 该型体质气机郁滞,以形体偏瘦者为多。常神情抑郁,情感脆弱,烦闷不乐。性格内向不稳定,敏感多虑。易患脏躁、梅核气、百合病及郁证等。对精神刺激适应能力较差。

9)特禀质(I型) 该型体质先天失常,以生理缺陷、过敏反应等为主要特征。过敏性疾病患者,常见哮喘、风团、咽痒、鼻塞、喷嚏等特征。遗传性疾病患者,如血友病、唐氏综合征等,常有垂直遗传、先天性、家族性等特征。胎传性疾病患者,如五迟、五软等,多具有母体影响胎儿个体生长发育及相关疾病特征。对外界环境适应能力差。

如果以体质为圆,以阴证、阳证为横坐标,以虚证、实证为纵坐标,可以演绎出四种情形:阳证且实证、阳证且虚证、阴证且实证、阴证且虚证。本书运用四象圆思维解读王琦的九型体质,将中医九型体质归类到阴阳实虚证的四象圆图内,绘出了"王氏九型体质的四象圆图",如图3-137所示。

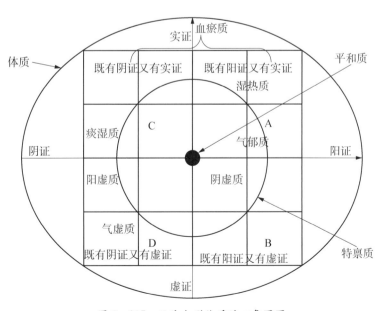

图3-137 王氏九型体质的四象圆图

2. 母氏九型体质的四象圆图

母国成认为病变过程中的体质变化已不是单纯的体质变化,应属于一种"病质",他在1983年提出了"个体病质九分法":无力质、苍白质、黏液质、紫滞质、迟弱质、盗热质、冷激质、奋力质、结障质。

1) 无力质(气虚) 多由于年老体弱,或急、慢性疾病的消耗,造成以体力或脏腑功能下降,为基本表现的临床征象。①形体多呈虚羸型,肌肉无力,软弱及困乏感。②可见心悸、气短,活动后症状加重,以及自汗、食欲不振等。③可有脏器下垂,其中包括胃、肾、膀胱、子宫、肛门等。

2) 苍白质(血虚) 因平日劳思过度,肠胃消化吸收功能减弱,或失血过多(包括长期慢性失血),而造成全身营养缺乏征象。①以面部、口唇、眼睑爪甲为主,全身肌肤、黏膜色泽均呈苍白干枯样,甚则萎缩、干瘪。②有头昏目黑,失眠多梦,肢体麻木、震颤。全身有倦乏、软弱感。③心率加快,心尖搏动强烈。④月经量少,色淡或闭经。

3) 黏液质(痰湿) 因饮食失节,过量烟酒肥腻而成,以病理分泌,代谢物过盛或蓄积而表现出的临床征象。①体型虚肥,全身肌肉沉困酸乏感,四肢肩背尤甚。亦可见皮下绵软、滑润之包块。②食欲不佳,伴有恶心呕吐,口腔甜腻感,大便溏泻或感觉涩滞不畅。③口腔、气管、皮脂腺、胃肠、膀胱、妇女宫腔等各器官的排泄物及分泌物增多或质地改变,以及疮疡疱疹的渗出物数量增加、质地改变,有异常气味等。

4) 紫滞质(瘀血) 以血流循行滞缓、瘀积而表现出的临床征象。①皮肤干枯皱裂,汗毛脱落或青筋暴露,指趾末端、口唇部、局部肌肉、舌质可呈此蓝色改变。亦可见肢体肌肉麻木,全身或局部烦热感。②局部组织硬度增强,脏器损坏或顽固性肿大,伴见锐性痛感。③痛经、闭经,或经血中多凝血块。

5) 迟弱质(阳虚) 因内伤久病,或年老体衰导致生理机能低下,热能不足为主要表现。①精神萎靡,体温不足,腰痛酸软,四肢乏力,劳动力下降。②性发育迟缓,或性机能衰退,第二性征缺如,阳痿、不育亦甚常见。③排泄物如尿、粪、精、带、痰涎等,多呈清冷白滑。

6) 盗热质(阴虚) 因高热大汗,吐泻失血等,致全身正常物质消耗过多,及由此引发的功能过亢表现。①形体改变,面颊消瘦,皮下脂肪明显减少甚至消失,体重减轻。②手足心、外耳部及周身骨节有烧灼感,下午加重。体温多见低热或无热。③咽干口燥,呛咳少痰或咳血。④脉率加快,多梦,酣睡中有汗液溢出,时时烦躁,做事缺乏耐心。

7) 冷激质(阴盛) 因寒邪直中机体,致使脏器组织发生损坏变质,机能锐减之非炎性或冷性炎变表现。①全身湿冷感,四肢为剧。亦可见头部、胸腹、肢体关节疼痛,喜欢温暖环境。②可见喘嗽痰盛,痰色稀白、胸痛,及无热恶寒。③脘腹满闷,呕吐清涎,大便溏薄,胃脘攻痛。④心悸气短,心区痛感,遇寒则甚,或水肿。

8) 奋力质(阳盛) 脏腑组织对激源反应强盛的表现。①颜面、颈项、前胸等部位皮肤充血红润,体温增高,恶热喜冷。②头痛失眠,烦躁不宁,严重者可见呓语、躁狂等症状。③咳痰黄稠,甚或带血,胸部热痛,鼻咽干燥。④食欲亢盛,口干饮冷,脘腹热痛,大便干结。

⑤其他体表炎症,如疮疡疔疖,可见红、高、肿。

9) 结障质(气滞)　因脏腑组织功能障碍,而发生于胸腹腔内膨满、攻窜等不适感觉为主的临床征象。①脘腹胀满窜痛,呕吐嗳气,呃逆矢气,食欲减退,食道症状可见异物感,紧缩感,吞咽困难等。②可见喘促,咳逆,胸闷胀痛。③易激动,精神不稳,抑郁失眠烦躁。血管舒缩功能不稳定的症状有潮热、阵红及升"火"感,尚可出现不同程度的精神失常及精神病。

本书以体质为圆,以阴证、阳证为横坐标,以虚证、实证为纵坐标,那么就可得到如图 3 - 138 所示的"母国成九型体质的四象圆图"。

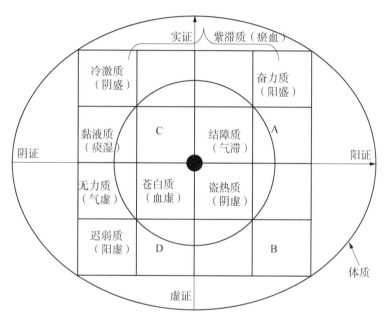

图 3 - 138　母氏九型体质的四象圆图

3. 林氏九型体质的四象圆图

林齐鸣结合临床观察,将体质划分为九种,其各型体质的主要特征如下。

1) 正常质　其形态健壮,胖瘦均称,毛发润泽,面色红润,肤色黄红隐隐,目光有神,鼻色明润,嗅觉通利,口和唇红润,肢体有力。其舌质淡红、润泽,苔薄,脉象从容缓和。其性格多平和开朗等。

2) 阳热质　其形态多壮实,面多红赤,肤色红,目红赤多眦,鼻色略红,易鼻衄,唇偏红,易口干口臭,多好动。其舌质偏红,多黄苔,脉象多洪大而数。其性格易激动,多开朗,偏外向,真切偏活跃,多率直好强,易急躁、易喜、易怒等。

3) 阴虚质　其形态多消瘦,面多潮红或颧赤,皮肤多苍赤干燥,唇多红,咽干、鼻干,常有血丝,肢体多躁动不安,手足心偏烦热。其舌体多瘦小质红而少苔,脉象多弦细数。其性格多急躁好强,精力充沛,易怒等。

4) 阳虚质　其形态偏瘦弱或虚胖,毛发易落,面色多㿠白,皮肤白而不华,双目清澈可见,眼胞晦暗,清冷,常有清涕,口唇淡红,肢体形寒不温,多卷曲息惰。其舌质偏淡或浮胖娇嫩,舌苔多白,脉偏沉细迟。其性格偏沉静、庄重、内向,对外界事物冷漠回避等。

5)气血亏虚质　其形态多瘦弱或虚胖,毛发易落,面色皮肤多白或萎黄,又目胞睑淡白,唇口淡白,齿易松动,肢体软弱乏力。其舌质偏萎软,苔白,脉偏软弱无力。精神多不振,神情偏淡漠。其性格无特殊或偏软弱等。

6)精亏质　其形态多瘦弱,毛发枯槁易落,面色灰白或黯黑,目无精彩,鼻青,耳廓焦枯,齿槁,易松动,身形猥或有畸形,肢体乏力,常有阴冷、阴萎。其舌质淡红,脉偏沉弱。精神多萎靡,神情多憔悴。其性格无特殊等。

7)气郁质　其形体多无特殊,面色多晦暗。其舌质偏暗滞,苔多,脉偏弦。精神多抑郁不爽,神情多愁闷不乐。其性格多孤僻,而内向,易多愁善感,气量较狭小等。

8)血滞质　其形体胖瘦不一,面色多偏黧黑或面部可见红丝赤缕,肤色暗滞或肌肤甲错眼眶可见紫黑,口唇黯紫,肢体可见青紫,瘀点、瘀斑,爪甲青紫。其舌质偏暗滞,可见瘀斑,脉偏弱,涩或有结代。其精神一般,神情或见烦躁或见古怪。其性格或无特殊或古怪等。

9)痰湿质　其形态多肥胖,面色多晦黄或白皮肤偏白或偏萎黄,多油腻,又目多眵,口、唇、眼胞多虚浮,口中多腻,肢体重着不爽。其舌体偏大,可有虚痕,舌苔多,偏厚腻,脉偏滑弦。其精神多不振,神情偏困顿、呆惰。其性格偏温和,稳重,恭谦和达,多善于忍耐。

以体质为圆,以阴证、阳证为横坐标,以虚证、实证为纵坐标,就可得到如图3-139所示的"林齐鸣九型体质的四象圆图"。

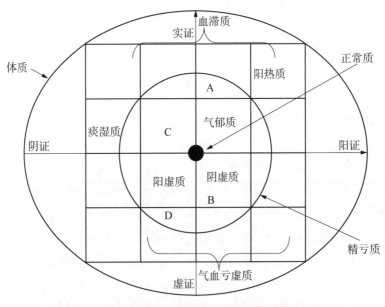

图3-139　林氏九型体质的四象圆图

六、体质十二分法的四象圆图

田代华根据脏腑经络和阴阳气血津液的盛衰虚实,结合临床不同体质的发病表现症候,从证候类型的角度,将体质划分为十二种。

1)阴虚型　平素形体消瘦,口燥咽干,颧部发赤,心中时烦,手足心热,小便短黄。病则诸证加重,或伴有干咳少痰,潮热盗汗(肺阴虚);或心悸健忘,失眠多梦(心阴虚);或腰酸骨蒸,眩晕耳鸣,男子遗精,女子经少(肾阴虚);或胁痛眼涩,视物昏花(肝阴虚);或饥不欲食,口渴便秘(胃阴虚)。舌红少苔,脉细数。

2)阴寒型　平素四肢欠温,皮肤色白,面色滞暗,无汗,口不渴,小便清。病则恶寒战栗,或伴有腹中冷痛拒按,肢体蜷缩拘挛,或关节冷痛剧烈,固定不移;或呕吐清水,大便溏泻,或阴囊冷缩疝痛。舌淡苔白厚,脉紧或沉迟有力。

3)阳虚型　平素形寒喜暖,四肢清冷,面色青白,精神不振,小便清长,大便时稀。病则畏寒蜷卧,四肢厥冷,或腹中绵绵作痛,喜温喜按;或身面浮肿,小便不利;或腰脊冷痛,下利清谷;或阳痿滑精,宫寒不孕;或胸背彻痛,咳喘心悸;或夜尿频多,小便失禁。舌淡胖苔白润,脉沉弱或沉迟无力。

4)阳热型　平素身体壮实,喜凉怕热,声高气粗,面赤时烦,口渴多饮,小便热赤。病则高热不解,汗出较多,大渴冷饮。或咳吐黄痰,或狂躁谵语,或目赤肿痛,或口舌生疮,或齿龈肿痛出血,或口臭便秘,或腹痛拒按。舌红苔黄,脉洪数有力。

5)气虚型　平素体倦乏力,面色㿠白,语声低怯,常自汗出,动则尤甚,心悸食少。病则诸症加重,或伴有气短懒言,咳喘无力;或食少腹胀,大便溏泻;或脱肛、子宫脱垂;或心悸怔忡,精神疲惫;或腰膝酸软,小便频多,男子滑精早泄,女子白带清稀。舌淡苔白,脉虚弱。

6)气滞型　平素性情急躁易怒,易于激动,或忧郁寡欢,胸闷不舒,善太息。病则胸胁胀痛或窜痛;或乳房少腹胀痛,月经不调,痛经;或咽中梗阻,如有异物;或颈项瘿瘤;或胃脘胀痛,泛吐酸水,呃逆嗳气;或腹痛肠鸣,大便不爽,或气上冲逆,头痛眩晕,昏仆吐衄。舌淡红苔白,脉弦。

7)血虚型　平素面色苍白无华或萎黄,唇甲色淡,头晕目眩。病则心悸怔忡,失眠健忘;或手足麻木拘挛,指甲畸形;或月经量少色淡,经闭不孕。舌淡,脉细弱。

8)血瘀型　平素面色皮肤晦滞,或有色素沉着,肌肤甲错,或局部有肿块青紫、刺痛及出血斑点。病则胸、胁、少腹或肢体等处刺痛,固定不移,口唇青紫;或腹内有癥瘕积块;或妇女痛经、经闭,经色紫黑有块,崩漏;或有出血倾向,吐血、便黑等。舌紫黯或有瘀斑、瘀点,脉细涩或结代。

9)津亏型　平素身体消瘦,口燥咽干,小便短少,排便困难。病则诸症加重,并伴有唇焦口渴,皮肤干燥,毛发不荣;或干咳少痰,痰中带血;甚则眼窝塌陷,皮肤枯瘪无汗,烦躁头昏,四肢无力。舌干少津,脉细或细数。

10)痰湿型　平素身体肥胖,或嗜食肥甘,嗜睡恶动,口中黏腻。病则胸脘痞闷,咳喘痰多;或食少,恶心呕吐,大便溏泻;或四肢浮肿,按之凹陷,小便不利或浑浊;或头身重困,关节疼痛重着,肌肤麻木不仁;或妇女白带过多。舌体肥大,苔腻而厚,脉濡或滑。

11）动风型　平素性情暴躁,眩晕耳鸣,面红目涩,头痛头胀,腰膝酸软。病则诸症加重,并伴有肢麻震颤,手足蠕动;语言不利,步履不正,甚则昏仆抽搐,口眼歪斜,半身不遂,舌强不语;或颈项强直,角弓反张,神昏谵语。舌红,脉弦劲有力或弦数。

12）蕴毒型　平素易发疮疡痈肿,此起彼伏,身热烦躁,小便热赤。病则易致突然高热神昏,头痛剧烈,肢厥谵妄,皮肤斑疹;或疔疮走黄,局部红肿热痛;或胸痛咯吐脓血腥臭;或腹痛下痢脓血;或胁痛黄疸;或小便热赤疼痛伴有脓血、砂石等。舌红绛或绛紫,苔黄厚腻或焦黑,脉洪数或数疾。

以体质为圆,以阴证、阳证为横坐标,以虚证、实证为纵坐标,就可得到如图 3 - 140 所示的"田代华十二型体质的四象圆图"。

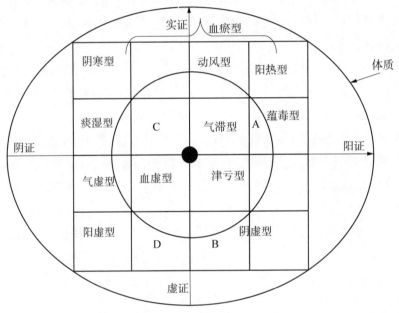

图 3 - 140　田氏十二型体质的四象圆图

七、体质十三分法的四象圆图

杨秋莉、薛崇成等基于中医学的阴阳五行、气血津液的辨证分型,将人的体质分为十三种:平人质、阳热质、阴寒质、阳虚质、阴虚质、偏湿质、多痰质、偏风质、偏燥质、气虚质、血虚质、气滞质、血瘀质。2008 年杨秋莉等人设计了"五五体质测验"量表,杨-薛两氏的十三型体质也称"五五体质"。

1）平人质　人体的正气强,具有较好防御功能和调节功能,饮食正常,睡眠好,二便通畅,性格开朗,社会和自然适应能力强。

2）阳热质　形体壮实,面红易躁,声高气粗,喜凉怕热,口渴喜冷饮,小便热赤,大便秘结或熏臭等。

3）阴寒质 畏寒肢冷,面色苍白,呕吐清水,下利清谷,倦怠喜卧,筋脉拘挛,局部冷痛等。

4）阳虚质 形体白胖或面色淡白无华,平素怕寒喜暖,四肢倦怠,小便清长,大便时稀,唇淡口和,常自汗出等。

5）阴虚质 形体消瘦,面色潮红,口燥咽干,心中时烦,手足心热,少眠,便干,尿黄,不耐春夏,多喜冷饮等。

6）偏湿质 困倦身重,胸闷纳呆,呕吐泄泻等。

7）多痰质 形体肥胖,嗜食肥甘,神倦,懒动,嗜睡,身重如裹,口中黏腻或便溏等。

8）偏风质 二起病急,变化快,病位不定,常见有汗出,恶风,咽痒,咳嗽,或身痒身痛,或起风疹等。

9）偏燥质 皮肤干燥皲裂,口鼻干燥,咽干口渴,大便干结,小便短少等。

10）气虚质 形体消瘦或偏胖,体倦乏力,面色苍白,语声低怯,常自汗出,且动则尤甚,心悸,食少等。

11）血虚质 面色苍白无华或萎黄,唇色淡白,头晕眼花,心悸失眠,手足发麻等。

12）气滞质 形体消瘦或偏胖,面色苍暗或萎黄,平素性情急躁易怒,易于激动,或忧郁寡欢,胸闷不舒,时欲太息等。

13）血瘀质 面色晦滞,口唇色暗,眼眶黯黑,肌肤甲错,易出血舌紫黯或有瘀点等。

根据以上体质描述,运用国学四象圆思维解读以上内容,可绘制如图 3-141 所示的"五五体质的四象圆图"。

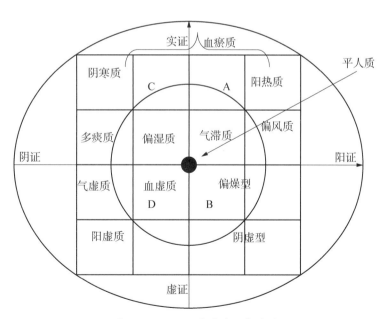

图 3-141 五五体质的四象圆图

第四节　标准太极图思维解读《黄帝内经》

　　标准的太极图思维,实际上是动态的四分法,是国学四象圆思维采用的表达形式。我们在《黄帝内经》一书中会发现这种智慧。标准的太极思维,实际上是动态的四分法,是具有国学四象圆思维的道家普遍采用的表达形式。

　　一般而言,外性人和内性人很多,那些外向中有内向、内向中有外向的人,相对来说,是少数。内向的外向,好比阴阳鱼太极图中的"黑中的白",外向的内向,好比阴阳鱼太极图中的"白中的黑"。道家的太极图提示我们,不要只追求纯白或纯黑,不能只看到白或者黑,不能用纯白或纯黑看待世界,要注意到白中的差异或黑中的差异,要看到白中的黑或黑中的白。要差异化看世界,而不是同质化看世界。要做一只有眼睛的"活鱼",而不是没有眼睛的"死鱼"。古人云:"合中有分,分中有合。"可以这样理解,合中有分,是指无极(合)之中有分,分成阴阳。分中有合,既可以理解为所分的阴阳合在无极之中,又可以理解为所分的阳中有合的黑圈(小黑圆)及所分的阴中有合的白圈(小白圆)。

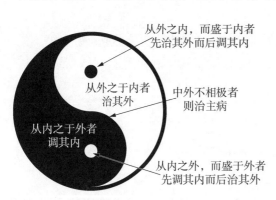

从外之内,而盛于内者
先治其外而后调其内

从外之于内者
治其外

中外不相极者
则治主病

从内之于外者
调其内

从内之外,而盛于外者
先调其内而后治其外

图3-142　标准太极图图解《素问·至真要大论》

　　笔者在学习与研究《黄帝内经》时发现,书中也具有道家的标准太极图的思维,本书因篇幅关系,特举三例。《素问·至真要大论》云:"从内之外者,调其内;从外之内者,治其外。从内之外,而盛于外者,先调其内而后治其外;从外之内,而盛于内者,先治其外,而后调其内;中外不相及,则治主病。"这段话含有标准太极图思维,如图3-142所示。

　　《灵枢·阴阳清浊》云:"受谷者浊,受气者清。清者注阴,浊者注阳。浊而清者,上出于咽;清而浊者,则下行。清浊相干,命曰乱气。……气之大别,清者上注于肺,浊者下走于胃。胃之清气,上出于口;肺之浊气,下注于经,内积于海。"也同样可以用如图3-143所示的标准太极图来图解这段内容。

　　《灵枢·阴阳系日月》云:"足之阳者,阴中之少阳也;足之阴者,阴中之太阴也;手之阳者,阳中之太阳也;手之阴者,阳中之少阴也。腰以上者为阳,腰以下者为阴。其于五脏也,心为阳中之太阳,肺为阳中之少阴,肝为阴中少阳,脾为阴中之至阴,肾为阴中之太阴。"也同样可以用如图3-144所示的标准太极图来图解这段内容。

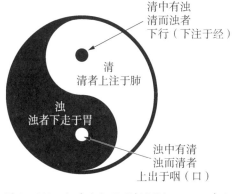

图3-143　标准太极图图解《灵枢·阴阳清浊》

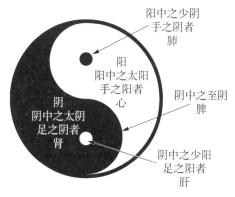

图3-144　标准太极图图解《灵枢·阴阳系日月》

第五节　标准太极图思维在中医学中的运用

阴阳学说是中华民族独特的哲学理论，是中国古代唯物论和辩证法。阴阳学说认为，阴阳是对万事万物的对立双方属性的高度概括，具有对立统一的内涵。凡是静止的、内守的、下降的、寒冷的、有形的、晦暗的、抑制的等都属于阴，凡是运动的、外向的、上升的、温热的、无形的、明亮的、兴奋的等都属于阳。阴阳之间的关系主要有：交感互藏、对立制约、互根互用、消长平衡和相互转化。其中阴阳互根可用道家标准的太极图来阐述，如图3-145所示。图中的"阴中之阳""阳中之阴"，也分别称作"阴中有阳""阳中有阴"。

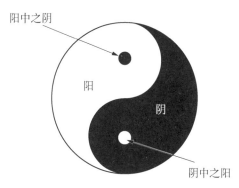

图3-145　阴阳互根的标准太极图

"阴阳互根"一词，出自清朝黄元御的《素灵微蕴》："阴阳互根……阴以吸阳……阳以煦阴……阳盛之处而一阴已生，阴盛之处而一阳已化"。阴阳互根，也称阴阳相成，是指相互对立的阴阳双方，相互依存、相互化生、互为根据、相互吸引地共处于一个统一体中。阴阳相互依存，阴和阳任何一方都不能脱离对方而单独存在，且每一方都以另一方作为自己存在的条件可或前提。阳依存于阴，阴依存于阳而不可分离。如王冰注《素问·四气调神大论》云："阳根于阴，阴根于阳。"《类经·脉色类》云："阴无阳不生，阳无阴不长。"如《医原·阴阳互根论》云："阳不能自立，必得阴而后立，故阳以阴为基，而阴为阳之母；阴不能自见，必得阳而后见，故阴以阳为统，而阳为阴之父。根阴、根阳，天人一理也。"如《医贯砭·阴阳论》云："阴阳又各互为其根，阳根于阴，阴根于阳；无阳则阴无以生，无阴则阳无以化。"如果由于某些原因，阴阳之间的互根关系被破坏，双方即失去其互为存在的条件或基础，就会导

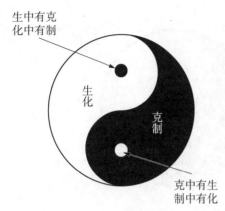

图 3-146 五行生克制化的标准太极图

致"孤阴不生,独阳不长。"甚则导致《素问·生气通天论》所说的"阴阳离决,精气乃绝。"

五行学说的基本内容有五行生克、五行制化、五行相乘、五行相侮和母子相及等。五行生克制化可以用标准太极图来图解,如图 3-146 所示。生中有克、克中有生,制中有化、化中有制,才能维持事物间的相对平衡协调,才能促进或推动事物稳定有序地发展变化。五行制化是五行生克的有机结合的自我调节,又称"五行生克制化"。

中医学认为,运动是气存在的关键,人体之气处于不断的运动之中,它流行于全身各脏腑经络等组织器官,无处不到,时刻激发和推动着人体各脏腑组织的生理活动,维持正常的新陈代谢和生命活动。《灵枢·脉度》云:"气之不得无行也,如水之流,如日月之行不休。"气的运动一旦停止,机体的新陈代谢就会停止,生命活动也随之终止。

气的运动形式有"升、降、出、入"四种基本形式,升降是气的上下运动,出入是气的内外运动。脏腑是人体之气升降出入的主要场所。升,是指气自下而上运行;降,指气自上而下运行;出,指气由内向外运行;入,指气自外向内运行。例如,元气自脐下(下气海)向上运行,宗气自胸中(上气海)向下运行,属气的升降运动。例如,白天营气随卫气由体内运行于体表,夜间卫气随营气由体表运行于内脏,属于营卫出入运动。人体的浊气自下而升至肺并呼出自然界,体现肺气的宣发运动;自然界的清气由肺吸入并下纳于肾,体现肺气的肃降运动。

人体之气的升与降、出与入是对立统一的矛盾运动。虽然从某个脏腑的局部生理特点来看,有所侧重,如肝气、脾气主升,肺气、胃气主降等。但是从整个机体的生理活动来看,升与降,出与入之间必须协调平衡。一方面,气的运动必须畅通无阻;另一方面,气的升降出入运动之间必须平衡协调才是正常的,这种正常状态称为"气机调畅"。如《素问·六微旨大论》云:"出入废,则神机化灭;升降息,则气立孤危。故非出入,则无生长壮老已;非升降,则无以生长化收藏。是以升降出入,无器不有。"

以脏腑气机升降为圆,升与降为两仪,则有如图 3-147 所示的"脏腑气机升降的标准太极图"。脏腑气机的升降有"升、降、升中有降、降中有升"四种情形。

脏腑是人体之气升降出入的主要场所。脏腑之气的运动形式,因其所在位置和生理特点的不同,而各有侧重,呈现出一定的规律性。其一,高者主降,下者主升。如心、肺位置在上,其气主降;肝、肾位置在下,其气

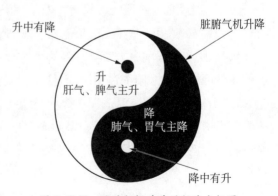

图 3-147 脏腑气机升降的标准太极图

主升;脾、胃居中,通连上下,为升降之枢纽。肝升肺降,对全身之气的升降具有引动、制约及调节作用。其二,五脏化生、贮藏精气,以升与入为主;六腑传化水谷,排泄糟粕,以降与出为主。其三,升降出入相反相成。脏与脏、脏与腑之间的升降出入处于协调平衡之中,如肺主呼气、肾主纳气;肝主升发、肺主肃降;脾主升清、胃主降浊及心肾相交等,均呈现出升降出入相反相成的关系。其四,升中有降,降中有升。如五脏之气以升为主,升中有降,以推动浊气下行排泄,如肺气肃降通调水道,肾气降浊形成尿液而排出体外;腑之气以降为主,但降中寓升,以吸收水谷精微和津液。如六腑传化水谷过程中,小肠吸收精微是为降中有升;肾之气化可将水液之清者升至心、肺再次利用,但同时将水液之浊者下降至膀胱排出体外,此为升中有降。

脏腑气机的升降趋势具有升中有降、降中有升、升已而降(心气)和降已而升(肾气)等形式,人体各脏腑组织之间的气机活动,共处于升与降、出与入的对立统一矛盾运动之中,且在某些脏腑,其本身就是升与降的统一体。

正邪相争,会导致虚实的病理变化,虚实病机源于《素问·通评虚实论》的"邪气盛则实,精气夺则虚。"中医"实"是指以邪气亢盛为矛盾主要方面的病理变化,而"虚"是指以正气虚损为矛盾主要方面的病理变化。虚实变化,是正邪斗争的结果。一般有三种情形:虚实转化、虚实错杂、虚实真假。

虚实错杂,是指疾病过程中,邪正斗争,邪盛与正衰同时并存的病理变化。在疾病过程中,邪正的消长盛衰,不仅可以产生单纯的虚或实的病理变化,而且由于疾病的失治或治疗不当,以致病邪久留,损伤人的正气;或因正气本虚,无力驱邪外出,而致水湿、痰饮、瘀血等病理产物的凝结阻滞,形成虚实的同时存在的虚中夹实、实中夹虚等虚实错杂的病理变化。虚实错杂,可以用标准太极图来阐述。如图3-148所示。

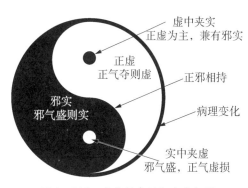

图3-148 虚实错杂的标准太极图

虚中夹实是指病理变化以正虚为主,又兼夹实邪阻滞于内的病理状态。如脾虚水肿,是因脾阳不振,运化无权,而致水湿停聚,泛滥肌肤,形成水肿。其临床表现既有纳少腹胀、面色萎黄、身疲肢倦等脾气虚弱的见症,又有水湿滞留,积聚为肿的邪实之症状。其病机特点常以虚为主,实居其次。临床上为虚多实少。

实中夹虚是指病理变化以邪实为主,又兼有正气虚损不足的病理状态。如外感热病在发展过程中,常见实热伤津、气阴两伤之象。因邪热炽盛而见高热、汗出、便秘、舌红、脉数之实热证,又兼口干舌燥、口渴引饮、尿短赤及气短喘促、乏力等邪热伤津耗气之证,病本为实为热,气津耗伤属虚,此为实中夹虚。其病机特点以实为主,虚居其次。临床上为实多虚少。

虚实真假,是指疾病过程中,正邪斗争,出现了疾病的临床表现与其病机的虚实本质不

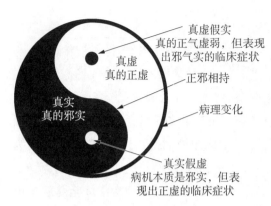

图 3-149　虚实真假的标准太极图

符的病理变化。临床上的征象，仅仅是疾病的现象，在一般情况下，现象与本质相符，可以比较客观地反映病机的虚或实。但在特殊情况下，现象与本质不完全相符时，就会出现与疾病本质不符的假象。虚实真假病机可由标准太极图来进行图解，如图 3-149 所示。

真虚假实，也称至虚有盛候，是指病机的本质为"虚"，但表现出"实"的临床假象。出现这种假实之象的原因，多是气血不足，脏腑虚衰，运化、推动无力。如脾胃运化功能减退，可引起虚性腹胀、腹痛。腹虽胀，但松缓，不如实证之常急不缓；腹虽痛，但喜按，与实证之腹痛拒按不同。再如阳气极度衰绝，以致虚阳外越时，可见精神兴奋，面红如妆，烦躁不宁等假实之象。《景岳全书·虚实》曰："至虚之病，反见盛候。"但因疾病本质是正虚，故必有虚象可循，如脉象的虚弱无力，舌质的胖嫩、光剥等。

真实假虚，也称大实有赢状，是指病机的本质为"实"，却表现出"虚"的临床假象。多因热结肠胃、痰食壅滞、湿热内蕴、大积大聚等，致经络阻滞，气血不能畅达，出现一些类似虚的假象。如小儿因暴食而致的脘腹胀痛，泻下臭秽，并含有大量未消化的食物，称为"食积性腹泻"；或妇女因瘀血内阻而出现的崩漏下血等。《景岳全书·虚实》曰："大实之病，反见赢状。"因疾病本质是邪实，故必有邪实之象可循，如脉象的滑数有力，舌苔的黄燥、厚腻等。

扶正祛邪是中医基本治则，在扶正祛邪兼施的治则时，要注意分清主次，尽可能做到扶正而不留邪，祛邪而不伤正。扶正祛邪兼施可用标准太极图来图解，如图 3-150 所示。扶正兼祛邪，即扶正中有祛邪，适用于以正虚为主的虚实夹杂证。祛邪兼扶正，即祛邪中有扶正，适用于以邪实为主的虚实夹杂证。邪去七八，兼用扶正，以免用药太过而伤正。

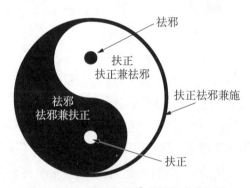

图 3-150　扶正祛邪兼施的标准太极图

《景岳全书·新方八阵》云："故善补阳者，必于阴中求阳，则阳得阴助而生化无穷；善补阴者，必于阳中求阴，则阴得阳升而泉源不竭。"由于阴阳之间互根互用，故在治疗阴阳某一方偏衰的病证时，组方用药可利用此关系以阴中求阳，或阳中求阴。故称为互根补虚。阴中求阳，是指治疗阳偏衰时，在补阳剂中适当佐用滋阴药，如右归丸的组方；阳中求阴，是指治疗阴偏衰时，在滋阴剂中适当佐用补阳药，如左归丸的组方。这里的滋阴药加入温阳之品、温阳药中加入滋阴之品，并不是因为有阴虚或阳虚存在，而是在于加入温阳药可鼓舞阳气以生阴液，加入滋阴药可充养阴液以助阳气。阴阳互根补虚可以用如图 3-151 所示的"阴阳互根补虚的标准太极图"来图解。

调理脏腑,是中医治疗学中的重要治则。根据五行理论调理脏腑关系而确立的抑强扶弱治则,既可用于相克不及,也可用于相克太过。抑强即泻其克者之强,扶弱即补其被克者之弱。比如抑木扶土法,它是疏肝健脾或平肝和胃,以治疗肝脾不和或肝气犯胃病证的治法,又称疏肝健脾法、平肝和胃法。适用于木旺乘土或土虚木乘之证。若用于木旺乘土之证,以抑木为主,扶土为辅;若用于土虚木乘之证,则以扶土为主,抑木为辅。可用标准的太极图来图解,如图3-152所示。

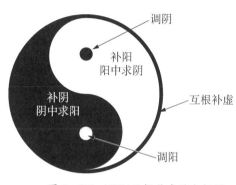

图3-151 阴阳互根补虚的太极图

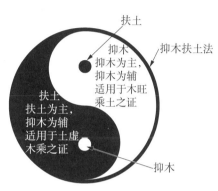

图3-152 抑木扶土法的标准太极图

根据脏腑相合关系调理脏腑关系而确立的治则有三:脏病治腑、腑病治脏和脏腑同治。以调理脏腑关系为圆,以治疗腑病和治疗脏病为阳阴两仪,则就有如图3-153所示的"调理脏腑关系的标准太极图"。S曲线(太极)上就是脏腑同治。脏病治腑是指通过治腑而达到治脏,如心与小肠相表里,心火上炎之时,可通利小肠,使心经之热从下而出,心火自降。腑病治脏是指通过治脏而达到治腑,如肺与大肠相表里,当腑气不通引起的大便秘结,通过宣降肺气,使腑气得通,大便自畅。

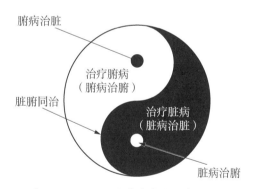

图3-153 调理脏腑关系的标准太极图

脏腑同治是指治脏病时兼顾治腑,治腑病时兼顾治脏,脏腑兼治。如脾与胃,脾主运化,胃主受纳,纳运相得;脾主升清,胃主降浊,升降相因;脾喜燥恶湿,胃喜润恶燥,燥湿相济。脾病常伤及胃,胃病常伤及脾,临床上当脾胃同治。

第四章　黄氏"TOPK"和中医体质的相关性

第一节　体质、人格与性格的关系

中医体质学是以中医理论为指导,研究人类各种体质特征、体质类型的生理、心理、病理特点,并以此分析疾病的反应状态、病变的性质及发展趋向,从而指导疾病预防、治疗及养生康复的一门新兴学科。它和西医体质学一道属于人类体质学范畴。中医体质学是中医基础理论的重要组成部分,在中医临床医学和中医预防医学体系乃至整个中医药学中都占有重要的地位。

一般认为中医体质学初步形成于秦汉时期,临床应用起于东汉时期,发展于宋元明清,理论体系构建于现代,并得到深入研究与快速发展。其形成与发展可分为六个阶段:

(1)先秦至西汉时期,为中医体质理论形成的源头,《黄帝内经》初步奠定了中医体质学的基础。

(2)东汉时期,为体质理论临床应用的开端,以《伤寒杂病论》为代表。

(3)三国至两宋时期,为中医体质思想的进一步积累时期,王叔和、巢元方、孙思邈、钱乙、陈直等医家为之作出了重要贡献。

(4)金元时期,为中医体质思想的不断丰富创新时期。如刘完素以体质为本的思想,张从正体质理论应用的"祛邪即扶正""养生当论食补"思想,李东垣首创调治气虚体质的益气升阳之法,朱丹溪对阴虚体质的调治方法等。

(5)明清时期,为中医体质思想的临床应用时期。清朝叶桂的《临证指南医案》中提到52处"体质"一词,诸如"湿热体质"等。清朝汪宏的《望诊遵经》和王燕昌的《王氏医存》对影响体质形成、定型、演化的外部因素,已有明确的认识。明清时期的温病学家对体质的分型及临床脉证、体质与温病的发生、发展、转归、治疗、用药关系做了新的探讨,使中医体质理论在临床实践中得到了新的发展。

(6)20世纪70年代后期至今,为中医体质学快速发展、建立与完善时期。20世纪70年代后期至80年代,提出中医体质学。这个时期,我国中医学家们提出了"中医体质学说"的概念,中医体质学说的研究也随之受到了重视。王琦和盛增秀合著的《中医体质学说》在1982年正式出版,成为中医体质学说的奠基著作。20世纪90年代,初步构建中医体质学理论体系。《人体体质学》和《中医体质学》相继出版,标志着中医体质理论体系和研究方法得到初步确立。

当前,中医体质学成为中医学新的分支学科。在王琦等中医学家的努力下,中医体质理论实现了创造性转化和创新性发展。2005年《中医体质学》教材的出版,标志着中医体质学新学科的建立;2009年,王琦主导的《中医体质分类判定》由中华中医药学会正式颁布,成为对中医体质类型进行辨识的标准化方法和工具。自此,中医体质理论成为中医基础理论与临床的重要组成部分。

体质、人格、性格与疾病有一定的联系,正确掌握它们的关系,才能在繁杂的临床症状中,及时准确地抓住疾病的本质,辨证施治,并给予预防和康复以个性化指导。在中医理论中,体质、人格、性格概念范畴是逐渐递减的。它们之间的关系如图4-1所示。

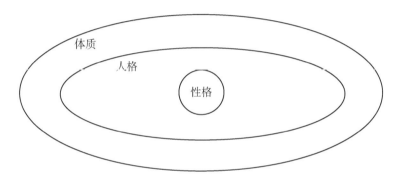

图4-1 体质-人格-性格关系图

"体质"一词在我国古代最早见于三国时期魏国玄学家王弼《周易略例·明爻通变》:"同声相应,高下不必均也;同气相求,体质不必齐也。"这里的"体质",是指形体与质地。体质,在中医学史上,虽然有过几种不同的称谓,在《黄帝内经》中常用"形""质""气"等以表体质之义,如"形乐志乐""此人者质壮""其气剽悍"等。"体质"一词,在中医学古籍中最早见于明朝医学家张介宾的《景岳全书·杂证谟·饮食门》,书中说:"矧体质贵贱尤有不同,凡藜藿壮夫,及新暴之病,自宜消伐。"但他以"体质""气质"混用,如他在《景岳全书·小儿则下》中说:"盖儿胎月足离怀,气质虽未成实,而脏腑已皆完备。"清朝叶天士首次明确提出真正中医学意义上的"体质"一词,在《临证指南医案》中有"阴虚体质""木火体质""阳虚体质"等说法。

《黄帝内经》是中医体质理论的奠基之作,其中虽未出现明确的"体质"一词,从涉及体质的相关论述来看,《黄帝内经》已经有了对体质的较为完备的理解和论述,程度接近于现代体质学。《黄帝内经》中许多篇章,如《素问·异法方宜论》《素问·血气形志》《灵枢·阴阳二十五人》《灵枢·通天》《灵枢·寿夭刚柔》《灵枢·论勇》《灵枢·卫气失常》《灵枢·逆顺肥瘦》《灵枢·五变》等,从多个角度,阐释了人们由于阴阳、五行、性格、年龄、地域等的差异,而造成形态结构、生理功能、气血水平、心理状态、疾病的易感性及对治疗的敏感性的差异。这些内容的划分和阐释,充分体现了中医学的整体观念和辨证论治特征。

中医学认为,人体在生命过程中,可由先天禀赋和后天获得表现出不同的体质。什么是体质?王琦等人认为,体质是指人体生命过程中,在先天禀赋和后天获得的基础上所形成的形态结构、生理功能、心理状态和适应能力方面综合的、相对稳定的固有特质;是人类在生长、发育过程中所形成的与自然、社会环境相适应的人体个性特征。其表现为结构、功能、代谢及对外界刺激反应等方面的个体差异性,对某些病因和疾病的易感性,以及疾病传变转归中的某种倾向性。它具有个体差异性、群类趋同性、相对稳定性和动态可变性等特点。这种体质特点或隐或现地体现于健康与疾病过程之中。

人格属于中医体质中的心理要素范畴,它是指个体在对人、对事、对己等方面的社会适应中行为上的内部倾向性和心理特征,是指个体独特的、持久的心理或行为特征的综合,表现为能力、气质、性格、需要、动机、兴趣、理想、价值观和体质等方面的整合,是具有动力一致性和连续性的自我,是个体在社会化过程中形成的独特的心身组织。人格是个人在对现实的态度和行为方式中表现出来的稳定的心理特性。它既包含与意识倾向直接关联的、具有道德评价意义的特性,如光明磊落、见义勇为、助人为乐,或口是心非、明哲保身、幸灾乐祸等;又包含与行为方式紧密关联的、中性的特性,如活泼、拘谨、果断、犹豫、机敏等。人格(个性)的稳定的心理特性,大体上可分为气质、能力、兴趣和性格等几个方面。气质是个人心理活动在其强度、速度、稳定性和灵活性等方面的动力特点;能力和兴趣是个人认识世界与完成活动的倾向性和发展水平高低等方面的特点。人格在心理特征上与气质和性格的最大区别是,人格还包括具有价值观和道德评价意义的特性,如光明磊落和口是心非、见义勇为和明哲保身、助人为乐和幸灾乐祸等。不同性格类型的人会以不同的行为方式表现出光明磊落或口是心非;而气质与价值观和道德并无直接关系,如光明磊落的真君子和道貌岸然的伪君子具有相似的气质表现,而人格却截然不同。

什么是性格?性格属于中医体质中的心理要素范畴,是人格组成的最核心、最本质、最鲜明的心理成分,是个性心理特征的重要组成部分。王琦院士认为,人体的一定形态往往有其相对应思维性格特点。中医辨体质时的辨心理状态,主要辨别其性格(特征或类型)。通过参阅王琦主编的《中医体质学》和中华中医药学会发布的中医体质量表及《中医体质分类与制定》标准对九种体质的描述,本书发现:五种体质的心理特征描述直接采用了"性格"词组,没有使用"人格"或"气质"词组。其他四种体质的心理特征虽然没有使用"性格"词组,但心理特征的内容描述全部是性格特点。王琦在《中医体质学》中,把"禀赋形体、心理性格、生活地域、饮食嗜好和自然环境"作为体质诊察的五大内容。本书认为,体质的心理特征的考察或描述是采取性格还是人格?王琦态度非常明确,采取了"性格而非人格"。本书也采取这个观点,并主张"三辨"中的辨体要把辨别"性格及其类型"作为重点之一。

"性"的本义是心里天然萌发的,"格"的本义是树木的长枝条。合在一起为"心里自然萌发的看得见的行为方式"。"性格"作为一个词,在中国历史上出现较晚,"性格"一词,最早出现在唐代诗人李中的《献张拾遗》诗中,他说:"官资清贵近丹墀,性格孤高世所稀。"其"性格"含义是指"性情品格"。性格作脾气之义,出现在元朝戏曲家白朴的《墙头马上》第二折："把你那小性格且宁奈。"但出现"性格"特质或特征的字句很早,比如《山海经》中的"以和柔刚",诸如《灵枢》中的"观人勇怯""有刚有柔"等。《灵枢》有多处谈到中医性格,如二分法的《素问·经脉别论》《灵枢·寿夭刚柔》《灵枢·五变》《灵枢·论勇》,四分法但实际只谈到两种性格的《灵枢·行针》,五分法的《灵枢·通天》,二十五分法的《灵枢·阴阳二十五人》。

笔者认为,性格是人们习惯了的思维方式和行为方式中所表现出来的个性心理特征,既包括有明显好坏之分的特征,如勇敢和怯懦、乐观和悲观等,也包括无明显好坏之分的特征,如活泼和严肃、果断和谨慎等。简而言之,性格是人们习惯了的思维方式和行为方式。性格是个人对现实(对己、对人、对工作、对社会等)的思维方式和行为方式方面的特点。思维方式是看待事物的角度、方式和方法,它对人们的言行起决定性作用。

认知心理学认为,一个人的情绪并非由事件所引起,而是由个体的思维方式所决定的,即思维决定情绪。性格既不是性情,也不是品格。它与道德品质、价值观是完全可以区隔的关于人的思维与行为特征。其定义内涵小于人格,是人格心理中的一个关于人的思维和行为方式的内容。性格特征不包括任何涉及价值观和道德的内容。我们诚然更加推崇勇敢和乐观,但怯懦和悲观也不至于受到价值观批判和道德谴责。性格特征是指某个性格行为,而性格类型是指一类人共同具有而区别于另一类人的稳定的性格特征组合。性格特征是指某个思维或行为特点,比如平和。性格类型是指数个性格特点的独特组合,比如平和开朗。根据某一个性格特征而把人的性格分类,属于二分法,如平和型、非平和型。一般而言,具有至少两个性格特征的独特组合,才可以认为是性格类型。开朗是性格特征,平和也是性格特征,平和开朗可以组成某类性格类型。人的性格类型的稳定性大于性格特征的稳定性。比如内向型性格的人,也会有好动的时候,好动的性格特征只是他一时的性格表现,而不是其稳定的性格表现。

性格类型是在一类人身上所共有的性格特征的独特结合。判断性格类型对人的性格特点进行具体分析有重要意义。人类对性格分类由来已久,如中国远古时期的"柔刚""勇怯"等。明朝李贽也将性格进行了分类,他的《读律肤说》:"性格清澈者音调自然宣畅;性格舒徐者音调自然疏缓。"但这种以单个性格特征作为性格类型的分类方法,过于简单且有效性偏低,难以指导人们适应复杂的社会、解决复杂的人际和疾病等问题。

性格被视为人体健康和疾病发展的重要影响因素之一,对疾病的预防和治疗具有重要意义。随着人们生活水平的提高,对养生保健越来越重视。了解自己属于什么样的性格类型,不但可以分析自我发病的倾向,还可以指导日常的养生保健,对具有发病倾向的疾病可以早做预防,推迟或彻底消除疾病的发生。所以,研究性格类型分类及其与疾病的相关性,对调整性格偏颇、防病治病、促进健康具有重要意义。因此,中医性格类型辨识调理应用十分重要,探讨性格类型与中医理论基础中体质的相关性,有助于深入理解中医理论体系,为临床治疗提供更加全面的思路和方法。

尽管历代医家开展了很多创新性探索研究,从不同角度对性格问题进行了详尽、细致、正确的研究,并且有效地将性格理论运用于中医基础和临床实践中,但是这些论述和研究缺乏明确而科学的性格概念,对性格理论的论述也是分散的,性格特征与性格类型没有区隔,人格与性格没有明确而清晰的区隔,他们运用的性格工具要么是西方的各种类型的人格(或心理)测试工具,要么是中国的五态人格测试,真正运用到性格测试工具的几乎没有。绝大多数研究涉及体质研究中的一小部分内容,伴随体质研究而展开。因此,目前的性格与疾病的研究并未形成一个完整、系统的关于中医性格学说的理论体系。

笔者认为性格类型对体质的关联性也最为密切,力图从文献整理方面对历代医家有关性格及其类型的论述作系统性挖掘整理,并从性格类型与体质类型的相关性等内容入手,进行深入探讨。

第二节 黄氏"TOPK"性格类型模型

一、黄氏"TOPK"性格类型模型

黄氏"TOPK"性格类型模型把人的性格分为四个类型,是国学四象圆思维在性格类型中的具体运用。它的理论基础就是"两仪生四象""经纬生四象"或"两维生四象",以支配力为横坐标,从左到右,是从弱到强;以自制力为纵坐标,从下往上,是从弱到强。外面有个圆圈。如图4-2所示。这里的支配力,是指一个人希望运用权威的力量,来控制或支配别人;但并不是说此人目前的职务有此权力,而是一种由其精神或个性的本质衍生形成的,并且

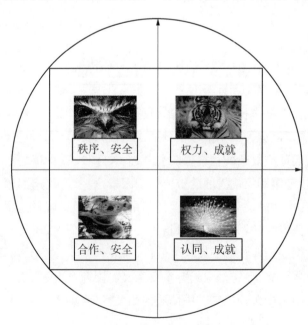

图4-2 黄氏"TOPK"性格类型模型图

自然地向他人展现的力量。这里的自制力,是指一个人自我约束的力量或程度,也说明一个人是否很正经或很正式,或者是不拘小节。外加圆的本义,寓意是指四种性格类型混合在一起,是个混沌。每个人都有这四种性格,只是比例不同。每个人可以站在圆上根据环境的变化,自觉地调整自己的性格及其类型以适应环境。

第一象限是双强象限:支配力强,自制力也强。这个象限的人,其思维方式排在第一的是知觉,行为方式排在第一位是直接"做"或"手脚动",如中医四诊中的"切"——伸出手去搭脉。他们知觉第一,行动第一。本书用老虎来比喻,老虎的英文单词是 tiger,故简称 T,也称 T 象限,T 型性格、T 型人在此象限中。

第二象限是弱强象限(单强象限):支配力相对弱,自制力相对强。这个象限的人,其思维方式排在第一位的是逻辑,行为方式排在第一的是"看"或"视",在"看"中爱思考,擅长分析,如中医四诊中的"望"。他们逻辑第一,思考第一。本书用猫头鹰来比喻,猫头鹰的英文单词是 owl,故简称 O,也称 O 象限,O 型性格、O 型人在此象限中。

第三象限是双弱象限:支配力弱、自制力亦弱。这个象限的人,其思维方式排在第一的是感觉,行为方式排在第一的是"听",如中医四诊中的"闻"。他们感觉第一,悉听第一。本书用考拉来比喻,考拉的英文单词是 koala,故简称 K,也称 K 象限,K 型性格、K 型人在此象限中。

第四象限是强弱象限(单强象限):支配力相对强,自制力相对弱。这个象限的人,其思维方式排在第一的是直觉,行为方式排在第一的是"说"或"言",如中医四诊中的"问"。他们直觉第一,说话第一。本书用孔雀来比喻,孔雀的英文单词是 peacock,故简称 P,也称 P 象限,P 型性格、P 型人在此象限中。

人类的四个行为:做、看(视)、说(言)、听。老虎主张做得到,猫头鹰主张看得见,孔雀主张说清楚,考拉主张听明白。这四个动作,每个人都会。但每个人的习惯性动作,是不一样的。每个人的四个动作的先后顺序也是不一样的。老虎型的人,习惯性地把"做"排在第一,四选一的时候,他们选择"做";而猫头鹰型的人,习惯性地把"看"排在第一,四选一的时候,他们往往选择"看",孔雀型的人,习惯性地把"说"排在第一,四选一的时候,他们往往选择"说";考拉型的人,习惯性地把"听"排在第一,四选一的时候,他们往往选择"听"。

四个动物的英文单词的首个字母,按照 T、O、P、K 组合就是"TOPK",为什么不是"TOKP"?因为"TOPK"的排列与"8"字形思维相关,《周易·说卦传》曰:"数往者顺,知来者逆。来者逆,往者顺。"故采取的是"先逆时针,再顺时针"走向从而构成一个完整的"8"字。本书中的国学四象圆图中的"ABCD"在四个象限的位置走向,也是基于"8"字思维,是一个横"8"走向。

二、"TOPK"性格模型用四种动物来类比的原因

"TOPK"性格模型,使用四个动物来比喻,其原因是作者家学传为"老虎、猫头鹰、孔雀和熊猫",本书作者创新发展为"老虎、猫头鹰、孔雀和考拉"。"TOPK"性格模型更为重要的是形象逼真、容易记住,很容易在日常生活工作中使用。更深层次的是"支配力—自制力"

组成的四个象限,其所体现出的行为风格与这四个动物的行为习性很相像。

长久以来,老虎是威武的象征,因为它动作迅猛,力量强大。成年老虎都单独捕猎,有着说走就走和毫无牵挂的特性。虎的啸声能传到很远的地方,老虎出色的爆发力是在野外擅用的狩猎手段,老虎在短距离奔跑时的速度非常快,但这种速度无法维持很久。古人云:"猛虎出山,势不可挡;虎跑疾风,野狼也惊。虎步关右,所向无前。虎步生风,势如破竹。"老虎捕食时迅速而果断,以消耗最小的能量来获取尽可能多的收获。老虎看到了猎物,时会伏低,并且寻找掩护,慢慢潜近,等到猎物在攻击距离内,突然飞速去追,追上的话,它就美餐一顿;没有追上,左瞧东望,吼几声,继续寻找下一个猎物。老虎的特质与图4-2中的第一象限的一群人很相似:他们判断快,行动快,胆量大,失败了,短暂的难过之后,继续奋斗。跌倒了,没关系,大不了再重来。胆商高,魄力大。曾国藩说他们血性浓,战斗力强。

猫头鹰在古希腊神话中是智慧女神雅典娜的爱鸟。因此,古希腊人对猫头鹰非常崇拜,认为它是智慧的象征。在中国,"枭雄"中的"枭",为猫头鹰中的一种。猫头鹰的视觉与听觉都很发达,但视觉更为发达,火眼金睛。古人云:"枭眼夜视,尽收眼底,无一逃脱。"猫头鹰在捕食中视觉和听觉的作用是相辅相成的。猫头鹰是夜晚出来觅食的猛禽,一到夜晚,尽是它的"天下"。民间称其为"夜猫子"。《庄子·秋水》云:"鸱鸺夜撮蚤,察毫末,昼出瞋目而不见丘山。"古人云:"鸱视虎顾。"清朝黄遵宪云:"鸱视鼠每吓。"明朝冯梦龙的《东周列国志》形象地说它"昼不见泰山,夜能察秋毫"。有诗云:"一对猫眼夜光灯,两个利爪锁敌喉。"还有诗云:"一双电眼识敌情,专食田鼠为粮农。"每到夜幕降临,万籁俱寂的时候,猫头鹰就悄悄地蹲在树上,转动着灵活的脖子,沉着而又机灵地进行着搜索。发现了田鼠以后,就迅速地飞扑过去,用利爪牢牢地将其抓住。猫头鹰看见猎物,眼睛快速转动,目测距离、猎物的速度与方向,之后,迅速展开翅膀,飞向猎物,准确率很高。遗憾的是,快速转动眼睛或未展翅膀前,猎物可能不见了。这时,猫头鹰就只能等下个猎物的出现。猫头鹰的思考再行动的特质,与图4-2中的第二象限的人很相似,他们在想,遇到机会,分析思考,深思熟虑,实地调研,缜密推理,追求精细,准确率高,爱动脑,智商高。

孔雀在希腊神话中,是赫拉女神的象征。在中国,孔雀又称越鸟,为"百鸟之王",是美丽与吉祥的象征。唐朝李郢《孔雀》云:"一身金翠画不得,万里山川来者稀。"北宋李纲《孔雀》云:"孔雀来从海上村,参差修尾灿金文。"白天在地上游荡觅食,夜间在高树上栖息。孔雀生性机警,脚强健,善奔跑,不善飞行,但下落时速度较快;喜群居生活,很少单独活动,秋冬群集更大。古人云:"动摇金翠尾,飞舞碧梧桐。"孔雀在开屏的同时,经常发出如同吹号般的叫声。故孔雀翩翩,美貌奇声,喜迎伙伴,恐吓敌人。雄孔雀在它的配偶前面会开屏,还不停地做出各种优美的舞蹈动作,向雌孔雀炫耀自己的美丽,以此吸引雌孔雀。民间有云:"孔雀开屏,自作多情。"在它的天敌前面也开屏。一旦遇到天敌而又来不及逃避时,孔雀便突然开屏,很多的眼状斑随之乱动起来,天敌畏惧这种"多眼怪兽",也就不贸然进攻了。在朋友面前开屏,在敌人面前也开屏,孔雀开屏这一行为特质,与图4-2中的第四象限的人很相似:他们在说,先说为快,在朋友面前爱说,在敌人面前也控制不住地说。不说难过,说了也不后悔。

精力充沛,激情四射,活力无比。给人炫耀、趾高气扬、自鸣得意、气质高雅、绚丽华美之感。

考拉是澳大利亚特有的珍稀动物,性情温和,行动笨拙,憨态可掬。在澳大利亚的土著语言中,"考拉"意为"不喝水"。考拉长满密毛的两只大耳朵,高高地竖立在头部的两边。考拉能够发出超低音,它的耳朵很大,所以细小的声音也可以听得到,可以沉着而又从容地搜索声波。考拉的眼睛能和猫头鹰的眼睛一样调节光线,夜里张开瞳孔能视物,白天合上瞳孔能遮光。另外,考拉拥有非常灵敏的鼻子,能闻到自己爱吃的桉树叶的香气,或同伴的气味。考拉的新陈代谢非常缓慢,能保证食物可以长时间地停留在消化系统中,并最大程度地消化吸收食物中的营养物质。这种非常低下缓慢的新陈代谢活动,让考拉可以最大程度地节省能量,保存体力。考拉的这一特质:富有耐力、擅长倾听,与图 4-2 中的第三象限的人很相似:他们在听,听得非常有耐心,亲和稳健,宽容而细腻。

"TOPK"性格类型的"老虎、猫头鹰、孔雀、考拉"不带有任何歧视,不带有任何迷信,不带有任何偏见,不带有价值观判断等色彩。对性格的识别,可以非常准确而高效。而且,四种动物都在自然界存在,人类很容易也很快地记住并把握其风格特征,非常贴切生动,而无需通过漫长的经历或训练去领悟自己及对方的行为风格。

三、"TOPK"四型性格分析

(一)老虎型性格

老虎型的人,做事当机立断,大部分根据事实进行决策,敢于冒风险,在做决策前,会寻找几个替代方案,更多地关注现在,忽视未来与过去。对事情非常敏感,而对人不敏感,属于工作导向型,注重结果而忽视过程,工作节奏非常快,很容易与别人起冲突。他们的口号是:"现在就去做,用有效的方式去做。"

老虎型的人,其长处:负责、主动、独立、自信、注重结果、工作导向。其弱点:没有耐心、冷淡、易起冲突、太喜欢命令。基本风格需求:权力与成就。老虎型的人,其主要表现有:①办事雷厉风行,精力旺盛。②说话直来直去,不绕弯子。③好辩善斗,不甘屈服。其优势主要有:①具有很强的决断能力。②目标明确,执行力强。③直面现实,不怕挫折。④勇于快速应变。其弱势主要是:①控制欲过强,不考虑他人的感受。②急躁、没有耐心。

老虎型的人,迈步常行,常行天下难行之事。他们喜欢被授权,授权给他决定。其缺点是干得太多,自大鲁莽,自以为是,急躁而狂。主张活在当下,不喜欢浪费时间,追求效率,崇尚执行高于一切,害怕失去控制。

(二)猫头鹰型性格

猫头鹰型的人,非常崇尚事实、原则和逻辑,做事情深思熟虑,有条不紊,意志坚定,很有纪律性,擅长系统地分析现实,把过去作为预测未来事态的依据。追求周密与精确,没有证据极难说服他们。对事情非常敏感,而对人不敏感,也属于工作导向型,但注重工作证据,决策速度比较缓慢,为人很严肃,难以通融。遇到快速变化的环境时,很容易与别人起摩擦。他们的口号是:"证据在这里,所以要去做。"

猫头鹰型的人,其长处:控制、准确、讲求秩序、分析、喜欢发问、工作导向。其弱点:封闭、有距离、不易了解、过于理性、过于严谨、严肃。基本风格需求:秩序与安全。

猫头鹰型的人,其主要表现:①心思缜密,追求证据。②严肃、文静、规律性强。③举止得体、爱整洁。④善于思考,条理性强。其优势主要有:①做事认真负责,精益求精。②考虑问题深远而细致周到。③有条不紊,严格按部署实行。④具有很强的洞察力。其弱势主要是:①对人不敏感、易受伤害。②对未来,多情绪忧郁。③为了安全而多疑。④不擅长非逻辑性(跳跃)思维。

猫头鹰型的人,大脑常思,常思天下难思之事。眼观六路,目光深邃。他们喜欢被理解,需要给予他充足的理解。其缺点是想得太多,大脑自动高速运转,逻辑性强,孤僻好静,自作聪明,胆怯。主张要有价值与意义,不喜欢马马虎虎,喜欢追求精益求精,崇尚细节决定成败。害怕做错事而挨批评。

(三) 孔雀型性格

孔雀型的人,热情奔放,精力旺盛,容易接近,有语言天赋,擅于演讲,经常天马行空,做事比较直观,喜欢竞争,对事情不敏感,但对人很敏感并很感兴趣,他们更关注未来,把他们的时间和精力放在如何去完成他们的梦想,而不关注现实中的一些细节。行动虽然迅速,但容易不冷静而改变主意。喜欢谈论未来,喜欢描绘蓝图,而不愿意给别人实在的指导与训练。决策时主要依据自己的主观和别人的观点,与别人谈工作时,思维属于跳跃式,别人经常难以跟得上。别人得到的是激励,而得不到具体指导。他们的口号是:"这是我们的梦想,我们要积极地去做。"

孔雀型的人,其长处:自发、开放、有同情心、结论快、精力充沛、关系导向。其弱点:变化快、常遗忘、无时间观念、爱表现。基本风格需求:认同与成就。孔雀型的人,其主要表现有:①外向、乐观、热心、大方。②手势多、肢体语言丰富。③喜好自我表现。其优势主要有:①对任何事物都表现出乐观。②有表演天才,富于创造力。③有很好的人际沟通能力。④善于启发别人。其弱势主要是:①不能很快地完成工作。②说话不会三思。③生活习惯懒散。④情绪化、缺乏耐心。

孔雀型的人,笑口常开,说如歌声,悦耳动听。他们喜欢被表扬或赞扬,被他人赞扬,他会觉得心情愉悦。其缺点是说得太多,容易紧张,自我吹嘘,急躁而狂。主张快乐逐梦。不喜欢重复的东西,崇尚激情成就未来。害怕失去影响力。

(四) 考拉型性格

考拉型的人,喜欢与别人一道工作,营造人与人相互尊重的气氛。他们决策非常慢,决策时总是寻求与做决定的相关人员达成一致意见,他们总是试图避免风险。办事情不紧不慢,对事情不敏感,而对人的感情很敏感。喜欢谈论过去,尤其是已经发生的人事,是关系导向型,很会从小处打动人,为人随和真诚。非常擅于倾听,属于听而不决的,也很少对别人发怒。别人很喜欢找他们倾诉，但他们优柔寡断。他们的口号是："团结才有力量，我们要同心协力地去做。"

考拉型的人，其长处：轻松、耐心、亲切、良好的倾听者、关系导向。其弱点：决断缓慢而谨慎、拒绝过少、过于细腻、稳健有余、工作的原则性不强。基本风格需求：合作与安全。

考拉型的人，其主要表现有：①性情平和，随和友善。②处事低调，喜欢旁观。③谦让、冷静、有耐心。④人缘不错。其优势主要有：①很会协调，不生事端。②善于倾听，能与任何人相处。③很善于协调，缓和纷争，化解矛盾。④有耐心，善于处理枯燥沉闷的问题。其弱势主要是：①决断力不强。②沉闷，缺少热情和创新。③怯懦无刚，不愿对抗。④过于追求安全，不愿承担责任。

考拉型的人，大肚常容，常容天下难容之人。耳听八方，静若处子。他们喜欢被信赖，被人信任与接纳，他会觉得温馨。其缺点是听得太多，犹豫多疑，自我警觉性太强，胆怯。主张相逢是缘，要珍惜。不喜欢突然间的改变，崇尚团结就是力量，害怕失去。

四、"TOPK"性格模型的特征

"TOPK"性格模型虽然把人的性格类型归纳为四种，但每个人都有能力，扮演或展现这四种性格类型，每个人都能够不自觉地在这四种性格中转换。很多时候，不是这四种性格的优点转换，而是缺点的转换。这样是人们常常失败或懊恼的原因。每个人都有天生的性格类型，天生性格类型，就是他在周边环境安全或者自己感到快乐时，所展现出的主性格。每个人往往会忠于其天生的性格类型。

邵雍《大易吟》云："四象相交，成十六事。"每个象限都可以进一步用小十字划分，也就是在每个象限里，再画上横坐标和纵坐标，那么每个象限，又分成四个小象限，这样就把人的性格分成了16种性格，如图4-3及表4-1所示。

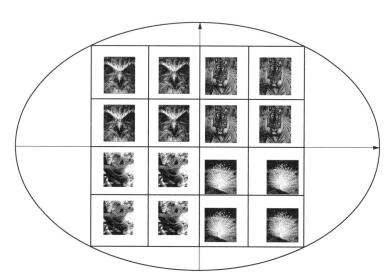

图 4-3　黄氏"TOPK"性格类型 16 种模型图

表4-1　黄氏"TOPK"16种性格类型表

四种性格类型	16种性格类型	主型性格	次型性格
老虎	老虎王	老虎	老虎
	理性的老虎	老虎	猫头鹰
	激情的老虎	老虎	孔雀
	亲和的老虎	老虎	考拉
猫头鹰	果敢的猫头鹰	猫头鹰	老虎
	猫头鹰王	猫头鹰	猫头鹰
	激情的猫头鹰	猫头鹰	孔雀
	亲和的猫头鹰	猫头鹰	考拉
考拉	果敢的考拉	考拉	老虎
	思考的考拉	考拉	猫头鹰
	激情的考拉	考拉	孔雀
	考拉王	考拉	考拉
孔雀	果敢的孔雀	孔雀	老虎
	思考的孔雀	孔雀	猫头鹰
	孔雀王	孔雀	孔雀
	耐心的孔雀	孔雀	考拉

第一象限又有四种：老虎王（粗暴的老虎、果敢的老虎）、理性的老虎、激情的老虎、亲和的老虎。第二象限又有四种：果敢的猫头鹰、猫头鹰王（思考的猫头鹰、理性的猫头鹰）、激情的猫头鹰、亲和的猫头鹰。第三象限又有：果敢的考拉、思考的考拉、考拉王（缓慢的考拉、稳健的考拉）、激情的考拉。第四象限又有：果敢的孔雀、思考的孔雀、耐心的孔雀、孔雀王（急躁的孔雀、热情的孔雀）。

"TOPK"性格类型命名方法是，以次（俗称亚型）性格类型的优点或缺点作为修饰语，修饰主型性格类型。比如，主型性格是老虎型的，次型性格是猫头鹰型的，可以这样称呼他：理性的老虎。

同一性格类型的人，其沟通是非常流畅的。如果两人初次相逢，会有一见钟情式的感觉。恋爱或婚姻中的一见钟情，多半属于这种情况。相邻象限的性格类型的人，一般是既同又异，其沟通的顺畅性一般。如果两人初次相逢，会有似曾相识的感觉：第一象限的老虎，与第二象限的猫头鹰，他们都对事情敏感，主张事情第一，工作第一。在人与事的二选一中，他们往往会选择事。马棚失火，他们问的是："伤马乎？"他们认为，马比人重要。第一象限的老虎，与第四象限的孔雀，他们的性格都外向，都喜欢运动，都喜欢追求成就。第四象限的孔雀，与第三象限的考拉，他们都对人敏感，主张人第一，人际第一。在人与事的二选一中，他们往往选择人。马棚失火，他们问的是："伤人乎？"他们的情商都很高，只是孔雀侧重在激情,而考拉侧重点在友情。第三象限的考拉,与第二象限的猫头鹰,他们的性格都内向,都喜欢安静,都喜欢追求安全,一般会看到危险。

对角线上的性格类型,属于完全互补型,也是冲突型。第一象限的老虎和第三象限的考拉,老虎型人性格外向,重点在做(干),主张事情(目标、业绩)第一,快速行动;而考拉型人性格内向,重点在听,主张人(情)第一,先理顺人际关系,再共同做事情。行动做事,就相对缓慢。要协商着做事情,不要急进做事。第二象限的猫头鹰,和第四象限的孔雀也是完全相反的性格类型:猫头鹰型人性格内向,重点在想,主张理性分析,逻辑推理,严谨认真,务实讲理;而孔雀型性格外向,重点在说,主张直觉灵活,积极乐观,激情是生产力,用希望和愿景召唤。对角线上的沟通,理性可以互补。非理性状态下,他们是一对"冤家"。

第三节　黄氏"TOPK"性格模型解读
《黄帝内经》的体质分型

现代学者对《黄帝内经》中体质类型的研究,主要体现在薛崇成、杨秋莉等的工作中。他们依据《灵枢·通天》中"五态人"编制了《五态性格测验表手册》,为《黄帝内经》个性类型理论在临床上的应用提供了量化指标,填补了中国没有自己的性格测验的空白。他们的研究表明,《灵枢·通天》所论性格类型内容,早于古罗马盖伦的气质学说300余年,也早于苏联巴甫洛夫的神经类型学说2000余年。与现代国际上久负盛名的"艾森克人格问卷"相比较,"五态性格测验"包含了"艾森克人格问卷"所包括的内容。《灵枢·阴阳二十五人》所论个性类型内容,早于德国克瑞其麦的气质体型学说2000余年。这就充分地显示了我们中医学在心理学个性类型领域的领先水平。

随着性格心理学的发展,人们越来越认识到性格因素在人类健康和疾病治疗中的重要性,人们也意识到人的性格类型与疾病的发生、发展和预后有着相关性。因此,了解患者的性格类型,可以为医生提供更准确、个性化的诊断和治疗方案。

基于国学四象圆思维的黄氏"TOPK"性格模型是纯正的性格类型分析工具,它以人类思维行为的支配力和自制力为两仪,将人的性格分成4种基本性格类型,每种性格类型再细分为4种亚型。其测试题几乎将道德、人品、价值观等内容完全剔除,是一种非常合理且简洁明了的纯性格测试工具。它是一种基于性格心理学和大数据技术的性格类型工具,在创业、销售、接班和沟通等社会管理领域有着广泛的运用,它也将被应用于医学领域,因为它具有扎实而完整的理论基础、视觉化强易记忆、高准确性和实用操作性好等特点,如表4-2所示。本书首次运用黄氏"TOPK"模型解读中医经典中的性格记述,探讨它和中医体质的相关性。在遵循中医体质理论的基础上,多一个直观有效的性格类型判断,提高个性化医患沟通和治疗方案,提高医患关系质量和患者的治愈质量。

表4-2　日常行为中的黄氏"TOPK"特征

日常信息	老虎型(T型)	猫头鹰型(O型)	孔雀型(P型)	考拉型(K型)
办公室屏风(或墙)	没有任何鼓励性的宣传	奖状	激动性口号	家人照片、个人重要信息
办公桌	日历放在显著地方	干净而有条理	杂乱、较少收拾	干净而有开放性
衣装	保守、单一	保守、单一	休闲、华丽	休闲、多样
活动的爱好	群体活动	单独活动如阅读	群体活动	单独活动如阅读
衣着服饰	简洁方便	传统保守	新潮时尚	大众款式
形体语言	使用频繁	精确而节制	丰富生动	谨慎而舒缓
行为举止	坚决强硬	目标明确	活跃充沛	轻松随便
环境布置	摆有艺术品	井然有序,摆有各种表格、图示	杂乱无章,摆有大量私人物品	摆有个人历程的照片与纪念品
性情气质	焦躁不安	冷漠严峻	乐观友善	平静随和
工作方式	关注结果	注重真凭实据	善于交际	顾全大局
谈论话题	成就荣誉	方法程序	奇闻轶事	熟人信息
时间安排	时间安排相当紧凑	充分利用时间且计划周详	经常浪费时间	遵守时间,时间安排相对宽裕为充足
对待他人意见	缺乏耐心	抱有怀疑	注意力不集中	全盘接受
决策行为	决策果断,力求实用	信息齐全方才定夺	仿效别人进行决策	决策缓慢,反复协商
处理问题	指挥命令	对别人评头论足、专心致志	积极乐观	对别人言听计从
行为检验标准	事实结果	逻辑数据	社会形象	他人评价
对压力的反应	与主观意志抗争	放弃分析推理	与情感对抗	屈服顺从
向往追求	获得成就与权力	保持言行正确	与人坦诚交往	得到他人认可

　　重视人的性格及其差异性是中医学的一大特色,中医性格理论渊源于《灵枢》。我国先民很早就掌握了两分法的智慧。本书把"阴"比喻为内向性格、柔的性格,把"阳"比喻为外向性格、刚的性格。阴阳者,内外柔刚也。阴的性格,以黑色性格来比喻;阳的性格,以白色来比喻。老子在《道德经》曰:"万物负阴抱阳,冲气以为和。"我们知道人的性格有内向、外向之分,即掌握了性格的二分法。《灵枢》中记载了性格的二分法,性格的二分法主要有阴阳法、勇怯法、刚柔法,如《生气通天论》中曰:"阴平阳秘,精神乃治;阴阳离决,精神乃绝。"如《素问·至真要大论》言:"谨察阴阳之所在而调之,以平为期。"如《素问·阴阳应象大论》曰:"阳病治阴,阴病治阳。"如《素问·经脉别论》云:"人之居处、动静、勇怯,脉亦为之变

乎？……当是之时，勇者气行则已，怯者则着而为病也。……诊病之道，观人勇怯、骨肉皮肤，能知其情，以为诊法也。"如《素问·疏五过论》提到"勇怯之理"。如《素问·征四失论》提到："不别人之勇怯，不知比类，足以自乱，不足以自明。"如《灵枢·寿夭刚柔》云："余闻人之生也，有刚有柔，……有阴有阳，愿闻其方。"如《灵枢·五变》云："其心刚，刚则多怒。"

《灵枢·论勇》是一篇专门论述人"勇与怯"的文章，它把性格分为勇、怯两类，它认为：人的性格有勇怯之分，性格与发病、诊断、预后有关，不能单凭对疼痛的忍耐程度来确定勇怯，按照国学四象圆思维，以"勇怯"为横坐标，"忍痛与否"为纵坐标，那就有"勇者忍痛、勇者不忍痛、怯者忍痛、怯者不忍痛"四种情形。《灵枢·论勇》认为，决定勇怯的主要因素是肝胆的坚脆。

这篇文章认为性格为勇的人，其目光坚定逼人，原文说："勇士者，目深以固，长冲直扬，三焦理横，其心端直，其肝大以坚，其胆满以傍，怒则气盛而胸张，肝举而胆横，眦裂而目扬，毛起而面苍，此勇士之由然者也。"性格为怯的人，目光不坚定而神不足，不能长久地发怒。原文是："怯士者，目大而不减，阴阳相失，其焦理纵，𩩲骭短而小，肝系缓，其胆不满而纵，肠胃挺，胁下空。虽方大怒，气不能满其胸，肝肺虽举，气衰复下，故不能久怒，此怯士之所由然者也。"

本书认为，以上二分法中有三类"阴、阳""刚、柔"及"勇、怯"，它们既是性格特征，也是性格类型。但二分法的性格类型运用于社会和医学过于简单，无法指导人们精确地发现问题并有效地解决问题。"阴"理解为内向，属于黄氏"TOPK"模型中的猫头鹰型和考拉型，"阳"理解为外向，属于黄氏"TOPK"模型中的老虎型和孔雀型；"刚"属于黄氏"TOPK"模型中的老虎型和猫头鹰型的性格特征，"柔"属于黄氏"TOPK"模型中的孔雀型和考拉型的性格特征；"勇"属于黄氏"TOPK"模型中的老虎型、猫头鹰型和孔雀型的性格特征，"怯"属于黄氏"TOPK"模型中的考拉型的性格特征。

《灵枢·行针》虽然以阳之多少和阴之多少（阴阳含量多少），把人的性格类型进行了分类，但它重点记述重阳性格的人，对重阳颇有阴型、阳少阴多型、阴阳调和型，没有直接描述其性格特征，对于阴少阳少型，也没有描述。王琦称之为体质阴阳的四分法。本书认为《灵枢·行针》中的重阳性格类型的人，属于黄氏"TOPK"模型中的老虎型人。原文是："重阳之人，其神易动，其气易往也。……重阳之人，熇熇高高，言语善疾，举足善高，心肺之脏气有余，阳气滑盛而扬，故神动而气先行。"这种人走路时脚举得高，说话爽朗流利，容易激动。在黄氏"TOPK"16种性格类型中，属于激情的老虎型。

一、黄氏"TOPK"解读《黄帝内经》的五态人

《灵枢·阴阳二十五人》《灵枢·通天》等篇是中国医学史上对体质认识最早的文献，奠定了中医体质分类的基础，是中医体质理论体系的重要组成部分。《黄帝内经》把体质理论与生命认知、疾病诊疗有机结合，在医学科学发展史上是一个创造，对医学及生命科学的研究具有开拓意义。本书开创性地把性格从体质中剥离出来，用现代性格模型之一的黄氏

"TOPK"性格模型探究中医体质学说中的性格部分,首次创建了中医体质类型和黄氏"TOPK"性格模型之间的关联模型,为医生探究性格类型与疾病发生、治疗、康复、预防之间的可能关系而提供新思路、新方法、新工具。

《灵枢·通天》是中国最早记述五态人学说的经典文章,本书用黄氏"TOPK"性格模型进行解读,并进行创造性解读。剔除价值观、情志和生理等非性格因素。太阳体质与老虎型关联性较强,少阳体质与孔雀型关联性较强,少阴体质与猫头鹰型关联性较强,太阴体质与考拉型关联性较强,平和体质处在黄氏"TOPK"圆图的中心点。如图4-4所示。

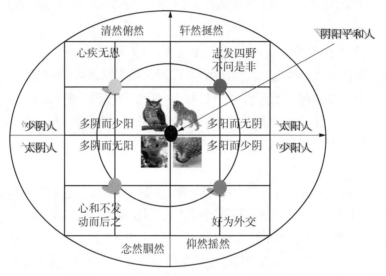

图4-4 黄氏"TOPK"与《灵枢》五态人的关联图

《灵枢·通天》说太阳人:"居处于于,好言大事,无能而虚说(按:本书认为这三句是讲孔雀型人的缺点),志发乎四野,举措不顾是非,为事如常自用,事虽败而常无悔(按:本书认为这四句是老虎型的特点)。……其状轩轩储储,反身折腘。"本书认为,这种行为特征的人老虎型居多。

《灵枢·通天》说少阳人:"諟谛好自贵(按:本书认为这句是猫头鹰型的特点),有小小官则高自宣,好为外交,而不内附(按:本书认为这两句是孔雀型的特点)。……其状立则好仰,行则好摇(本书认为,这种行为特征的人以孔雀型居多),其两臂两肘则常出于背"本书认为这种行为特征是猫头鹰型人常有的。

《灵枢·通天》说少阴人:"见人有亡,常若有得,好伤好害,见人有荣,乃反愠怒,心疾而无恩。(按:本书认为这段话是讲猫头鹰型的缺点,猫头鹰型人具有"情商不高而智商高"的特点)……其状清然窃然……立而躁崄,行而似伏。"本书认为这种行为特征的人以猫头鹰型居多。

《灵枢·通天》说太阴人:"下齐湛湛,好内而恶出,心和而不发,不务于时,动而后之。(本书认为这段话是讲考拉型的缺点和优点)……念然下意,临临然长大,腘然未偻。"本书认为这种行为特征的人以考拉型居多。

《灵枢·通天》说阴阳平和人:"无为惧惧,无为欣欣,婉然从物,或与不争,与时变化。(按:本书认为这种人很少,他们要么在原点,要么在内圆,要么在外圆。在内圆者,应事而变,属于被动地变;处在外圆者,因事而变,属于主动地变。)……其状委委然,随随然,颙颙然,愉愉然,暶暶然,豆豆然。"分别是考拉型、老虎型、孔雀型、猫头鹰型,说明阴阳平和之人站在圆上,向世人展现四种性格类型的优点,会因所遇对象的类型不同,展现与之相同的行为特征。

1988年,中国中医研究院中医临床基础医学研究所薛崇成、杨秋莉制订了"五态性格测验",2008年他们对其进行了修订并正式更名为"五态人格测验表",同时制订了全国常模。他们最终修订成如今的五态人格特征:太阳之人以好胜进取,冲动性为核心特征;少阳之人以开朗随和,易变为核心特征;太阴之人以悲观多疑,忧虑为核心特征;少阴之人以冷静节制,谨慎稳健为核心特征;阴阳平和之人以从容端庄,不形于色为核心特征。五态人格测验是对《黄帝内经》的传承和弘扬,填补了中国本土人格理论的空缺,并积极推动了中医心理学在当代社会的发展。

杨秋莉等人根据《灵枢·通天》中的五态人,结合当代中医研究,总结出"五态人"的各型人格特征。

(1)太阳型:不怕打击,刚毅勇敢,激昂,有进取心,敢坚持自己的观点,傲慢,主观冲动,有野心,有魄力,任性,暴躁易怒。

(2)少阳型:好社交,善交际,开朗,敏捷乐观,机智,随和,动作多,漫不经心,喜欢谈笑,不愿静而愿动,做事不易坚持,轻浮易变。

(3)太阴型:外表谦虚,内怀疑虑,考虑多,悲观失望,胆小,不喜欢兴奋的事,先看他人之成败而定自己的动向,不肯带头行事。

(4)少阴型:冷淡沉静,心有沉思而不外露,善辨是非,能自制,谨慎,细心,耐受性好,有嫉妒心,柔弱。

(5)阴阳和平型:态度从容,尊严而又谦谨,有品而不乱,喜怒不形色,不沾沾自喜、能顺应事物发展规律,是一种有高度平衡能力的性格。

本书认为,中医五态人格学说,依然包括了情志、价值观、人品等因素,剔除这些因素,其分类证实了《灵枢·通天》五态人的性格类型与黄氏"TOPK"关联的正确性,其太阳型为老虎型、少阳型为孔雀型、太阴型为考拉型、少阴型为猫头鹰型。所谓的阴阳平和型是集T、O、P、K型的优点于一身,并能顺应时势而变化。黄氏"TOPK"模型认为,这种人极少,要靠后天不断修炼而成。

邱男等人的研究认为,五态从太阳至太阴,阴阳含量由纯阳迁变为至阴,性格特征由亢奋外向转变为稳健和平最终转变为内向孤独。太阳人格"多阳而无阴",故太阳人格者刚毅勇敢,但暴躁易怒。太阴人格"多阴而无阳",故太阴人格者虽外貌谦虚,但多疑敏感。他的研究证明了太阳人格的性格类型对应于黄氏"TOPK"模型中的老虎型,太阴人格的性格类型对应于黄氏"TOPK"模型的考拉型。

二、黄氏"TOPK"解读《黄帝内经》的阴阳二十五人

《灵枢·阴阳二十五人》是阐述人体阴阳五行分类的重要篇章,它将人的体质分为二十五种类型,解析了其体质特征、性格特点、行为习惯等方面的差异,对于现代医学在体质分类和个体化治疗方面的研究有着重要的指导意义。它运用阴阳五行学说,结合人体肤色、体形、秉性、态度及对自然界变化的适应能力等方面的特征,归纳总结出木、火、土、金、水五种不同的体质类型。然后又根据五音多少、阴阳属性及手足三阳经的左右上下、气血多少之差异,将上述每一类型再推演为五类,即二十五种体质类型。但五行中每一行所代表的五种类型的体质,其体形、秉性等方面的特征是一致的,只在行为方式(性格特征)上有差异。

孙理军认为,"五形人"即"阴阳二十五人"是《黄帝内经》中最系统而全面的一种体质分类方法,在 2 000 多年后,被世人重新重视,让中医学体质分型再次焕发其耀眼的光彩而为人类健康服务。她和本书一样,把《灵枢·阴阳二十五人》一文中的带有"然"字的形容词,诸如"佗佗然",归纳为性格的描述,而非气质或人格的描述。她和本书一样,认为人格包括性格、气质和能力等要素。

把人的体质分为 25 种类型,岐伯告诉黄帝,这是先师的秘密,一般来说,不外传的。原话说"此先师之秘也"。由此可见,把人进行分类,特别是更细的分类法,自古就秘不外传。通过文献来理解,也就会失去原味,就会丢失"言外之意"或"言不可传"的部分。因此,自古至今,研究人,尤其是人的性格类型,是世界难题。

本书结合孙理军的研究,运用黄氏"TOPK"进行解读《灵枢·阴阳二十五人》一文对五形人(或五行人)性格部分,并与黄氏"TOPK"16 种性格模型进行了关联。率先创建"黄氏'TOPK'与《灵枢·阴阳二十五人》的关联图",金形体质与老虎型关联性较强,火形体质与孔雀型关联性较强,木形体质与猫头鹰型关联性较强,水形体质与考拉型关联性较强,土形体质处在黄氏"TOPK"圆图的中心点。如图 4-5 所示。

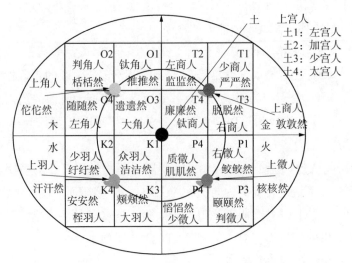

图 4-5 黄氏"TOPK"与《灵枢·阴阳二十五人》的关联图

《灵枢·阴阳二十五人》说金形之人："比于上商，似于白帝……其为人……急心，静悍，善为吏。……敦敦然（按：上商之人是老虎型，处在 T 型象限的中心原点处）。钛商之人……廉廉然（按：稳重的老虎型，T4 型）；右商之人……脱脱然（按：洒脱的老虎型，T3 型）；左商之人……监监然（按：明察秋毫的老虎型，T2 型）；少商之人……严严然（按：庄重而严肃的老虎型，T1 型，也称老虎王型，典型的老虎型）。"

《灵枢·阴阳二十五人》说木形之人："比于上角，似于苍帝。其为人……好有才，劳心，少力，多忧劳于事。……佗佗然（按：处在 O 型象限的中心原点处）。太角之人，……遗遗然（按：优雅的猫头鹰型，O3 型）；左角之人……随随然（按：随和的猫头鹰型、O4 型）；钛角之人……推推然（按：往前冲的猫头鹰型，O1 型）；判角之人……栝栝然（按：刚直的猫头鹰型，O2 型，典型的猫头鹰型）。"

《灵枢·阴阳二十五人》说火形之人："比于上徵，似于赤帝。……行安地，疾心……有气，轻财，少信，多虑，见事明，好颜，急心……核核然（按：处在 P 型象限的中心原点处）。质徵之人……肌肌（眺眺）然（按：通晓事理或浮躁的孔雀型，P2 型）；少徵之人……慆慆然（按：耐心的孔雀型，P4 型）；右徵之人，……鲛鲛然（按：踊跃的孔雀型，P1 型）；质徵之人……支支颐颐然（按：逍遥的孔雀型，P3 型）。"

《灵枢·阴阳二十五人》说水形之人："比于上羽，似于黑帝。其为人……动手足，发行摇身，下尻长，背延延然。不敬畏，善欺绐人……汙汙然（按：处在 K 型象限的中心原点处）。大羽之人……颊颊然（按：洋洋自得的考拉型，K3 型）；少羽之人……纡纡然（按：郁闷的考拉型，K2 型）；众羽之人……洁洁然（按：善于周旋的考拉型，K1 型）；桎之为人……安安然（按：安恬的考拉型，K4 型）。"

《灵枢·阴阳二十五人》说土形之人："比于上宫，似于上古黄帝。其为人……行安地，举足浮。安心，好利人，不喜权势，善附人也。……敦敦然（按：处在圆点的中心处）。大宫之人……婉婉然（按：考拉型的土型人）。加宫之人……坎坎然（按：猫头鹰型的土型人）。少宫之人……枢枢然（孔雀型的土型人）。左宫之人……兀兀然（老虎型的土型人）。"

按照黄氏"TOPK"性格类型模型，简单地可分为四种性格类型，详细地可分为 16 种性格类型，最详细地可分为 64 种性格类型，本书只探讨到 16 种性格类型。简单来讲，无法解读《灵枢·阴阳二十五人》中的土型人，也就无法解读五种土型人的性格类型。如果一定要解读，只能把土型人视为黄氏"TOPK"模型中的中心原点或者内圆或者外圆上的某个圆点。这个圆点或中心点，再次用两仪（两维）坐标进行分割，那就有老虎型（左宫型）的土型人、猫头鹰型（加宫型）的土型人，孔雀型（少宫型）的土型人和考拉型（大宫型）的土型人。这与中医的"中土五行"模型就贯通了。在现实社会中，性格类型属于土型的人极少，那么五种土型人也就更少，几乎可以忽略不计。

路漫漫等人认为，五形人体质类型是《黄帝内经》根据五行学说中五行的特点。将人体的形体、性格等划分为 5 种类型，是《黄帝内经》中最为全面的体质分类方法。她认为木形人在性格上，性格较直爽，易多愁善感。木形人的 4 个亚型，分别具有谦让、随和、上进以及正直的特点。火形人具有看轻钱财，明事理而爱好漂亮，但缺乏信用，多忧虑，心急，多急躁，有干劲，易冲动。火形人的4个亚型，分别具有见识短浅、多疑、不甘落后、乐观等性格特征。土形人在性格上，忠厚可靠，意志坚定。土形人的4个亚型，分别具有柔顺、神情喜悦、为人圆滑及不怕困难的性格特性。金形人在性格上，组织力强，做事认真。其4个亚型分别具有廉洁、潇洒、明察是非及威严的性格特性。在性格上，水形人多内敛而深沉。其4个亚型分别具有好得意、郁闷不舒、文静及心静安定的性格特点。本书提炼路漫漫的"五形人性格描述"，木形人的性格直，为黄氏TOPK模型中的猫头鹰型的特点，火形人性格多变，对数据不敏感（轻财）为孔雀的特点，金形人行动导向，对事情敏感，为老虎型的特点。水形人性格内敛而深沉，为考拉型的特点。路漫漫等人的研究成果间接证实了"黄氏'TOPK'与《灵枢·阴阳二十五人》关联图"的正确性。

随着性格心理学的发展，人们越来越认识到性格因素在人类健康和疾病治疗中的重要性，人们也意识到人的性格类型与疾病的发生、发展和预后有着相关性。因此，了解患者的性格类型，可以为医生提供更准确、个性化的诊断和治疗方案。黄氏"TOPK"模型对提高医生的"诊断与治疗"和"预防与健康管理"均有现实的指导意义，比如，医生可以通过黄氏"TOPK"性格模型快速识别患者的性格特点，采取与其性格相适应的医患沟通方式，进而制订出更加精准和个性化的治疗方案。例如，对于老虎型患者，医生说话声音适度大而果断，可以明确告知其治疗方案和预期效果；对于孔雀型患者，医生说话声音适度大而语气拉长，并有耐心听完其述说，给予孔雀型患者以成就认同和情感认可，明确告诉其治疗的预期效果，要求其严格执行治疗方案。医生可以通过黄氏"TOPK"性格模型快速识别患者的思考方式和行为习惯，进而为其提供更加针对性的健康建议和预防措施。例如，对猫头鹰型患者，为他们提供更加详细和专业的健康知识，以增加其健康意识和自我管理能力；对于考拉型患者，医生引导他们多说话，给予他们更多的情感关注和安慰关怀，获得信任并为其制订明确和具体的健康计划，以增加其执行力和自我约束能力。

参考文献

［1］饶尚宽. 老子[M]. 北京:中华书局,2013.

［2］杨天才. 周易[M]. 北京:中华书局,2022.

［3］陈秉才. 韩非子[M]. 北京:中华书局,2014.

［4］秦泉. 黄帝内经[M]. 北京:外文出版社,2012.

［5］张介宾. 类经[M]. 北京:中医古籍出版社,2016.

［6］曾仕强. 大易管理[M]. 北京:东方出版社,2005.

［7］曾仕强. 中国式管理[M]. 北京:中国社会科学出版社,2005.

［8］黄德华,黄清诚,徐敏. 东方文化范式下的管理哲学:黄氏国学及其运用[M]. 杭州:浙江大学出版社, 2023.

［9］印会河. 中医基础理论[M]. 5版. 上海:上海科学技术出版社,1984.

［10］印会河,张伯讷. 中医基础理论[M]. 北京:人民卫生出版社,1989.

［11］吴敦序. 中医基础理论[M]. 6版. 上海:上海科学技术出版社,1995.

［12］何裕民,刘文龙. 新编中医基础理论[M]. 北京:中国协和医科大学出版社,1996.

［13］童瑶. 中医基础理论[M]. 北京:中国中医药出版社,1999.

［14］王新华. 中医基础理论[M]. 北京:人民卫生出版社,2001.

［15］李德新. 中医基础理论[M]. 北京:人民卫生出版社,2001.

［16］金志甲. 中医基础理论[M]. 西安:陕西科技出版社,2001.

［17］孙广仁. 中医基础理论[M]. 北京:中国中医药出版社,2002.

［18］刘燕池,雷顺群. 中医基础理论[M]. 北京:科学出版社,2004.

［19］司富春. 中医基础理论[M]. 北京:人民军医出版社,2005.

［20］印会河,童瑶. 中医基础理论[M]. 2版. 北京:人民卫生出版社,2006.

［21］孙广仁. 中医基础理论[M]. 2版. 北京:中国中医药出版社,2007.

［22］李德新. 中医基础理论[M]. 北京:人民卫生出版社,2009.

［23］高思华. 中医基础理论[M]. 北京:高等教育出版社,2009.

［24］李其忠,朱抗美. 张伯讷中医学基础讲稿[M]. 北京:人民卫生出版社,2009.

［25］刘燕池. 刘燕池中医基础理论讲稿[M]. 北京:人民卫生出版社,2009.

［26］郭霞珍. 中医基础理论专论[M]. 北京:人民卫生出版社,2009.

［27］王键. 中医基础理论[M]. 北京:中国中医药出版社,2010.

［28］李德新,刘燕池. 中医基础理论[M]. 2版. 北京:人民卫生出版社,2011.

［29］邓铁涛,吴弥漫. 中医基础理论[M]. 北京:科学出版社,2012.

［30］郭霞珍. 中医基础理论[M]. 上海:上海科学技术出版社,2012.

［31］高思华,王键. 中医基础理论[M]. 2版. 北京:人民卫生出版社,2013.

［32］孙广仁,郑洪新. 中医基础理论[M]. 北京:中国中医药出版社,2013.

［33］张勉之,王耀光,李立. 张大宁中医基础学[M]. 北京:科学出版社,2015.

［34］谢新才,孙悦. 中医基础理论解析[M]. 北京:中国中医药出版社,2015.

［35］郑洪新.中医基础理论［M］.10 版.北京：中国中医药出版社,2016.

［36］马淑然.马淑然中医基础理论讲稿［M］.北京：中国医药科技出版社,2016.

［37］孙广仁.孙广仁中医基础理论讲稿［M］.北京：人民卫生出版社,2016.

［38］王键.中医基础理论［M］.北京：中国中医药出版社,2017.

［39］高思华,王键.中医基础理论［M］.3 版.北京：人民卫生出版社,2017.

［40］张光霁,严灿.中医基础理论［M］.北京：科学出版社,2017.

［41］王键,张光霁.中医基础理论［M］.上海：上海科学技术出版社,2018.

［42］孙广仁.中医基础理论［M］.北京：中国中医药出版社,2018.

［43］唐华伟,司富春.中医基础理论［M］.郑州：郑州大学出版社,2018.

［44］梁湛聪,喻清河,刘义海,等.中医基础与临床［M］.广州：中山大学出版社,2018.

［45］严灿,吴丽丽.中医基础理论［M］.北京：中国中医药出版社,2019.

［46］吴丽丽,严灿.中医基础理论精读与临证备要［M］.北京：科学出版社,2019.

［47］赵桂芝,王伟.中医基础理论［M］.西安：西安交通大学出版社,2019.

［48］张敬文,刘凯军.中医基础理论学习指要［M］.北京：中国中医药出版社,2020.

［49］张光霁,张庆祥.中医基础理论［M］.北京：人民卫生出版社,2021.

［50］严灿,朱爱松.中医基础理论［M］.北京：科学出版社,2022.

［51］王琦.中医体质学［M］.北京：中国医药科技出版社,1995.

［52］王琦.中医体质学［M］.北京：人民卫生出版社,2005.

［53］王琦.中医体质学研究与应用［M］.北京：中国中医药出版社,2012.

［54］王琦.中医体质学［M］.北京：中国中医药出版社,2021.

［55］匡调元.人体体质学：中医学个性化诊疗原理［M］.上海：上海科学技术出版社,2013.

［56］匡调元.匡调元医论—人体新系猜想［M］.上海：世界图书出版公司,2011.

［57］黄德华,张大亮.销售队伍管理［M］.北京：清华大学出版社,2014.

［58］斯晓夫,吴晓波,陈凌,等.创业管理：理论与实践［M］.杭州：浙江大学出版社,2016.

［59］黄德华.创业搭档管理［M］.北京：清华大学出版社,2020.

［60］黄德华,黄清诚,黄德胜.二十五史与家国兴衰［M］.杭州：浙江大学出版社,2022.

［61］孙理军.中医体质理论研究进展［M］.北京：中国中医药出版社,2021.

［62］黄元御.《四圣心源》［M］.北京：中国医药科技出版社,2018.

［63］王正山.中医阴阳的本质及相关问题研究［D］.北京：北京中医药大学,2014.

［64］孙相如,何清湖,陈小平,等.先秦、两汉时期象数思维的文化渊源及其对藏象理论的影响［J］.中医杂志,2016,57(23)：1981－1984.

［65］李静,文颖娟.基于象思维的《黄帝内经》治法治则探析［J］.陕西中医药大学学报,2020,43(1)：37－39.

［66］刘磊,胡玲,蔡荣林,等.中国传统文化"四象"理论在中医针灸中的应用［J］.世界中医药.2020,15(19)：2927－2931.

［67］王楠,孙广仁,王红霞,等.基于河图学说探讨《灵枢》四象体质理论在中风辨治中的应用［J］.南京中医药大学学报.2023,39(02)：106－110.

［68］陆建武.《四圣心源》"一气周流.土枢四象"体用观的学术研究［D］.甘肃中医药大学.2017.

［69］刘磊,胡玲,蔡荣林,等.中国传统文化"四象"理论在中医针灸中的应用［J］.世界中医药.2020,15(19)：2927－2931.

［70］杨秋莉,徐蕊,于迎,等.五态人格、体质类型与抑郁症的中医证型的关系探讨［J］.中医杂志,2010,51(07)：655－657.

［71］邱男,徐莹.大学生中医体质、五态人格与抑郁情况的关系研究［J］.医学与哲学(B).2015,36(08)：89－91.

［72］路漫漫,鞠宝兆.《黄帝内经》五形人体质类型探析［J］.中华中医药杂志.2017,32(09)：3910－3912.

［73］王琦,朱燕波,薛禾生,等.中医体质量表的初步编制［J］.中国临床康复,2006,10(3):12-14.

［74］朱燕波,王琦.中医体质量表性能的初步评价［J］.中国临床康复,2006,10(3):15-17.

［75］朱燕波,王琦.中医体质量表的信度和效度评价［J］.中国行为医学科学,2007,16(7):651-654.

［76］王琦.中医体质学运用复杂系统科学思维解码生命科学［J］.北京中医药大学学报.2023,46(07):889-896.

［77］黄煌.叶天士体质辨证探讨［J］.江苏中医药,1980,3:4-6,3.

［78］马晓峰.中医体质学术发展史及中西医学体质学说比较研究［D］.北京中医药大学,2008.

［79］吕宏蓬,王天芳,张靖,等.913例大学生中医体质分类与卡特尔16种人格因子的相关性研究［J］.中医杂志,2022,63(10):962-967.

［80］黄清诚.基于国学四象圆思维的黄氏TOPK与中医体质相关性研究［D］.杭州:浙江中医药大学,2024.

后 记

本书稿的最早一部分内容可追溯至2013年我在本科学习中医之初,彼时国学四象圆思维虽还未有明确定义。初读《黄帝内经》,便觉得书中所蕴含的辩证思想比起道家老、列、庄等人的著作有过之而无不及,我尝试着探索了一些内容,其中就包括用黄氏"TOPK"性格类型关联阴阳二十五人。初学中医基础理论之时,深感内容晦涩抽象,难以理解和记忆,考试也没能及格;于是尝试着用四象圆思维辅助学习,颇有成效,补考很容易就过了。后来由于补考通过也只能算60分而选择重修,记得当时教中医基础理论的老师与我交流了一番后惊讶地发现我居然掌握得相当不错,最后也是以92分的成绩通过。所以说,将四象圆思维引入中医,辅助中医初学者更好地掌握基础理论,是我创作本书的重要目的之一。

然而由于中医基础理论博大精深,本人一直不敢懈怠,12年来阅读了26个版本的《中医基础理论》教材和数十本中医书籍。期间参与了《二十五史与家国兴衰》和《东方文化范式下的管理哲学:黄氏国学及其运用》著作的创作,本人对驾驭四象圆思维更为熟练。更为幸运的是,在2022年,我组建了创作团队,我主要撰写了第一、三章、第四章第二、三节和统稿及审校,徐敏老师主要撰写了第二章,黄德华老师主要创作了第四章第一节。非常感谢他们的辛勤创作和用心探讨,衷心感谢他们在热烈讨论中贡献的智慧!

许多人对本书的出版有直接的贡献,因为这是站在同仁肩膀上的智慧结晶。对于这些贡献,本书尽最大努力在文章标注或参考文献中进行标明加以致谢。那些无法标注但引起我写作灵感的人,本团队在此表示最衷心、最诚挚的感谢。非常感谢12年来所遇到的老师、同学、亲朋好友等,是他们热心的交流给予了我很多启发。感谢上海交通大学出版社的郑月林、王华祖等老师,正因为他们的努力,这部著作才得以和读者见面。感谢浙江中医药大学的张卓文老师、张文恺老师、黄文秀老师等,浙江中医药大学附属第一医院的魏澹宁、桑海进、汤军、夏永良、何强等老师,浙江中医药大学附属第二医院的张威、姚庆华等老师,感谢我的祖父黄世银、外祖母沈慧敏,正是他们的指导、支持和鼓励,我才有信心创作完成这部书稿。

衷心感谢浙江中医药大学肖鲁伟教授、范永升教授、方剑乔教授、朱德明教授,浙江中医药大学附属第一医院(浙江省中医院)高祥福教授,浙江中医药大学附属第二医院(浙江省新华医院)何煜舟教授,浙江中医药大学附属第三医院(浙江省中山医院)林咸明教授的署名联袂推荐!诚挚感谢杭州胖胖虎文化创意有限公司王克阳先生、秀水工程建设管理有限公司吴秀玲女士、杭州胡汉波先生、杭州石芸女士、杭州包磊先生的鼎力相助！

非常感谢本书的读者，衷心感谢读者抽出时间与精力来阅读本书，本团队殷切盼望能够随时随地听到读者的呼声。本书是原创性的国学四象圆思维在中医基础理论中具体运用的著作，虽然很多知识点是站在前人的基础上，但它是首次将国学四象圆思维引入对《黄帝内经》和"中医基础理论"的解读。虽然本人花费了 12 年时间，本团队也用了 3 年之久进行集体创作、尽力完善，但因为是真正的完全创新和与众不同，预计仍会有很多遗漏，甚至不够严谨的地方，欢迎读者和同行给予批评指正。欢迎通过电子邮箱：1264731243@qq.com 来共同探讨运用国学四象圆思维解读中医基础理论的话题。

最后，谨以本书的出版，献给我的三十世祖黄庭坚在内的所有祖先们，是他们将"四象性格"和"四象冲和"等家学传给了我父亲和我；献给我最敬爱的祖母吴画梅女士、外祖父徐建华教授，是他们在生前给我留下了奋斗、向善的家风，才有了我继续创造知识为人类健康服务的基础和动力。

黄清诚

2024 年 8 月

于浙江中医药大学滨文校区